顽症从风论治

——王明杰黄淑芬临证用药心法

主审　王明杰　黄淑芬

主编　叶俏波　江花　江玉

编委　王倩　文艺玲　张霞

　　　诸中兴　刘建　叶飞龙

　　　刘秀娟　李先婷　袁勤琴

人民卫生出版社
·北京·

图书在版编目（CIP）数据

顽症从风论治：王明杰黄淑芬临证用药心法／叶俏波，江花，江玉主编. — 北京：人民卫生出版社，2021.9

ISBN 978-7-117-32150-1

Ⅰ．①顽…　Ⅱ．①叶…②江…③江…　Ⅲ．①中医临床–经验–中国–现代　Ⅳ．①R249.7

中国版本图书馆 CIP 数据核字（2021）第 196734 号

人卫智网	www.ipmph.com	医学教育、学术、考试、健康， 购书智慧智能综合服务平台
人卫官网	www.pmph.com	人卫官方资讯发布平台

顽症从风论治
——王明杰黄淑芬临证用药心法
Wanzheng Cong Feng Lunzhi
——Wang Mingjie Huang Shufen Linzheng Yongyao Xinfa

主　　编：叶俏波　江花　江玉
出版发行：人民卫生出版社（中继线 010-59780011）
地　　址：北京市朝阳区潘家园南里 19 号
邮　　编：100021
E - mail：pmph @ pmph.com
购书热线：010-59787592　010-59787584　010-65264830
印　　刷：廊坊一二〇六印刷厂
经　　销：新华书店
开　　本：710×1000　1/16　印张：13　插页：4
字　　数：220 千字
版　　次：2021 年 9 月第 1 版
印　　次：2021 年 9 月第 1 次印刷
标准书号：ISBN 978-7-117-32150-1
定　　价：86.00 元

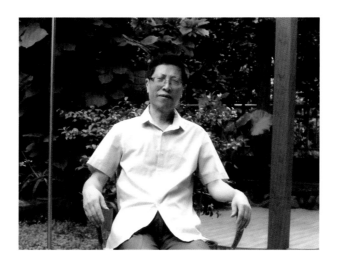

　　王明杰,1943年出生于四川省成都市。西南医科大学教授,成都中医药大学首届硕士研究生,师从著名中医眼科专家陈达夫教授。从事中医医疗、教学、科研工作五十余年,历任泸州医学院(现西南医科大学)中医经典教研室主任,中医系副主任、主任,泸州医学院附属中医医院院长;兼任中华中医药学会理事,四川省中医药学会常务理事,泸州市中医药学会会长、名誉会长等职。

　　2002年起先后担任第三、四、六批全国老中医药专家学术经验继承工作指导老师。2010年获评四川省教学名师。2012年国家中医药管理局批准建立"王明杰全国名老中医药专家传承工作室"。2016年获评首届四川省医疗卫生终身成就奖。2018年获评第三届四川省十大名中医。发起创建的川南玄府学术流派2019年被四川省中医药管理局认定为首批四川省中医药学术流派。主编《伤寒明理论阐释》《王明杰黄淑芬学术经验传承集》《玄府学说》《风药新识与临床》《临床中医学》等学术专著与教材。

黄淑芬简介

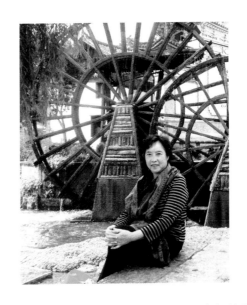

　　黄淑芬,1944 年出生于四川省自贡市。西南医科大学附属中医医院主任中医师,首届四川省名中医,享受国务院政府特殊津贴专家,川南玄府学术流派创建人之一。1968 年毕业于成都中医学院(现成都中医药大学)中医学专业,从事中医医疗、教学、科研工作五十余年,曾任西南医科大学附属中医医院肾病内科主任,大内科副主任、主任兼内科教研室主任等职,担任学术带头人至今的肾病内科先后获评四川省中医药管理局重点专科、国家中医药管理局重点建设专科、卫生部临床重点专科及国家区域中医(专科)诊疗中心。

　　2003 年担任四川省第二批老中医药专家学术经验继承工作指导老师,2008 年担任第四批全国老中医药专家学术经验继承工作指导老师,2012 年获评全国老中医药专家学术经验继承工作优秀指导老师。2018 年国家中医药管理局批准建立"黄淑芬全国名老中医药专家传承工作室"。

主编简介

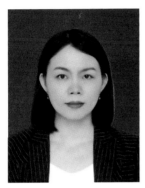

叶俏波,中医学博士,广州中医药大学中西医结合工作站博士后,成都中医药大学副教授、硕士研究生导师,王明杰、黄淑芬教授入室弟子,成都中医药大学首届"杏林学者"荣誉体系青年英才。曾任香港浸会大学中医药学院客座研究学者和学术顾问,现为四川省第十二批学术和技术带头人后备人选,四川省中医药管理局第五批学术和技术带头人后备人选,第六批全国老中医药专家学术经验继承人,全国中药特色技术传承人才。现于成都中医药大学基础医学院从事教学、科研及临床工作,承担"玄府学说""中医学基本思维原理""方剂学"课程的教学。

任国家卫生健康委员会"十三五"英文版规划教材、海外标准化教材《方剂学》主编。参编《方剂学》("中医药学高级丛书"之一)等专著及教材18部,公开发表学术论文30余篇,主持国家级课题2项,厅局级课题3项。临床注重以玄府学说、脾胃学说为指导治疗脾胃、肝胆、妇科疾病,尤其擅长运用风药治疗多种疑难杂症。在专著《风药新识与临床》《玄府学说》中任副主编。

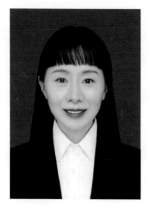

江花，中医学硕士，西南医科大学副教授、硕士研究生导师，第六批全国老中医药专家学术经验继承人，师承王明杰教授。主持和参加国家级、省部级及厅局级等科研课题14项，公开发表学术论文24篇。参编教材、专著各6部，计算机辅助教学课件1部。

潜心于玄府理论及风药的研究，任《风药新识与临床》《玄府学说》副主编，主持四川省中医药管理局课题"王明杰开通玄府学术思想及临床经验研究"。另整理出版古籍《眼科纂要》，获泸州市第十四次社会科学优秀成果奖二等奖；主编"川派中医药名家系列丛书"之《叶心清》《王明杰　黄淑芬》。

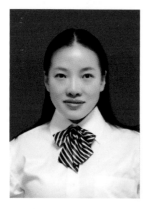

江玉，中医学博士，西南医科大学副教授、硕士研究生导师，师从王明杰教授，王明杰全国名老中医药专家传承工作室、黄淑芬全国名老中医药专家传承工作室学术秘书。主持和参加国家级、省部级及厅局级等科研课题26项，公开发表学术论文45篇，参编教材及专著12部。

致力于玄府理论及风药的研究，任"川派中医药名家系列丛书"之《王明杰　黄淑芬》主编，《风药新识与临床》《玄府学说》副主编。参与项目"基于'玄府理论'风药组方对缺血缺氧性脑病的基础与临床研究"获泸州市科学技术进步奖一等奖、四川省科技进步奖三等奖。

杨殿兴序

西南医科大学，坐落在美丽的酒城——泸州市。泸州地处川、渝、滇、黔的结合部，是名副其实的川南重镇，人文荟萃，中医药文化底蕴深厚。早在明代，就有飞霞道人、中医大家韩悉，著《韩氏医通》，其三子养亲方，至今为广大中医药学者喜用。近现代还涌现出了如王仁叟、张君斗、孙同郊、汪新象等一批中医药名家。

王明杰教授是西南医科大学附属中医医院元老，师从我国著名中医眼科专家陈达夫教授，曾任中华中医药学会理事，四川省中医药学会常务理事，泸州市中医药学会会长、名誉会长等职，为全国老中医药专家学术经验继承工作指导老师，曾获评四川省教学名师、首届四川省医疗卫生终身成就奖、第三届四川省十大名中医。黄淑芬教授，首届四川省名中医，享受国务院政府特殊津贴专家，全国第四批老中医药专家学术经验继承工作指导老师，2012 年被评为全国老中医药专家学术经验继承工作优秀指导老师。王明杰、黄淑芬夫妇，伉俪情深，一起从事中医药教学、临床、科研工作数十年，硕果累累，他们在玄府理论、风药的临床运用上独树一帜，作出了重要贡献，并创建了川南玄府学术流派。《顽症从风论治——王明杰黄淑芬临证用药心法》由两位学者的弟子们编写，总结了他们的学术思想和临床经验。

近年人民卫生出版社出版了王明杰教授及其学术团队编著的《风药新识与临床》《玄府学说》两书，从理论上阐明了玄府的概念、功用、特性、病变及治法，又从临床上发掘了风药开通玄府的众多功用，为继承学习、拓展应用及发扬光大这一理论奠定了基础。今天这本经验集进一步总结了二位教授从玄府理论的新视角发挥运用治风方药的学术经验，示人以顽症从风论治的独特心法。

2019 年《中共中央　国务院关于促进中医药传承创新发展的意见》发布，

强调中医药发展要传承精华,守正创新。王明杰、黄淑芬伉俪正是这一精神的实践者,他们深入研究并发展了玄府理论,使玄府学说和风药应用成为当前中医界关注的热点。二位教授提出,玄府郁闭为百病之根,开通玄府为治病之纲,风药与虫药等治风之品,轻灵流动,走而不守,上行下达,彻内彻外,具有开玄启闭、振奋气化、宣通血脉、畅达神机之功。

书中系统总结了王明杰、黄淑芬教授的相关学术思想和临床经验,重点介绍了"风药新识""治风开玄论""风药增效论"及"治血先治风,风去血自通"等创新见解,梳理治风方药应用心法,精选相关临床案例,集中展示了川南玄府学派"百病疏风为先,顽症从风论治"的独特学术思想与用药经验。

该书作者为我省中医界的后起之秀,在长期跟师学习的基础上,深入钻研玄府学说,努力继承导师"风药开玄"学术思想,并坚持临床实践,已成为川南玄府学术流派第二代传人。本书资料翔实,内容丰富,观点新颖,具有较高的学术与临床指导价值,可为川派中医药学术增辉添彩,必将嘉惠于中医药界同仁,可喜可贺!《顽症从风论治——王明杰黄淑芬临证用药心法》的付梓是中医药界的幸事,我乐于向同道推荐该书,并附上琐言,爰为之序。

中华中医药学会副会长
四川省中医药学会会长　　杨殿兴

成都中医药大学教授、博士生导师
2020 年春节

前　言

　　王明杰、黄淑芬教授伉俪同为全国老中医药专家学术经验继承工作指导老师，在玄府学说与风药研究领域成就斐然，影响深远。二老创立的川南玄府学派，学术上以"论病着眼玄府，临证首重开通"著称，临床上善用风药、虫药开通玄府治疗脑病、心病、肾病、骨病、眼病等，独辟蹊径，屡起沉疴。

　　本书是对二位教授在玄府理论指导下运用治风方药经验的系统总结。编者在全面收集整理二老相关论述与临床资料基础上，结合多年跟师学习及独立实践体会，凝练临证遣方用药规律，示人以"百病疏风为先，顽症从风论治"的独门大法。近年人民卫生出版社曾出版二位教授主审、主编的《风药新识与临床》与《玄府学说》专著，本书可视为前著的延伸和补充。

　　我等研习岐黄二十余载，从接触玄府学说起，就深为其独特的理论内蕴和卓越的临床价值所吸引，后有幸拜在二老门下继承学习，从此走上了玄府学说的研究、应用和传承之路，先后参与了《风药新识与临床》《玄府学说》的编写工作，还为成都中医药大学、西南医科大学本科生开设了玄府学说相关选修课，收获热烈好评，玄府学说被学生们誉为"开启疑难病辨治思维的钥匙"。玄府学说具有何等魅力？王老和黄老的临证经验有什么特点？编者感受最深的有两点。

一、临证变化万千，玄府大道至简

　　金元医学大师刘完素首倡的"玄府"之说，经王明杰教授潜心探索，诠释发挥，不仅泛指普遍存在于机体一切组织、器官中的无数微细孔窍，还包括各个孔窍之间纵横交错的联系渠道，它们共同构成了气机升降出入的结构基础。气机升降出入理论是中医学的重要内容，生命的活动形式与之息息相关、密不可分。气机的升降出入指出了气的运动方向，包括上下升降和表里出入。"玄府"既是气的道路门户，又是精血津液与神机运行通达的共同结构基础。气、血、津、液、精、神六者,既同源异流,又殊途同归,最终均须通过"玄府"而对各组织、器官发生作用。王明杰教授提出:玄府郁闭为百病之根,开通玄府为治病之纲。临证如何着手开通玄府?具体的治法和方药,前人并无明确论述。川南玄府学术流派,源自眼科泰斗兼伤寒名家陈达夫先生,陈老注重"在六经上求根本,不在诸病名目上寻枝叶",临证重视枢机开阖,方药直击靶心。老师在继承陈老的治学思想与用药经验基础上,深入发掘刘完素及后世医家开通玄府治法方药,总结出直接开玄与间接开玄之法,经多年反复实践验证,用于临床得心应手,颇有执简驭繁之妙。

编者在多年的中医教学和临床带教过程中发现,初学者容易陷入对症治疗的固化思维中,如失眠就想到酸枣仁汤,咳嗽就想到止嗽散等,难以适应证情的复杂变化。具有一定临床经验的医生,比较倾向于针对病理环节进行辨治,如失眠、咳嗽、惊恐等,只要舌苔白腻,脉滑,多从痰湿论治,或见患者舌暗或伴瘀斑,脉涩,则多从瘀血论治。做到这一步,已经可以解决不少的临床问题了,但遇到疑难杂症用常规辨治无效时,则往往无计可施。编者体会,运用玄府理论剖析各种疾病病机,有助于构建以人体生理病理机制为基础,以空间、时间和功能为核心,透过现象看本质的大格局,从而提升思维和用药层次。正如清·龙之章所言:"诚使周身节骨、毛窍无不贯穿,则气血周流,常如天地流行不已。"王明杰教授有云:"大道至简悟不尽,万法归一曰开玄。"玄府理论的包容性使开通玄府可以囊括医门八法及其以外的多种多样治法,其独特价值值得我们深入发掘。

二、顽症玄府郁闭,治风开玄启闭

顽症痼疾往往标本相兼,虚实互见,寒热错杂,表里同病,新病宿疾交织,多方乏效,久治不愈,亦称为难治病症。二位老师主张顽症从风论治,认为顽症的病机特点,不外久病入络,久病多瘀,怪病多痰,坏病成毒,其要害乃是玄府郁闭,以致气血津液瘀滞,浊毒内生,从而形成各种虚实错杂、阴阳乖戾的沉疴痼疾。对此即使辨证准确,遣方用药合理,亦往往收效甚微。前人从实践中探索出了不少治疗疑难病症行之有效的方法,包括从痰、从瘀、从毒、从虚辨治等,均可用玄府郁闭予以概括。施治须务求玄府开通,使气血津液畅达,则病根自可松动,诸症可望缓解。实践证明,玄府理论对提高顽症治疗效果有着重要的指导意义,部分病例可收药到病除之效,正所谓"疑难病辨治别有洞天"。

在各种开玄药物中,老师尤其善用风药、虫类药。风药发散开玄,虫药搜剔开玄,风药虫药协同增效,攻毒行滞,流通气液,开玄作用尤强。老师博涉知病,屡用达药,在实践中总结了不少独到的用药经验。如全蝎明目,蜈蚣、全蝎治顽痛,蜈蚣、水蛭治肾性蛋白尿、慢性肾衰,麻黄、细辛、马钱子治重症肌无力,柴胡、葛根治视疲劳、更年期综合征,葛根、羌活、土鳖虫治后循环缺血等,难能可贵,值得后学师法。

数十年来,二位老师应用历代治风名方,在临床实践中验证,积累了丰富的经验,如以小青龙汤合保元汤预防慢性阻塞性肺疾病发作,侯氏黑散治脑梗死、青光眼,麻黄附子细辛汤治重症肌无力,麻黄升麻汤治内伤高热、慢喉痹,柴葛解肌汤治眼干燥症、视瞻昏渺,九味羌活汤治阳痿,败毒散治肾炎水肿,八味大发散治头风,等等,多有桴鼓之效。此外,二老还精研专方,创立新方十余首,部分疗效确切者已转化为西南医科大学附属中医医院院内制剂,应用多年,简便廉效,惠及万民。

桃李不言,下自成蹊。二位教授门生遍及各地,薪火相传,后学众多。为了适应莘莘学子继承学习老师临床经验的需要,并同国内各流派同仁切磋交流,向广大读者展示川南玄府学派学术特色,在人民卫生出版社的热情支持下,编者通力合作,将老师相关学术见解与用药经验整理编撰成册。书中汇集二老对于治风方药的各种论述,其中有见诸文字(论文、专著)的,也有口传心授(讲解、答疑)的;精选二老运用治风方药的典型验案,附上编者学习体会作为按语,阐释老师用药心法,其间插有少量编者独立诊治的成功案例,以体现学术上的传承。时经两载,稿凡三易。全书文稿均经二位教授审定。稿成,蒙四川省中医药学会会长杨殿兴教授赐序,弘扬玄府,嘉惠后学,激励我辈奋进,在此谨致谢忱!

由于编者学识水平有限,书中疏漏、错谬之处在所难免,敬请各位同道批评指正。

叶俏波　江花　江玉

2020 年 2 月 20 日

目　录

绪论　王明杰黄淑芬学术思想简介

全国老中医药专家学术经验继承工作指导老师、全国名老中医药专家传承工作室专家王明杰、黄淑芬伉俪为西南医科大学教授,川南玄府学派创始人。

王明杰教授,1967年毕业于成都中医学院中医专业六年制本科,在解放军农场劳动锻炼一年半后分配至甘孜藏族自治州卫生学校工作。1978年考取成都中医学院首届硕士研究生,师从我国著名中医眼科专家陈达夫教授。1981年毕业分配至泸州医学院工作,曾任中医经典教研室主任,中医系副主任、主任兼附属中医院院长,中华中医药学会理事,四川省中医药学会常务理事,四川省中医药学会仲景学说专业委员会副主任委员,泸州市中医药学会会长、名誉会长,泸州市中西医结合学会眼科分会名誉主任委员等职。2002年起先后担任第三、四、六批全国老中医药专家学术经验继承工作指导老师。2010年获评四川省教学名师。2012年国家中医药管理局批准建立"王明杰全国名老中医药专家传承工作室"。2016年获评首届四川省医疗卫生终身成就奖。2018年获评第三届四川省十大名中医。

黄淑芬教授,1968年毕业于成都中医学院中医专业六年制本科,分配至泸县福集区卫生院工作。1978年进入成都中医学院为"老五届"毕业生开办的中医理论进修班学习一年。1981年调入泸州医学院附属医院中医科(1984年合并到新建立的泸州医学院附属中医医院),历任内科4组负责人,肾病内科主任,大内科副主任、主任兼内科教研室主任等职,1998年获评首届四川省名中医,1999年被评为享受国务院政府特殊津贴专家。2003年担任四川省第二批老中医药专家学术经验继承工作指导老师,2008年担任全国第四批老中医药专家学术经验继承工作指导老师,2012年被评为全国老中医药专家学术经验继承工作优秀指导老师。2018年国家中医药管理局批准建立"黄淑芬全国名老中医药专家传承工作室"。由她创建并担任学术带头人至今的西南医科大学附属中医医院肾病科，先后获评国家临床重点专科与国家区域中医诊疗中心。

王明杰、黄淑芬教授在四大经典基础上远宗河间，旁参东垣、天士，近法达夫，数十年来在泸州潜心研究河间玄府理论及达夫先生开通玄府明目之法，参以李东垣风药、叶天士虫药运用经验，着力发挥风药、虫药等治风之品开通玄府的临床应用，从基础理论、各家学说到临床各科，共同开展了一系列卓有成效的研究工作，同时培养了一大批后起之秀，薪火相传，弦歌不辍，逐步创建起一支人才辈出、活力焕发的新兴学派——川南玄府学术流派，2019年由四川省中医药管理局审核认定为首批四川省中医药学术流派。

该流派学术创新有二：一是玄府理论的发掘与发扬，由王明杰教授首倡；二是风药运用的发挥与出新，由黄淑芬教授领军。二者有分有合，交相呼应，相互促进，共同构成了川南玄府学派独树一帜的学术思想与诊疗风格。二位教授认为，玄府郁闭为百病之根，开通玄府为治病之纲，风药与虫药等治风之品，轻灵流动，走而不守，上行下达，彻内彻外，具有开玄启闭、振奋气化、宣通血脉、畅达神机之功，在调节人体脏腑经络、气血津液精神中具有重要的意义，临证善于灵活运用配伍组方治疗多种常见病证及某些疑难顽症。其学术要点可概括为：论病着眼玄府，临证首重开通；百病疏风为先，顽症从风论治。

一、论病着眼玄府，临证首重开通

"玄府"之名首见于《内经》，原指汗孔而言。河间学派刘完素在其《素问玄机原病式》中，创造性地将"玄府"一词的含义拓展为无物不有的升降出入道路门户，并在此基础上提出了一系列有关病机及治法方药的新见解，但其论述分散，语焉不详，长期以来未能受到应有的重视，仅在部分眼科医家中有所应用。当代中医眼科名家陈达夫教授在多年的实践探索中，十分重视发挥应用玄府学说指导临床，善于采用开通玄府之法治疗多种疑难眼病，取得了很大成功，彰显了这一古老理论的重要学术价值。

作为陈达夫教授的关门弟子，王明杰教授自20世纪80年代初起，在继承先师学术思想的基础上，对刘完素的玄府相关论述进行了系统的整理与诠释、发挥，认为玄府作为遍布机体至微至小的基本结构，凡外邪的侵袭、七情的失调、饮食劳倦所伤、气血津液失养都会影响到它的正常通利功能；而玄府一旦失其通畅，又必然导致气、血、津、液、精、神的升降出入障碍。不论外感内伤、虚实寒热,举凡气失宣通、津液不布、痰阻血瘀、神无所用等病变,都可以归结为玄府闭塞。

基于玄府闭塞在各种病变中的普遍意义,开通郁闭之玄府,畅达阻滞之气血津液精神,自然成为临床治疗的一个主要目标和基本原则。王明杰教授指出,玄府理论为中医临床开创了一种新的诊疗思路与方法,尤其为临床攻克疑难病症提供了新的突破口和切入点,并明确提出"开通玄府为治病之纲"。

开通玄府的药物历来缺乏明确记载。王明杰教授在继承达夫先师用药经验的基础上,通过对历代文献的研究,结合个人实践体会,首次归纳总结出了开通玄府的系列药物,提出开通玄府药物可分为直接和间接两大类。其中直接开通玄府的药物大多具有辛香走窜发散之性,包括芳香开窍药,如麝香、冰片、牛黄、石菖蒲等;虫类走窜药,如全蝎、蜈蚣、僵蚕、地龙等;祛风发表药,如麻黄、细辛、羌活、马钱子等;泻下药,如大黄、芒硝、巴豆等;涌吐药,如藜芦、瓜蒂等。而间接开通玄府的药物主要是通过宣通气血津液的运行而间接起到开玄府的作用,有疏肝理气药,如柴胡、香附、青皮、郁金等;活血化瘀药,如当归、川芎、红花、茺蔚子等;清热泻火药,如菊花、栀子、龙胆、黄连等;利水渗湿药,如茯苓、泽泻、薏苡仁、车前子等;化痰除湿药,如半夏、贝母、海藻、白芥子等。

数十年来,王明杰教授及其弟子以玄府学说作为治学的主导思想,广泛运用开通玄府之法辨治临床各科常见病及多种疑难病症,形成了特色鲜明的诊疗风格。近年又带领团队深入发掘、全面融汇古今医家相关论述与研究成果,编写出版了首部系统总结发展玄府学说的创新之作——《玄府学说》(人民卫生出版社 2018 年出版),构建起较为完善的玄府学术理论体系。目前玄府理论及其应用正成为中医学术研究的一个新热点。

二、百病疏风为先,顽症从风论治

基于玄府理论,王明杰、黄淑芬教授在数十年的实践探索中,十分重视风邪闭阻玄府在疾病发生发展中的重要意义,将祛风开玄作为治疗的首选法则,临证善用风药、虫药等治风之品开通玄府窍道、畅达气血津液精神以防病治病,逐步形成了"百病疏风为先,顽症从风论治"的独特风格。这一理念的形成,一是基于风邪致病的广泛性与复杂性,二是基于治风之品临床功用的多样性与快捷性,其独特的开通玄府性能,使之拥有广泛的用武之地。

《内经》云:"风为百病之长。"风邪是多种外邪致病的先导,寒、热、燥、湿诸邪常依附风邪而为患。有学者指出,"风"不单指外感六淫之风邪,还应包括内风,外风为外感病之长,内风为内伤杂病之长。二位老师深以为是,认为风邪不仅为外邪致病的先导,而且是内伤杂病的重要病理因素,并据此提出:风药为百药之长,百病以疏风为先。

老师从多年实践中体会到,风药禀轻灵之性,得风气之先,升散透窜,彻内彻外,走而不守,变动不居,在临床上的功用甚多。从玄府理论分析,风药以其辛散、走窜、宣通之性,不仅能开发肤表的毛孔,而且能开通体内脏腑组织的玄府,解散各种郁结瘀滞而使气机调畅,津液布达,血脉流通,神机运行。与其他开通玄府药物相比,风药轻灵简捷,价廉易得,功用多样,故常作为开通玄府的首选药物,可与多种药物配合发挥先锋引导及协同增效作用,堪称百药之先导。老师指出,风药辛散之性,不仅祛风,亦能散寒、泄热、祛燥、除湿。在祛风的同时,能使各种兼夹入侵之邪一并从表而解,故不论风寒、风热、风燥、风湿,风药均可应用,更因风药多燥,尤能胜湿。同时风药透泄之性,不仅祛除在表之邪,亦能祛除入里之邪,包括某些内生之邪,如内湿、内热,尤其是郁火,非风药不能取效,所谓"火郁发之"。老师指出,风药犹如春气之生发,能鼓舞人体生机,振奋全身气化,促进体内气血津液流动畅通。举凡脏腑经络、四肢百骸、五官九窍之闭阻,气血津液之瘀滞,皆可使之开通。因而在多种配伍组方中,往往具有某些"激活"功能,能发挥显著的增效作用。

顽症,指症候复杂,病情顽固,缠绵难愈的病症,多标本相兼、虚实互见、寒热错杂、表里同病、新病宿疾交织,治疗棘手,往往多方乏效,久治不愈,亦称为难治症疾。二位教授主张顽症从风论治,认为顽症的病机特点,不外久病入络、久病多瘀、怪病多痰、坏病成毒,其要害乃是玄府郁闭,以致气血津液瘀滞,浊毒内生,从而形成各种虚实错杂、阴阳乖戾的疑难病症、沉疴痼疾。即使辨证准确,处方用药合理,但其疗效却不如人意。前人从实践中探索出不少治疗疑难病症行之有效的方法,包括从痰、从瘀、从毒、从虚辨治等,均可用开通玄府闭塞予以概括。在各种开玄药物中,老师尤其赏用风药、虫类药等治风之品。风药发散开玄,虫药搜剔开玄,风药虫药协同增效,开通作用尤强,行滞排毒,畅达气血津液精神,实践表明对多种疑难顽症均有一定缓解作用,部分病例可收药到病除之效。

1997年,黄淑芬教授根据多年临床实践心得体会,针对"治风先治血,血行风自灭"传统治则理论表述的不足,首次提出"治血先治风,风去血自通",认为对某些血瘀证,治风优于治血,临证当以治风为主,治血居次要地位,许多情况下,治风有助于治血,祛风法与活血法相伍,具有协同增效作用。1998年主持申报"治血先治风理论与临床研究"课题获准国家中医药管理局立项,与王老一道带领学术团队先后对"治血先治风"的临床应用,风药的活血作用及其特点,风药治血的源流、机制,治风活血法的应用沿革、配伍机制,尤其是运用风药治疗脑病、心病、肾病、肝病等进行了一系列的临床与实验研究。20余年来,团队成员共发表相关学术论文逾百篇,围绕风药提出了一系列富有创新的见解,指出风药可直接作用于血分,疏通血行,消除瘀滞;又能通过解除致瘀因素、振奋人体气化功能,间接促进血流畅达、瘀滞消散,有一般活血药难以替代的独特之处。归纳风药特性为"升、散、透、窜、燥、动",通过对临床积累经验的理性思考与理论升华,结合刘完素玄府学说,进一步提出了"风药开玄论""风药增效论"等创新见解,得到中医学术界广泛认同与引用。由黄淑芬教授主审、王明杰教授等主编的第一部风药专著——《风药新识与临床》,2016年由人民卫生出版社出版。近年来,玄府理论指导下的治风之品的运用,已从眼病扩展到脑病、心病、肝病、肾病、脾胃病、肺病、骨病、鼻病、耳病、皮肤病、脉管病、妇科病等众多领域,显示出广阔的应用前景。

第一章 风药临证体悟

王明杰、黄淑芬教授在五十余年的岐黄之路中,对风药运用甚多,体悟尤深。他们在继承发掘前代医家论述的基础上,通过自己孜孜不倦地探索与实践,先后提出了"治血先治风,风去血自通"以及"风药开玄论""风药增效论"等一系列有关风药的独特认识与创新见解,发表学术论文数十篇,并出版了第一部风药专著——《风药新识与临床》。

第一节 风药新识

风药是中药传统分类中的一大类别,具有十分重要的治疗作用,长期以来为中医各科所广泛应用。近世由于各种原因,风药的概念产生歧义,医学界对风药的认识出现不少误区,以致其运用范围日益萎缩,在一定程度上影响到中医临床医疗水平的提高。王明杰、黄淑芬二位教授认为,有必要溯流穷源,梳理风药的概念,剖析认识上的误区,守正出新,阐明其作用机制,拓展其临床应用,并为进一步深入研究提供中医理论依据。

一、风药名实考

"风药"之名,出现的时间甚早。据王明杰教授考证,现存古医籍中,唐代《外台秘要》第十七卷所载"《素女经》四季补益方七首"中,已有"冷加热药,温以冷浆,风加风药"之说。《素女经》是古代一本重要的性学著作,据考证最晚成书于魏晋六朝之际。由此可见,风药的名称,可以追溯到隋唐之前了。唐代《孙真人进上唐太宗风药论》反映了药王孙思邈对风病与风药的高度重视。至宋代,"风药"已是医籍中通用的称谓,盖泛指治风之品而言。如《太平惠民和剂局方·黑锡丹》:"曾用风药吊吐不出者,宜用此药百粒。"《扁鹊心书》:"服风药渐减……前服风药,乃风胜湿。"

金元时期,易水学派宗师张元素在《医学启源》中首创"药类法象"理论,取法天地五运之象,谓"药有气味厚薄、升降浮沉、补泻主治之法,各各不同",而把常用药物归纳为"风升生""热浮长""湿化成""燥降收""寒沉藏"五类。其中"风升生"一类为味之薄者,阴中之阳,收载有防风、羌活、升麻、柴胡、葛根、威灵仙、细辛、独活、白芷、桔梗、藁本、川芎、蔓荆子、秦艽、天麻、麻黄、荆芥、薄荷、前胡等药物。张元素之后,其弟子李东垣光大其说,广泛运用此类药物于诸多病证,尤其是内伤脾胃病证的治疗,成效卓著,成为易水学派一大用药特色,对后世影响甚大。此后医家言风药,多宗张氏之说。如清代徐大椿《神农本草经百种录》谓:"凡药之质轻而气盛者,皆属风药。"

二位老师通过考察历代医药文献,认为自金元以来,"风药"一词具有"如风之性"与"治风之用"两层含义。首先,风药是"如风之药"(法象药理名称),可以定义为味薄质轻、药性升散、具有风木属性的一类药物,所谓"在天为风,在地为木"。此类药物多具辛味,质地轻,其性升浮发散,犹如春气之生发,风性之轻扬。《医学启源》以"风升生"归类,即言其具有生长、升发、条达、舒畅等特性。其次,风药又是"治风之药",即具有祛风、疏风等作用,故又常称为祛风药、疏风药等。近代以来,随着时代的变迁,风药的名称与内涵逐渐发生了很大演变。

近代中药开始以功效分类,风药在近现代中医药文献中出现了多种称谓,如疏风药、祛风药、祛风湿药、解表药、祛风解表药、疏风解表药、发散解表药、发汗解表药、发汗药、发散药等。其中以"解表药"最为常用,而风药之名则渐受冷落。随着法象药理的淡出,风药的"如风之性"也被忽略,只剩下"治风之用"还为人知晓。提到风药,普遍认为就是治风之药。

查阅当代文献,目前对风药的定义大体有两种:其一,指能祛除外感风邪的一类药物,即祛风药,包括目前《中药学》教材中的解表药与部分祛风湿药;其二,指能祛除外风、平息内风的一类药物,主要用治各种内、外风证,可称为治风药,除上述解表药、祛风湿药外,还包括平肝息风药以及其他药类中兼有治风作用者,数量当逾百种。前者可称为狭义之风药,大多具有"如风之性",与传统论述较为接近;后者可称为广义之风药,其中一部分与传统认识相去甚远。老师认为,从学术的连续性与继承性考虑,应以狭义为宜,但需注意其"如风之性"的内涵方为全面。本书所称风药以狭义为主,至于平肝息风药中的蜈蚣、全蝎等则称为虫药;而风药、虫药又统称作治风之药。

二、风药误区析

二位老师指出,随着风药名称与内涵的嬗变,人们对风药作用与功效的认识也出现了不少误区,进而影响到风药的临床应用。

(一) 误区之一:风药主要用于解散表邪,无表证者不宜

这种认识与目前将多数风药归入"解表药"有关。从包含药物来看,虽然解表药基本上都可以划入风药范畴,风药却不尽属于解表药(如桔梗、天麻等)。至于二者的内涵,更是差异甚大。《中药学》对解表药的定义是:"凡以发散表邪、解除表证为主的药物,称解表药。"这个表述突出了此类药物解表、发汗的作用,却忽略了疏达木郁、调畅气机、升发阳气、发散郁热、行经活血及引药助补等许多重要功能。即使提到部分解表药兼能利水消肿、止咳平喘、透疹、止痛、消疮等功用,也强调用于"兼有表证者"。这就容易使初学者产生解表药只能用于表证解表的错觉。在此影响下,有的人往往一看到解表药就认为是为表证而设,表证一旦解除,就不再使用了。

实际上,发散表邪仅仅是风药诸多作用中的一种。对于许多药物来说,解除表证未必是其最主要用途。如麻黄之平喘、桂枝之通阳、柴胡之疏肝、菊花之明目等,很难说不如解表应用更多。还有一些药物不以解表见长,甚至并无解表作用,如苍耳子、辛夷之类。相比之下,显然"风药"的表达较为贴切,而冠以"解表药"颇有以偏概全、顾此失彼之虞。其实风药不仅走表,而且走里。如被称作"发表第一药"的麻黄,《本经疏证》指出:"麻黄非特治表也。凡里病可使从表分消者,皆用之。"《神农本草经百种录》称其:"轻扬上达,无气无味,乃气味之最清者,故能透出皮肤毛孔之外,又能深入积痰凝血之中,凡药力所不能到处,此能无微不至。"麻黄的这些功用,显然已远远超出解表范围。

由于"解表"二字难以概括此类药物多方面的功效,近年有学者提出将"解表药"改称"祛风药",当前的《中药学》教材已将辛温解表药、辛凉解表药改称发散风寒药、发散风热药。

(二) 误区之二:风药主要用于祛除外风,内伤杂病不宜

这种认识源于将风药看作祛风药,而祛风就是祛外风,因此风药主要用于风邪伤人之外感疾病,内伤杂病如果无风可祛,自然不宜使用风药。这样一来,风药祛风以外的许多作用,尤其是在调节人体气血津液运行方面的重要作用,如升阳、畅气、活血等都被忽略了,这是导致风药临床运用萎缩的又一重要原因。

"祛风药"与"风药"一字之差,含义却颇有不同。"祛风",只是言其功用主治;"风药"则是着眼于药物的气味厚薄、阴阳升降特性。从包含药物来看,风药并不全是祛风之品,如桔梗、前胡。从功用来看,风药不仅能用于祛外风,而且能用以升清阳、解肝郁、调气机、散郁火等,与治风并无直接关系,无法用祛风来解释。而祛风湿药中一些苦寒之品也难以归入风药范围。因此,风药与祛风药的含义并不完全等同。祛风药的表述同样不能全面反映风药的性能。

二位老师指出,内伤杂病的基本病机是脏腑功能紊乱、气血津液失调,而风药是一类功效多样、作用广泛的药物,除了祛除外风以外,在调节脏腑功能及气血津液运行方面还有着重要的作用。其主要机理,在于风药独特的开通玄府作用(详见第四章)。

三、风药性能解

作为一大类药物,风药多气厚味薄,味辛或兼甘、苦,性温或凉,多归膀胱、肺及肝、胃经,一般无毒(细辛、苍耳子有小毒)。老师认为,风药法象风木之属性,其主要性能也具有风木之特点,可概括为"升、散、透、窜、燥、动"。

升,即升浮上行、升举、升提。"味之薄者,诸风药是也,此助春夏之升浮者也。"(《内外伤辨惑论》)即指风药生发、激发,和柔而不肃杀,以应春生之气,激发人体气机,升发清阳之气。风药多为花、叶、皮、枝等味薄质轻的药物,法象于风木属性,"风升生"(《医学启源》),兼具风的轻扬、上升和木的升发特征,表现出升浮上行的特性。借助于风药之升,能升发清阳之气,也能引药上行,所谓"高巅之上,唯风可到"。

散,即向外发散、布散、宣散。李东垣指出:"凡治风之药皆辛温,上通天气,以发散为本。"(《医学发明》)风性轻扬开泄,风药也善于发散,开泄启闭。风药多辛味,辛则能散、能行,有向外发散、行散气血津液之功。同时,风药质轻薄,禀木之升发之性,其向外发散、布散之性能较为突出,故能发散祛邪、发越郁火、布津润燥。

透,即透达、透泄、穿透。风药具有较强的穿透力,其开泄特性,不仅表现在表层的发散,而且体现于里层的透泄,包括向外的透发与向内的透达。或透里热于外,或透郁结于内,使全身之脏腑、经络、腠理、窍道通畅,发挥开窍启闭、通络散结等作用。正如《神农本草经百种录》论麻黄:"能透出皮肤毛孔之外,又能深入积痰凝血之中。"《蠢子医》亦谓:"加上风药便腾达,十二经中皆能透""况且风药大使用，一窍通时百窍通"。

窜，即走窜、行走、走而不守。风性善行，风药禀之，具有走窜全身之功，不仅长于上行，而且善于下行，尤能旁达四周。如张元素论川芎"上行头目，下行血海"；《本草汇言》论白芷"上行头目，下抵肠胃，中达肢体，遍通肌肤以至毛窍"；《本草备要》称羌活"泻肝气，搜肝风，小无不入，大无不通"。借助风药之通行走窜，以畅达气血津液输布，疏通脏腑气机升降出入运行，发挥调畅气机、活血化瘀、疏肝解郁、通阳化气等作用。

燥，即燥湿、胜湿、化浊除湿。李东垣在《兰室秘藏》中指出："圣人立治之法，既湿气大胜，以所胜治之，助甲风木上升是也。故经云'风胜湿'。"风药多性燥，味辛而散，其气芳香，禀风气胜湿之性，能行能散，能化水湿，亦具醒脾之力，祛湿浊于流散之地，疏郁阻之气，使津液畅达而解停滞之水湿，所谓"诸风药，皆是风能胜湿也"（《脾胃论》）。

动，即活动、流动、鼓动之意。风性主动，风药禀之而具灵动之性。可以认为，动是对上述升、散、透、窜、燥等特性的总括。《太极图说》云："动而生阳。"风药之"动"性，最能鼓动阳气，振奋气化，促进体内气血津液流动畅通。举凡脏腑经络、四肢百骸、五官九窍之闭阻，气血津液之瘀滞，皆可使之开通。基于这一"动"性，风药在多种配伍组方中，均能发挥显著的增效作用。这是风药能成为百药之长的基础所在。

综合历代医药文献记载，结合多年临床应用体会，老师将风药的基本功用归纳为以下八个方面。

（一）发散祛邪

风药质轻味辛，具向外发散、宣散之性，能开发肌表腠理，促使病人汗出，而达到邪气从汗而外泄的目的。现在皆云风药发汗解表，其实发汗不仅能解表，而且能透里；不仅能解除表证，而且能治疗里证。

1. 发汗解表 风药通过开发肌表腠理，促使病人汗出，而达到外邪从汗而外泄，外感表证得以解除的目的，谓之发汗解表。由于"风为百病之长"，是多种外邪致病的先导，寒、热、燥、湿诸邪多依附风而为患，使用风药不仅祛散风邪，还能散寒、泄热、祛燥、除湿，使各种入侵之邪，通过风药的开发腠理从表而解，有"擒贼先擒王"之意，这是风药的一大基本功用，故历来备受重视。

需要指出的是，"解表"一词，现代多释为"解除表证"，这是片面的。查古代文献有关"解表"的用法，许多地方乃指"解散表邪"。如《神农本草经疏·论疟痢宜从六淫例治》："暑邪为病也……必用白虎汤二三剂，随证增损，解表以祛暑邪。"显然,"解散表邪"与"解除表证"含义是不相等同的。老师认为,风药解表,并非专为表证而设。其解散表邪之功,适用于邪气在表(包括皮毛、肌肤、筋脉、骨节等)的诸多病证,除了外感表证外,其他如水肿、黄疸、痹证及痛疽、风疹、湿疹等多种皮肤疾患,不论是否兼有表证,均可以通过发汗开泄腠理,逐邪外出。正如张从正所说:"《内经》曰:因其轻而扬之。发扬,所谓解表也。疥癣痤痱,宜解表,汗以泄之"(《儒门事亲》)。

2. 发汗透里　风药发汗,功用甚多。汗法不仅可以开皮肤之腠理,亦可以开五脏六腑之腠理,通利三焦,促进真气流通,推荡邪气出于脏腑、经络、肌肤。临床上利用风药的发汗作用,透发入里之邪气,用于多种外邪入侵机体引起的病证。初期邪尚轻浅,有外出趋向时,可起到因势利导、中止病情发展之功。如寒邪客肺之喘咳、风邪上扰清窍之头风、寒湿浸淫胃肠之吐利等,均可通过汗出而解。即使内伤杂病,日久不解,沉寒痼冷闭郁于里,气血津液凝滞者,亦可运用风药透泄,使之汗出而解。此时汗出是体内病邪外达、气血调和的一种表现。正如戴天章所说:"汗法不专在开表,而在乎通其郁闭,和其阴阳。"如小青龙汤之治疗寒饮、荆防败毒散之治疗下痢、麻黄附子细辛汤之治疗癃闭等等,不论有无表证,通过发汗透达均可收到良好效果。所谓"腠理一开,寒凝一解,气血乃行,毒亦随之消矣"(《外科证治全生集》)。

(二) 升阳举陷

风药质清味薄,具升发清阳之功。所谓"诸风药升发阳气,以滋肝胆之用,是令阳气生,上出于阴分"(《脾胃论》)。风药禀受木之升发条达、风之轻扬升散之性,有如春气上升,善于生发肝胆春升之令。东垣在《脾胃论·脾胃虚实传变论》中,阐发《黄帝内经》"凡十一脏取决于胆"之说曰:"胆者,少阳春升之气。春气升则万化安,故胆气春升,则余脏从之。"脾气的上升与肝胆春升之令的升发有着密切关系,肝胆行春升之令则脾能升清,故在脾胃病证的治疗中,多用风药以生发肝胆春升之令,进而"引脾胃中清气行于阳道及诸经",配合补中益气之品,达到升举脾阳之功。在其所创补中升阳法中,升麻、柴胡、防风、葛根等风药是必不可少的一环。代表方有补中益气汤、升阳益胃汤、益气聪明汤、补脾胃泻阴火升阳汤等。

风药通过升发清阳,还能产生升提下陷的作用。对于脾胃气虚,日久由虚致陷的脘腹坠胀或脏器脱垂,如胃下垂、肾下垂、直肠下垂、子宫脱垂等,皆可在益气健脾的基础上配用风药,升提下陷的阳气,升举下垂的脏器。

(三) 开郁散火

郁火,为因郁而生火,或火为邪所郁,皆以郁为主要矛盾。其证候特点在于火热内壅而不得张扬,因其气机郁阻,泄越无门。若径投寒凉,势必冰遏难解,必须以宣散发越为首务。《素问·六元正纪大论》曰"火郁发之",提示郁火治宜发散。风药发散之性,最能舒畅气机,疏解郁结,使郁火得散。举凡人体上下内外、诸脏火郁之证,皆可治之。

李东垣在《脾胃论》中指出:"脉弦而数者,此阴气也,风药升阳以发火郁,则脉数峻退矣。"创立升阳散火汤,以柴胡发少阳之火,升、葛发阳明之火,羌、防发太阳之火,独活发少阴之火,使三焦畅遂,而火邪皆散。

由于火必兼郁,除郁火外,风药亦常常用在诸多火热病证中。如《小儿药证直诀》中的泻黄散之用防风、泻青丸之用羌防,《东垣试效方》普济消毒饮子之用升麻、柴胡、牛蒡子、僵蚕,《脾胃论》清胃散之用升麻,等等,其风药的运用,皆有发散火郁之意。

(四)通窍启闭

风药具开泄穿透之性,不少药物既能开发体表的皮肤毛孔,又能开启体内的脏腑经络及其官窍,使郁闭之窍道开张畅达。前人的相关论述不少。如《日华子本草》记载麻黄"通九窍,活血脉";李东垣称白芷"通九窍";明代吴鹤皋《医方考》论羌活胜湿汤"无窍不入,惟风为能,故凡关节之病,非风药不可";《金匮翼》引用时改为"无窍不入,惟风药为能,故凡关节之疾病,非羌活、独活等不能致也"。

风药的通窍作用,某些情况下可与芳香开窍药比肩。如《备急千金要方》卷二十五主治"卒感忤,鬼击飞尸,诸奄忽气绝,无复觉,或已死咬口,口噤不开"之还魂汤(麻黄三两、桂心二两、甘草一两、杏仁七十粒),实即麻黄汤变法,其醒神开通脑窍之功,值得认真研究。现今麝香稀缺,老师经验,在通窍活血汤中以细辛、白芷替代,同样可获佳效。由于风药轻清上浮,对于头面五官诸窍尤为适合。一般以苍耳子、辛夷为通鼻窍专药,实际上多数风药均有此作用。

此外,风药亦可用于下窍闭塞之症。如《医学衷中参西录》治癃闭因热壅肺气所致者用升麻黄芪汤(黄芪、当归、升麻、柴胡),以风药柴胡、升麻辛散透达、宣通窍道,领清阳之气趋表走外,使郁阻的肌表开泄,使闭塞的下窍通畅而小便自利。

(五)畅气调肝

风药轻扬升发之性,具有舒畅一身气机的作用。与一般理气药相比,风药对气机的调节,具有两大特点:一是以升散为主,善于畅通由下而上、由里达表的气机,因而最能启发肝胆的春升之性,引提人体生发之气,资助清阳之气升腾;二是作用部位广,既能宣达肺气,又能升提脾气,尤能疏调肝气,可使三焦气机调畅,表里气机通达。

"风气通于肝"。肝为风木之脏,性喜条达而恶抑郁,功主疏泄气机。而风药辛散升浮,禀风气轻灵之性,顺应肝木条达升发之性,能助肝气之升发与疏泄,故有"肝阳不足不舒,风药疏补之"(《脾胃论》)、"风药能疏肝"(《湿热病篇》)之说。不论肝木疏泄升发无力,还是肝木疏泄升发不及,均可运用风药。风药具轻灵透泄之性,可散可升,可内可外,不同于青皮、香附类行气疏肝药,只疏不升。后世只知柴胡为疏肝解郁良药,其实多数风药均有此种作用。如痛泻要方中的防风、滑氏补肝散中的独活,即为畅气调肝而设。

(六)活血通络

风药通过宣畅气机、推动血行而起活跃血行、通利血脉的作用;不少风药还能直接疏通血络,行散脉中瘀滞而达活血化瘀之效。关于风药的活血作用,古代本草文献中有不少记载,现代药理研究也得到部分证实。基于风药的多种特性与功效,其对血瘀证的治疗效果,往往是通过多途径、多环节、多层次地发挥综合性的作用而实现的,故对头面五官、四肢肌表等部位及寒凝、气滞、损伤等所致血瘀证尤为重要。黄淑芬教授提出的"治血先治风,风去血自通"创新治法,正是着眼于风药在血瘀病证治疗中的独特作用(详后)。

(七)燥湿胜湿

"风能胜湿",风药多辛香温燥,为治湿病要药,所谓"地上淖泽,风之即干"(《医宗必读》),"诸风药皆是风能胜湿也"(《脾胃论》)。临床上不仅可散上焦头面体表之湿,而且能除中下焦之内湿,历来用于多种水湿痰饮病证的治疗。风药治湿的机理,除了辛香温燥化浊除湿外,还有以下三个方面:一是发散祛湿,使湿邪由表汗出而解;二是升阳除湿,使清阳得升,脾运得健,浊阴得化,湿邪自除;三是宣肺畅气,通调水道,以助水湿分消。因其"宣""散""升",风药不仅能使湿邪通过发汗、呼浊而解,而且能激发鼓舞肺、脾、肝之气,使其更好地发挥各自功能而有助于水湿痰饮的消除,可谓作用独特而全面。

(八)布津润燥

风药性燥,临床却又能用于某些燥证的治疗。《黄帝内经》云"辛以润之"。风药之辛散宣通,有行散津液,促进津液运行输布之功,所谓"开腠理,致津液,通气也"(《素问·脏气法时论》)。风药润燥的机理,一是开泄肌表腠理,疏散袭表之风燥邪气,调节腠理开阖,以通气运津而治燥;又能助肺宣发卫气、敷布津液以润燥。清代石寿堂《医原》云："外感之燥,津液结于上而为患者,结者必使之开解,非辛润疏利气机不可。"二是宣通五脏六腑、五官九窍、四肢百骸之腠道纹理。借助风药开泄之性,使脾气运化,水精上输;肺气通调,卫气宣发,津液敷布;肝气疏泄,气机畅达,水液通行;肾气蒸腾,气化调控水液;三焦腠道纹理通畅,水液运行而输布全身则使津液滋润濡养之功得以发挥。

临证无论燥邪郁肺之外燥,或水湿瘀血阻滞之内燥,凡津液失布所致之燥,皆可借风药开通作用而治之。即使是津血亏虚,机体失于濡润之燥,在补益津血的同时,亦可辅以少量风药以增强疗效。如治消渴,东垣用当归润燥汤,方中便以荆芥、柴胡、防风、升麻、细辛开腠布津。

四、风药禁忌辨

凡药均有所偏,所谓"各以其所偏胜而即资之疗疾"。风药亦不例外,既有良好的治疗作用,也存在某些偏性甚至毒副作用。老师认为,医者临证应用风药治病,既要充分利用其偏胜发挥疗疾之效,又不应忽视其可能产生的不良反应。古代本草及近现代中药学著作都对此类药物的弊端与禁忌有过诸多论述,值得引起重视。不过历代有关风药使用禁忌与注意事项的认识存在诸多分歧,需要全面分析,客观评价,认真对待。

长期以来,围绕风药的使用宜忌出现不少偏激不实之说,常令后学望而生畏。一些本草药物著述对此类药物使用禁忌的过分强调,是导致风药运用日益减少的又一重要原因。仔细阅读古今文献有关风药使用禁忌的论述,存在若干概念混淆之处,有必要加以澄清。

(一)特殊用法与一般用法

老师认为,风药的运用有一般与特殊之分。发汗乃是风药诸多功用中的一种特殊用法,主要用于祛邪外出以治疗外感表证。风药用后汗出与否,涉及治疗对象之体质、证候与药物配伍、用量、煎法、服法以及将息法等多方面因素。欲达汗出目的,需要配合一些辅助措施,尤其是温覆取汗一环十分重要。以发汗力量最强的麻黄为例,在与桂枝等配伍组成的麻黄汤中,张仲景特地在方后注明"温服八合,覆取微似汗"。《医宗金鉴》云:"若不温覆取汗,则不峻也。"李士懋指出"临床上常见予麻桂剂,病者并不出汗,甚至有的连服多剂亦不出汗",认为"必须具备发汗的必要条件,方能汗出"。因而提出"辅汗三法",即连服、啜粥、温覆。并云:"余在临床中,虽常用发汗剂,若未予辅汗三法,常无汗出;若加辅汗三法,则可汗出。"(《汗法临证发微》)李士懋之言,反映了临床运用发汗剂的客观实际。

据老师多年观察，除了发汗解表这种特殊用法外，风药的一般用法，即用于升阳举陷、开郁散火、通窍启闭、畅气调肝、活血通络、布津润燥，以及在其他各类方剂中配伍增效的应用，凡是未采用辅汗方法者，一般不会引起汗出；有时即使重用也未必汗出，何至于大汗亡阳、伤阴？笼统讲"用量不宜过大，以免发汗太过，耗伤阳气，损及津液"，是欠准确的。

综观古今文献中有关风药的禁忌，多是着眼于用其发汗不当的危害，尤以对麻黄的禁忌为甚。如《本草害利》曰："汗多亡阳，能损人寿，戒之戒之！春深夏日，以至秋初，法同禁。惟冬月在表，真有寒邪伤营见证者宜之。若非冬月，或无寒邪，或寒邪在里，或风伤于卫等症，虽发热恶寒，不头痛身痛而拘急，六脉不浮紧者，皆不可用。"照此说法，其运用空间所剩无几。现代有学者在"中药合理应用讲座"中提出："解表药是主治表证的……如遇病程长且脉沉属于内伤证者，当慎用解表药。里证误用解表药，可耗散正气，贻误病情。"[中国临床医生杂志，2008，36（6）：17.]这里显然是将解表药与发汗混为一谈了。其实脉沉也好，内伤证也好，里证也好，都不是风药的禁区，而是风药一般用法的主治范围所在，甚至气虚自汗者亦需风药配伍使用，如玉屏风散之用防风，黄芪建中汤之用桂枝、生姜。故应全面分析，才不至陷入一偏之见，作茧自缚。

（二）复方禁忌与单味药禁忌

其次，讲禁忌还应当分清所指是单味药还是复方，注意明辨下面两点。

1. 复方禁忌不能等同于单味药禁忌　仔细考察历代用药禁忌，其中不少论述属于风药所组成解表剂的禁忌。如"无汗不得用桂枝，有汗不得用麻黄"，实际上是指桂枝汤、麻黄汤而非桂枝、麻黄。众所周知，药物的功用与禁忌，往往随配伍的不同，而有很大的变化。以麻黄为例，《伤寒论》中麻黄与桂枝等药配伍组成麻黄汤，用于"无汗而喘"之风寒表实证；与石膏等药配伍组成麻杏石甘汤，用于"汗出而喘"之肺热壅盛证。可见"有汗"仅是麻黄汤的禁忌，而不一定是麻黄的禁忌。正如《本草正义》所说："麻黄与桂枝并行乃为散寒之用，若不与桂枝同行，即不专主散寒发汗矣。"他如所谓"桂枝下咽，阳盛则毙"，亦是指桂枝汤而非桂枝。读者须当明辨。

《中药学》教材提出："汗为津液，血汗同源，故表虚自汗、阴虚盗汗以及疮疡日久、淋证、失血患者，虽有表证，也应慎用解表药。"老师认为，文中所述显然源于《伤寒论》汗家、疮家、淋家、亡血家"不可发汗"之说，但《伤寒论》中所指应为麻黄汤一类辛温发汗峻剂，而非单味麻黄，更不是泛指一般解表药。临床上对于上述气血津液亏损而患有外感表证者,解表药常常是不可缺少的,关键是适当选择配伍扶正之品。

2. **单味药禁忌不适用于复方配伍** 另一方面,文献中提出的各种用药禁忌,不论禁用或慎用,均是就单味药而言,不应理解为一概不宜,复方配伍当不受此限制,关键仍然在于配伍。因为中药绝大多数是作为复方使用的,单味药存在的一些弊端,通过合理配伍,并不难化解。

如《本草新编》云:"药单用则功专,同用则功薄……夫麻黄,发汗之药也,制之太过,则不能发汗矣。"

又如川芎一味,不少本草著作中均有"久服则走散真气"的记载,而《医学衷中参西录》指出:"诸家本草,多谓其能走泄真气,然无论何药,皆有益有弊,亦视用之何如耳……虽系走窜之品,为其味微甘且含有津液,用之佐使得宜,亦能生血。"《本草新编》亦谓:"此药可君可臣,又可为佐使,但不可单用,必须以补气、补血之药佐之,则利大而功倍。"

又如辛温解表药忌用于风热表证的问题,"中药合理应用讲座"中认为:"若风热表证误用辛温解表药,一可导致汗出过多,阴液损伤;二可因药性温热反助温热之邪,加重病情。若风寒表证误用辛凉解表药,药性之寒凉可以冰伏邪气,使邪困于表,不得发越,延误病期。"[中国临床医生杂志,2008,36(6):17.]但这也是仅就单味药而言,复方配伍中辛凉用于风寒表证、辛温用于风热表证的情况比比皆是。如号称辛温解表第一药的麻黄,老师经验,如与石膏等配伍组成麻杏石甘汤,或以少量加入桑菊饮中,用治某些风热表证,收效甚捷,并未见到伤阴助热之弊。

《删补名医方论》论升阳益胃汤云:"羌、防辈为散,不知佐于参、芪中,即为补中升也。近世之医,一见羌、防辈,即曰发散不可轻用,亦不审佐于何药之中。皆因读书未明,不知造化别有妙理耳。"可见,单味药禁忌与复方禁忌是不能同日而语的。

(三)风药副作用讨论

历代文献有关风药副作用的记载甚多,如"风药皆燥,燥复伤阴;风药皆散,散复伤气"(《类经》)。归纳诸家所述,主要有辛散耗气、辛燥伤阴和升阳助火三个方面。老师认为,其中有切中肯綮的,也有言过其实的,需要仔细分析。

1. **辛散耗气问题** 风药耗气之说由来已久,诸家本草记载甚多。如《本草求真》:"凡表药多有损于脏腑气血。"《药性解》论防风:"能泻上焦元气。"

《本草新编》论羌活:"虽散风邪,而实能损正,邪随散解,正亦随散而俱解矣。"甚至李东垣亦有"诸风药损人元气"之说。足见这个问题值得高度重视。

风药何以耗气?老师认为,首先在于风药大多性味辛香,类似理气药。其鼓舞、疏通气机作用如果太过,难免对人体正气有所损伤,使用时应当有所节制。故东垣主张"如病去,勿再服"。《本草新编》解释说:"辛散之物多用,则真气有伤,亦可暂用而不可久服。总之去病即已,不可因其效甚而纵用之。"这些论述是有道理的。

其次,是虑及风药的发汗作用。《温病条辨》云:"汗也者,合阳气、阴精蒸化而出者也……汗之为物,以阳气为运用,以阴精为材料。"发汗太过,容易造成阳气的消耗。前人对风药弊端的重视远胜于理气药,原因当在于此。因此,临床使用风药解表发汗时,需要格外小心。张仲景提出"遍身染染微似有汗者益佳,不可令如水流漓,病必不除。若一服汗出病瘥,停后服,不必尽剂",为后世提供了使用汗法的典范,值得师法。临床使用风药发汗解表应以汗出邪去为目的,中病即止,不可过汗。尤其对于体弱表虚之人,更应加以注意。正如《本草发挥》引张洁古云:"薄荷能发汗,通关节,解劳乏……新病瘥人不可多服,令人虚汗不止。"

老师指出,发汗解表仅是风药诸多功用中的一种特殊用法。多数情况下,复方中使用风药并不会导致汗出,故其耗气作用不宜过分解读。由于风药品种众多,发散力量各异,"可暂用而不可久服"之说也不应一概而论。如菊花、桑叶之与麻黄、桂枝,显然应当区别对待。

值得注意的是,风药大师李东垣尽管告诫"诸风药损人元气",却广泛使用风药治疗各种元气虚弱之证。李东垣治疗脾胃气虚、中气下陷证,习以甘温益气药配伍风药组方,常用人参、黄芪、白术、甘草等补益中气,少配升麻、柴胡引领阳明、少阳之气上行,或用防风、独活、羌活等辛温之品鼓舞阳气上升。其补中益气诸方,如补中益气汤、升阳益胃汤等均体现了这种配伍方法。说明小剂量风药与甘温益气药联合使用,能使阳升气壮,不仅不会耗气,反而有助于益气。故又有"风药壮气"一说,为后世所师法。如吴鞠通《温病条辨·中焦篇》治"气虚下陷,门户不藏"的加减补中益气汤,就是在补气养血的基础上少遣防风、升麻于方中,意在增强其升发清阳之力,以健运中气、固藏门户。可见风药耗气之说,应当正确看待,不应理解为气虚不宜。

2. 辛燥伤阴问题 风药多燥,为历代医家所公认。从药物性味来看,辛温之品自不待言,其温燥之性可与苍术、陈皮、草果等燥湿药并论;即使辛凉之品,基于"风能胜湿"之理,亦有一定的燥性。故风药辛燥伤阴的副作用,值得引起重视。当然,风药伤阴受到密切关注还有一层原因,便是其发汗作用。根据中医理论,发汗太过不仅耗伤阳气,而且损伤阴津。这是使用汗法时必须注意的问题。

由于自身属性与发散力量的不同,各种风药的燥性也各不相同,应当区别对待。大体来说,辛温风药的燥性胜于辛凉风药,但也有例外。例如防风,辛燥之性就不太强,因而有"风药中润剂"之称。

清代温病学家特别重视津液的存亡,因此,对于风药辛燥伤阴的问题尤为重视。不仅对辛温之品视为畏途,辛凉之品亦严加防范。盛行一时的"柴胡劫肝阴,葛根竭胃汁"之说,便是典型代表。由于强调太过,反而引起了不少争论,值得认真反思。

老师指出,尽管风药辛燥,却并非燥证禁药,关键仍然在于配伍与用量。如消渴的基本病机为阴虚燥热,治宜滋阴清热,但往往仍需使用风药。李东垣治消渴,多于滋阴生津、清热泻火之中配用少量风药,借其升发清阳之力,使滋阴生津药得以升腾布散,则津液易生,又制滋阴药之腻滞碍胃。《东垣试效方·消渴门》治消渴的七首方剂,均能体现这种配伍。如生津甘露饮子治上消大渴,饮水无度,以白虎加人参汤为主清热养阴生津;辅以黄连、黄柏、山栀清热泻火,当归、麦冬、杏仁养血生津润燥;再用风药升麻、柴胡、白芷等以升清布津。清凉饮子治中消,能食而瘦,口干舌燥,自汗,大便结燥,小便频数,其配伍亦相仿。和血益气汤治口干舌燥,以石膏、黄连、知母清胃泻火;生地、当归滋阴养血润燥;桃仁、红花活血以除燥结;伍风药柴胡、升麻、羌活升清阳。使清阳上升,津液乃生。谓:"此药生津液,除干燥,生肌肉。"其运用风药的高超技巧,值得后学师法。

3. 升阳助火问题　升浮上行是风药的一大特色,升发清阳、升提举陷是风药的重要功用。应用风药的这一属性时,不仅要认清升阳的适用对象,还要明辨升阳的禁忌范围。风药升阳使用不当,容易导致气火上攻之害。一般来说,气机下陷者宜升,气机上逆者不宜升;火郁于下者宜升,火炎于上者不宜升;清阳不升者宜升,阳亢于上者不宜升。但是这些主要是就治法而言,对单味药具有针对性,复方通过配伍加以平衡则不受限制,故不应机械看待。

以滋阴著称的朱丹溪虽在《局方发挥》中批评滥用香燥之药,但其论治阴虚燥热并不忌辛燥升散,还为后世留下了不少妙用风药的宝贵经验。如对于"肾水真阴虚,不能镇守胞络相火,故血走而崩……轻手其脉数实,举手弦紧或涩……或渴"之阳脱阴燥证,以小剂量防风、羌活、升麻、柴胡、川芎等风药与黄芩、黄连、黄柏、知母、当归、黄芪等相伍(《丹溪手镜·崩漏》),取其升阴液以上济心火,且能引火热之邪从上而散,而无伤阴助火之弊。诸药配合,达到升阴散火、益气生血而止血的功效。

前人对风药升阳助火之弊十分重视,提出过不少警示。以影响甚大的"柴胡劫肝阴"之说为例,叶天士引自张凤逵《伤暑全书》,原是针对小儿暑疟用药而发,含有对当时医者滥用柴胡纠偏之意。此后一些医者盲从而畏用柴胡,致使柴胡在温病中的应用范围一度大为缩小,以至于后世又有不少人对此说提出批评,形成围绕柴胡临床应用的学术争鸣。现代中医界亦多持否定态度,如《中华临床中药学》认为:"从柴胡应用看,其不当为劫肝阴之品。"老师赞同其说,并指出,正确运用柴胡,主要取决于辨证是否准确,方药是否切中病情,配伍是否合理,剂量是否得当。张锡纯说:"若遇阴虚者,或热入于血分者,不妨多用滋阴凉血之药佐之;若遇燥热者,或热盛于气分者,不妨多用润燥清火之药佐之。"诚为经验之谈。

综上所述,对于风药耗气、伤阴及升阳助火三方面的副作用,我们既要充分认识,认真对待,又不应过分畏惧而因噎废食。在准确辨证的前提下,通过合理配伍,正确把握用量及使用时间,仍然可以用于某些气虚、阴虚及火热上炎之证。李东垣曾经提出有治病用药的"本法"与"权法":"大抵饮食劳倦内伤所得之病,乃虚劳七损证也,当用温平甘多辛少之药治之,是其本法也";"权者,临病制宜之谓也","当临时制宜,暂用大寒大热治法而取效,此从权也,不可以得效之而久用之,必致难矣"。临证运用风药时,应根据病人病情、四时气候、地理环境的实际情况灵活变通,且要"中病即止",不可偏执。

4. 风药使用要点 现今《中药学》教材有关解表药使用的注意事项多是针对用于治疗表证发汗而言,难免有所局限。老师综合各家论述,结合个人应用体会,提出以下使用要点:

(1)风药多为辛散温燥之品,单用、重用、久用,有耗气伤阴之虞,应加以防范。尤其对于阴虚气弱者,宜辨证选用较为平和的风药,并需配合益气养阴之品,注意用量比例,长期使用更须谨慎。

(2)有表证者使用风药发汗时,须多饮水(冬季啜热稀粥),并卧床休息,同时适当添加衣被,以助出汗。正确掌握服用量,中病即止,不可过汗。对年老体弱患者尤须谨慎,并注意配伍扶正之品。

(3)风药作引经报使或配伍增效用时,一般药味不宜多,用量不宜重,以免喧宾夺主。

（4）风药品种甚多，性能功用有别，使用时要注意根据病情合理选用适当药物。

（5）个别风药有一定毒副作用，使用时应当留心，正确把握剂量、配伍及煎服方法，尽可能趋利避害，扬长补短，达到既能祛邪却病，又不至对人体造成伤害的目的。

（6）风药多属芳香轻扬之品，一般不宜久煎，以免有效成分挥发而降低疗效。

第二节　风药增效论

二位老师在长期临床实践探索中观察到，风药基于开通玄府的独特性能，在与活血化瘀药、清热泻火药、行气解郁药、利水渗湿药、补气健脾药，甚至补肾益精药等多种药物的合理配伍运用中，均可发挥明显的增效作用，其结果不仅是二者作用的简单相加，而是产生"1+1>2"的效应，颇有画龙点睛之妙。正如清代医家龙之章在《蠢子医》中所总结，曰："治病须要兼风药，不兼风药不合作……必加此味通灵，好如熊经鸱顾在眼前；必加此味始有力，好如抽坎填离在心间……但置风药三两味，便是卢医到身边。"在继承发掘前人相关认识基础上，二位老师在2005年明确提出了风药增效之说，其要点如下。

一、增效健脾益气

健脾益气药配风药以增强益气补虚之力，可谓李东垣的一大发明。风药与健脾益气药相伍，在《脾胃论》中极为常用，补中益气汤即其著名代表。由于此类方剂不仅补气，而且升阳，风药在方中是专为清阳下陷而设，还是有辅助健脾益气的作用？对于脾气虚弱而未陷者是否适用？值得认真分析。

从生理上来说，脾为五脏之一，体阴而用阳，其气机活动以升为主，将水谷精微等营养物质吸收并上输于心肺，以化生气血，营养全身。病理上，脾病多见清阳不升，水谷失化，气血生化无源，表现为神疲乏力、头晕目眩、腹胀、泄泻等症。在治疗上，脾气虚弱不仅宜补，而且应升。李东垣多次指出："脾胃不足之证，须用升麻、柴胡苦平味之薄者，阴中之阳，引脾胃中清气行于阳道及诸经，生发阴阳之气，以滋春气之和也。又引黄芪、人参、甘草甘温之气味上行，充实腠理，使阳气得卫外而为固也。"后世在此基础上进一步总结出"脾宜升则健""健脾宜升""治脾以燥药升之"等论治经验,均已得到普遍遵循。据此,可以认为,健脾益气宜佐风药,应是东垣用药心法,亦为历代众多医家实践所证实。风药在脾虚证中的运用,不独适用于气陷证,亦适用于诸多脾气虚证。

一般说来,风药并无补益作用,且其性发散,似有耗气之嫌,但与健脾益气之品相配合,却可以增强补药之力。其机理有三:第一,风药之性升浮,既能助脾气上升,又能疏达肝气,资助清阳之气升腾,正如东垣所云:"大抵脾胃虚弱,阳气不能生长,是春夏之令不行,五脏之气不生……若用辛甘之药滋胃,当升当浮,使生长之气旺。"第二,风药性燥,有以风胜湿、振奋脾运的功能。当脾运气馁、湿浊中阻时,在健运脾胃药中,加入适量祛风药,可以鼓动中阳,苏醒脾气,加强健脾药的功效。第三,风药引经,能引领甘温益气之品上行布散,更好地发挥其补益肺脾、充养营卫之功,所谓"参术补脾,非防风白芷行之,则补药之力不能到"。此外,风药流动之性,还能防止补气之品甘壅滞运,从而体现方剂的动静配伍原则。总之,在补气健脾药为主的方中略参一两味风药,不仅是长期以来行之有效的配伍经验,而且符合中医理论,有其应用依据。如玉屏风散以防风配合黄芪、白术,七味白术散以葛根等配合四君等,均属此类。

二、增效补肾益精

风药多辛燥升散,一般认为肾精亏损者不宜,所谓"阴虚于下者不宜升"。然而,眼科领域运用风药配合补肾益精之品明目却是由来已久。如《太平惠民和剂局方》明睛地黄丸(生地黄、熟地黄、牛膝、石斛、枳壳、防风、苦杏仁),《兰室秘藏》益阴肾气丸(熟地黄、山药、山茱萸、牡丹皮、当归尾、五味子、柴胡、茯神、泽泻),《寿世保元》壮水明目丸(山药、熟地黄、知母、黄柏、菟丝子、独活、枸杞子、川牛膝、沙苑子、茯苓、川芎、蔓荆子、菊花、黄连)以及至今临床常用的杞菊地黄丸等方中,所用防风、柴胡、独活、川芎、蔓荆子、菊花等均为风药。究其用意,即东垣所谓"肝肾之病同一治,为俱在下焦,非风药行经不可也。"此种配伍,近年眼科有学者称作"益精升阴法"。

据老师经验,小剂量风药加入大队补肾药中可产生增效效应,常较单用补肾之品效捷,其应用亦不限于眼科。内障眼病用之,意在升达五脏精气上注于目以为精明之用;内科杂病用之,意在鼓舞气化以收阳生阴长之功。且风药有助于运行药力,补肾药多阴柔滋腻,容易碍胃,伍以风药可行其滞,使滋腻之品无呆补之弊;而少量风药与补肾药同用,亦不致有伤阴之弊。两类药物配伍,颇有动静相伍之妙,符合制方大法。

三、增效清热泻火

风药在火热病证治疗中的作用值得重视。《伤寒论》麻杏石甘汤一方,仲景以麻黄石膏配伍,其用意历代注家看法不一,多认为麻黄得石膏则温性去而取其用,石膏得麻黄其寒性也会减弱。老师意见则相反,方中麻黄应当是增强石膏清泄肺热之力,正如李时珍所指出,"实为发散肺经火郁之药"。此中机理在于对火热壅盛病证的治疗,除寒凉清泻外,尚需注重开郁通阳。

1984年,二老在《新中医》发表的《试探火热病证中辛温开通法的运用》一文中明确提出,火热与气郁关系十分密切,阳气郁遏是火热病机中的一个重要环节,火热盛则气机郁遏,气机郁遏又反过来促使火热更盛,从而形成火愈炽则郁愈甚、郁愈甚则火愈炽的恶性循环,故开郁通阳为治疗火热病证一大法则。一般说来,如阳热亢盛而郁结尚轻,运用寒凉清泻火热,郁结多能随之而解;但在郁结较甚的情况下,如"玄府"未得开通,则火热终难清除,便非单凭寒凉所能取效,适当配伍风药在所必需。同时,祛风药辛散开泄,还有防止寒凉药冰伏病邪的作用,故即使辛温之品亦可选用,少量用之,与大队清热泻火药相伍,但见其利,未见其弊。《小儿药证直诀》泻青丸(当归、川芎、羌活、防风、栀子、龙脑),泻黄散(藿香、栀子、石膏、防风、甘草)中所用风药即是这个道理。老师多年观察,临证对实火施治,常于苦寒、甘寒之中,酌情伍以辛温,确能增强泻火之效,而未见助热之弊。

四、增效利水除湿

仲景在五苓散中以桂枝增强茯苓等利水渗湿功效,堪称风药配伍增效经典。但不仅桂枝一味,许多风药均可选用。因为诸风药俱有通达阳气之功,且能胜湿,对于膀胱气化失常及肝失疏泄、肺失宣通、三焦气机郁滞所致水液停聚,小便不利,风药与利水药相伍均可发挥增效作用。《伤寒论》《金匮要略》中类似的用法还不少,如苓桂术甘汤、防己茯苓汤等。至于华氏五皮饮以生姜皮与茯苓皮配伍,亦应作如是观。俞根初《通俗伤寒论》更以五皮饮与麻黄附子细辛汤合方化裁制成麻附五皮饮(麻黄、附子、细辛、陈皮、生姜皮、茯苓皮、大腹皮、五加皮),用治一身尽肿。黄老临床作为治水通用方,以之加减治疗多种原因引起的水肿,不论有无表证,俱有良效。王老治疗眼底水肿,亦常用麻黄连翘赤小豆汤、麻杏苡甘汤之类,对于消除水肿,恢复视力,效果十分显著。以上均得力于风药的增效作用。近年肾病从风论治日益受到重视,不论急性肾炎、慢性肾炎，还是肾性蛋白尿，皆主张适当配伍风药，祛风利水，从风论治作为新法可以提高治疗肾病的疗效。

五、增效活血化瘀

大量的临床实践表明，风药在血瘀证的治疗中具有重要意义。因为风药气轻味薄，开泄宣通，不仅能祛邪外出，而且善于畅达阳气，活跃血行，通利血脉，疏通血络，因而能从多方面增强活血化瘀药的治疗效果，这是笔者提出"治血先治风"的依据之一。风药与血药的配伍方式尽管早已在临床广泛应用，但其增效作用尚未得到充分认识。骨伤科治疗损伤血瘀的方剂多配伍风药，此中机理，伤科传统的认识一直是肢体受伤后风邪会乘虚而入，所谓"有伤必有风"，因而治疗需注重驱逐风邪。其实不论有风无风，风药咸宜。实践证明，加用风药与不用风药，其活血化瘀、消肿疗伤的功效确实有别。

头面居人体高位，为诸阳之会。前人认为，"高巅之上，唯风可到"，头部易受风邪侵袭，治疗需配合祛风。而风药多轻清上扬，善走头部，所谓"巅顶之上，唯风药可及"，其升发阳气之功，既能引营卫气血畅行于头部经脉，又能引其他药物上行头面发挥治疗作用。因而风药在头面五官血瘀病症治疗中的增效作用尤为显著。近代沪上名医石氏伤科治疗脑震荡的祖传秘方柴胡细辛汤（柴胡、细辛、薄荷、当归、土鳖虫、泽兰）、当代四川骨科名家郑怀贤治疗脑震荡的脑震散（羌活、桂枝、细辛、牛蒡子、木瓜、天麻、红花、当归、乳香、没药、麝香等），均是以风药与活血化瘀药配伍为主，用于临床效果卓著。眼科治疗眼外伤的名方除风益损汤（防风、藁本、前胡、川芎、当归、熟地黄、白芍）亦是如此。

风药对血药的增效作用，已在动物实验中得到初步验证。二位老师指导研究生曾先后用家兔制作寒凝血瘀、外伤血瘀与气滞血瘀模型，随机分为正常对照组、造模组、治风方组（由羌活、细辛、白芷、防风等风药组成）、活血方组（由当归、桃仁、红花、三棱等血药组成）、治风活血方组（由治风方与活血方各半组成），观察动物的血液流变学 7 项指标等。结果表明，三方均能使血液流变学 7 项指标及微循环障碍明显改善，而其作用均以治风活血方为最佳。

第三节　治血先治风　风去血自通

治风与治血是关系密切的两类常用治法，前人"治风先治血，血行风自灭"之说，指风证的治疗当注意养血活血。这一理论至今为临床所遵循，实践证明治血确有助于治风。但这仅是问题的一个方面，问题的另一方面，是治风亦有助于治血。在血瘀证的治疗中，适当运用风药，常能使活血化瘀效果明显增强，其中的某些作用非活血化瘀药所能代替。为了全面反映两者之间的辩证关系，丰富和完善血瘀证的治法，黄淑芬教授在多年实践思考的基础上，于1997年首次提出"治血先治风，风去血自通"的创新治法见解，并于次年主持申报国家中医药管理局基金课题获准立项，与王老一道带领课题组开展研究，先后对"治血先治风"的临床应用与实验研究、风药的活血作用及其特点，风药治血的源流、机制，治风活血法的应用沿革、配伍机制，尤其是运用风药治疗脑病、心病、肾病、肝病等进行了一系列的探索研究，引起较为广泛的关注。

一、提出背景

（一）"治风先治血，血行风自灭"理论表述的不足

自宋代陈自明在《妇人良方》中提出"医风先医血，血行风自灭"之说以来，历代医家沿用、发挥，通过养血活血治疗风证，取得明显效果。"治风先治血，血行风自灭"作为一种独特论治理论，一直为临床各科所遵循，其应用范围已从血病生风推及多种风证。但是，其说注重治血而不言治风有其特定的条件，本意在于提倡治病求本，但如果过分强调治血则容易产生片面性，既会助长滥用活血化瘀药的倾向，又妨碍了风药的合理应用。有学者撰文指出："若囿于此说，或过分强调治血作为治风前提的话，必然影响临床治疗效果。"因此，该理论有待加以补充和完善。

（二）血瘀证与活血化瘀研究范围的局限

血瘀证与活血化瘀法是当前中医药研究的一大热门，著述众多，成果卓著，但也存在某些缺陷。如研究集中在活血化瘀法及活血化瘀药范围内，未免失之狭隘。早在80年代初即有学者指出："活血化瘀法虽然是治疗瘀血证的重要治则，但不是唯一的治则。由于各个病员体质上的差异，兼夹证候的不同，引起瘀血的原因不同，瘀血在病证中的地位不同、程度不同，对瘀血的消除方法也就不同。或者以祛瘀为主，或者根本不能祛瘀，或者祛瘀作为其他治则的辅佐……总之，从治病求本这一观点出发，必然要求对瘀血证广开治路。"然而，这一灼见并未得到应有的重视。目前，血瘀证研究与临床的现状是：一方面活血化瘀方药的使用范围空前扩大，作用原理研究日益深入；另一方面，血瘀证的治疗与研究重点依然局限在活血化瘀治法及方药内鲜有突破，非活血化瘀治法与方药对血瘀证的作用仍未得到应有重视。"治血先治风"论的提

出,当有助于血瘀证治疗思路的开拓。

(三) 风药作用认识的成见

对风药的认识一般停留在祛风、解表、息风等风证治疗范畴。实际上,风药是一类功效多样、作用广泛的药物,在调节人体脏腑经络、畅达气血津液上具有十分重要的作用。历代医家运用风药治愈多种血瘀病证的记载,在临床各科均不乏其例,但因囿于治风的偏见,未能得到系统的总结与发挥。黄老提出"治血先治风"之说,即是从血瘀证的治疗方面拓展风药的临床应用,以促进对风药及治风法的进一步研究。

二、立论依据

(一) 风瘀相关互患

风为百病之长,常与其他病邪相兼为患,作为致病因素之一的瘀血亦不例外。一方面,风邪可致血瘀,如《素问·五脏生成论》:"卧出而风吹之,血凝于肤者为痹,凝于脉者为泣,凝于足者为厥。此三者,血行而不得反其空,故为痹厥也。"另一方面,瘀血阻络,又往往导致风从内生。如古人所说"中风""风痱""风痹"等病,现在认识到其"风"实由瘀血内停、脑脉痹阻所致,属血瘀生风。

风瘀同病的情况,临床上颇为常见。如血管神经性头痛,其痛急骤剧烈,突发突止,具有"风"的特点;疼痛如锥如刺,部位固定于颞侧,反复发作,顽固不愈,又具"瘀"的特点,风与瘀是其基本病机。面神经麻痹,可因正气内虚,风邪入络,气血痹阻,经脉失养所致;亦可由脑部外伤,气血内损,脉络瘀阻,血结生风,或与外风相引而成。风与瘀在该病发生发展过程中相互影响。类风湿关节炎,初起多因风寒湿热邪气侵袭,风邪是主要的始发因素;日久不愈,则经络闭阻,瘀血留滞,瘀是重要的继发因素。

近些年来,随着血瘀证与活血化瘀治法研究的深入,发现许多风病均兼有血瘀,更有一些风病名为病风,实为病血。"治风先治血,血行风自灭"之说,因此而受到日益广泛的重视和运用。但与此同时,风药的应用却逐渐减少,或认为其病在血与风无关,或畏惧风药辛燥发散产生弊端,临床上往往注重治血而忽视治风。黄老认为,这种认识既限制了风药的运用范围,又妨碍了血瘀证治法的丰富完善,不利于临床疗效的提高。其实,从风瘀相关互患出发,不仅可推导出"风病当治血"的理论,而且能引申出"血瘀当治风"的论点。事实上,不论从文献理论、临床实践及实验研究诸方面来看,后者俱有充分的客观依据。

（二）风药畅气行血

对于风药的功用，通常多着眼于疏风解表、祛风胜湿、平肝息风等方面，囿于一个"风"字，未免狭隘。从历代本草学著作记载来看，风药的作用方面颇多，运用范围甚广。仅就与瘀血相关者而言，诸如：荆芥"下瘀血"（《本经》），白芷"破宿血"（《日华子本草》），藁本"通血"（《药性论》），细辛主"血不行"（《名医别录》），羌活"通畅血脉"（《本草汇言》），桂枝"温中行血"（《本草再新》），刺蒺藜"主恶血"（《本经》），天麻"条达血脉"（《药品化义》）等，可谓举不胜举。就连被称作"发表第一要药"的麻黄，《本经》亦载有"破癥坚积聚"。

风药对瘀血的作用机理，从中医理论分析，主要有以下几点：①发散祛邪。通过祛风散寒除湿，解除引起血运障碍的病因而恢复血脉畅通。②开郁畅气。风药或具轻扬之性，或含芳香之气，善于开发郁结，宣畅气机，从而有利于血脉通调，所谓"善治血者，不治有形之血，而求之无形之气"。③辛温通阳。风药多辛温，味辛能行，性温能通，长于宣通阳气之阻遏，阳气通达则血液流行。④走窜通络。虫类风药以走窜见长，功擅疏通经络壅滞，所谓"飞者升，走者降，血无凝着，气可宣通"。⑤活血化瘀。某些风药具有确切的活血化瘀作用，如川芎，最早被列为风药，后称作"血中气药"，现已公认为活血化瘀要药。

风药的活血化瘀作用，通过药理研究已得到部分证明。如祛风解表药多含挥发油和其他扩血管物质，能扩张脑血管，调整脑血循环；扩张冠脉，改善心肌血液供给；扩张外周血管，改善微循环；等等。

综上所述，风药对血瘀证的治疗作用可归纳为两个方面：其一，直接作用于血分，疏通血行，消除瘀滞；其二，通过解除致瘀因素、振奋人体气化功能等，间接促进血流畅达，使瘀滞消散。后者有一般活血药难以替代的独特之处，也是"治血先治风，风去血自通"的主要依据所在。

三、基本内涵

（一）强调治病求本

瘀血作为一种可致病的病理产物，尽管往往是引起多种病证的"因"，但又首先是其他病因在疾病过程中造成的"果"。诸如外邪入侵致瘀、阴虚血行涩滞致瘀、气虚推动无力致瘀等，即以邪为因、虚为本、瘀为果。从治病求本的角度来看，活血化瘀对血瘀证仅是治标，并非治疗血瘀证的唯一方法。按照审证求因、审因论治的原则，因邪致瘀者，当以祛邪为先；因虚致瘀者，应以扶正为本。对于风邪伤人致瘀者，若治血不治风，风邪不去则血脉不通而瘀难消；治血先治风,风去邪解则血脉自通而瘀易除。可见,此类血瘀从风论治,较之于见血治血、见瘀化瘀,实为治病求本之道。

(二)倡导瘀从风治

大量的临床资料表明,治风法在血瘀证的治疗中具有不容忽视的意义,尤其对头面五官、四肢、肌表等部位及寒凝、气滞、损伤等所致血瘀证更为重要。其意义可归纳为两点。其一,对某些血瘀证,治风优于治血,临证当以治风为主,治血居次要地位;其二,许多情况下,治风有助于治血,祛风法与活血法相伍,具有协同增效作用。

四、应用举隅

(一)外邪致瘀,祛风为先

六淫外邪伤人,均可影响气血运行,导致血脉痹阻而成瘀。由于风为百病之长,寒、暑、燥、湿诸邪多依附风邪侵犯人体,故外邪致瘀常以风为先导,祛邪当先祛风。及时运用祛风解表之法使风寒湿热之邪由表而解,则血脉畅通而无瘀滞之害,某些早期血瘀亦可随之而消,如外科以荆防败毒散治疮疡初起,眼科以八味大发散治外眼红肿,均是通过祛风散邪而达到活血化瘀、消肿散结的目的。

(二)损伤致瘀,逐风为要

外伤直接损伤血脉形成瘀血,治疗固应祛瘀,但因肢体受伤后风邪等往往乘虚而入,所谓"有伤必有风""有伤必有寒",因而治疗需注重驱逐风邪。骨伤科常用方剂多含风药,甚至以治风为主,活血为辅,即在于风药既能驱邪外出,又能流畅气液,通利血脉,并有舒筋活络、解痉止痛等多方面功用,因而对损伤血瘀疗效卓著。

(三)肌表血瘀,发散效捷

祛风法对于皮肤、腠理、肌肉等体表部位血瘀具有特殊作用。中医认为风药中发散之品均长于走表,能鼓舞气血津液蒸腾于表以驱邪外出,并能从阴引阳,率领各种药物行于肌表以发挥治疗作用。现代药理研究证实,解表风药多含挥发油,能舒张周围血管,增强外周循环,改善体表部位供血状况,从而有助于皮肤肌肉间瘀血的消散。临床上对银屑病、硬皮病等顽固性皮肤病,中医辨证均有瘀,而治疗常从祛风着手以化瘀取效,机理即在于此。

(四)头面血瘀,风药引经

头面居人体高位,为诸阳之会。此部位血瘀治疗尤当重视祛风。一方面,

"高巅之上,唯风可到",头部易受风邪侵袭,治疗需配合祛风;另一方面,风药多轻清上扬,善走头部,所谓"巅顶之上,唯风药可及",其升发阳气之功,既能引营卫气血畅行于头部经脉,又能引其他药物上行头面发挥治疗作用。因而治风方药在头面五官病症治疗中往往居于首要地位。

(五)顽固血瘀,虫药搜络

血瘀日久,顽固不化,一般活血药难以取效,叶天士称为"久病入络",倡用通络方法。每取虫蚁迅速飞走诸灵,认为飞者升,走者降,最能追拔深混气血之邪,解除阻滞于络脉中之瘀滞,以松透病根,使络脉通利,则血无凝着,气可宣通。虫类药中全蝎、蜈蚣、地龙等均属风药,其在血瘀治疗中的独特作用,从一个侧面反映了"治血先治风"的客观现实。

第二章　虫药应用体会

　　虫类药是植物药之外的一大类中药。王明杰教授认为,此类药物亦有广义、狭义之分。古代把"虫"作为动物的总称,广义虫类药即动物药,不仅包括昆虫类,还有禽兽、介类及其衍生物,范围甚广;狭义者主要指昆虫及少数小型的动物药(如白花蛇等),前人习称为虫蚁之品,本书称作虫药。

　　虫药的应用,可追溯至《神农本草经》,书中载药 365 种,其中收载虫药 28 种。张仲景为善用虫药之典范,创制了如大黄䗪虫丸、鳖甲煎丸、抵当汤等名方,灵活运用䗪虫、水蛭、虻虫、蜂房、鼠妇、蛴螬等虫药攻逐瘀血,化癥散结。刘完素首倡虫药开通玄府,明确指出干蝎有"开发玄府,而令耳中郁滞通泄"之功。此后叶天士对虫药的搜剔作用做了精辟发挥与应用,指出疾病"久则邪正混处其间,草木不能见效,当以虫蚁疏逐,以搜剔络中混处之邪",明确指出虫药搜逐络中之邪的功效胜过草木类的植物药。《临证指南医案》中多处使用虫药治愈沉疴痼疾,"每取虫蚁迅速飞走诸灵,俾飞者升,走者降,血无凝着,气可宣通"。吴鞠通更深入阐释:"以食血之虫,飞者走络中气分,走者走络中血分,可谓无微不入,无坚不破"。陈达夫先生临床常用全蝎、僵蚕、蝉蜕、蛇蜕、干虾蟆等虫药治疗某些疑难眼病,效果卓著。如先生《中医眼科六经法要》中指出:"阳明经络,中伤风邪……必须祛风方能伸舒阳明经络,但此种风邪,已成痼疾,就不是寻常风药所能解,故必给以走窜破泻之药作散清散。"方主五退散(蝉蜕、蛇蜕、蚕蜕、猪蹄蜕、穿山甲、川乌、荆芥、粉甘草)。二位老师在继承前人经验的基础上,数十年来广泛运用虫药于各种顽症痼疾的治疗,尤其是在眼病、脑病、心病、肾病、骨病等领域屡建功勋。老师临床常用的虫药有全蝎、蜈蚣、地龙、僵蚕、蝉蜕、土鳖虫、水蛭、白花蛇、乌梢蛇、穿山甲、九香虫、黑蚂蚁、蛤蚧、雄蚕蛾等。

第一节 虫 药 功 用

虫药味多辛咸,具蠕动走窜之性,灵动活泼,以搜剔见长。王明杰教授总结其性能为:能走善窜,功专搜剔,认为虫药具有卓越的开通玄府作用,在《玄府学说》中将其列为搜剔开玄药,用以搜剔脉络玄府内有形无形之邪,开通力量在各类开玄药中位列前沿,强于发散开玄的风药。二位老师临床常以虫药与风药配合运用,风药疏风、祛风,虫药搜风、息风,故又并称为治风之品。

老师指出,对于虫药的认识,长期以来存在不少误区。如:虫药霸道,药力峻猛,耗伤正气,虚人不宜;攻伐之品,作用单一,适用范围有限;虫药有毒,入药是以毒攻毒,权宜之计,只能暂用,不可久服等,影响到临床的广泛应用。老师从数十年的临床生涯中深刻体会到,上述皆为一偏之见。虫药作用独特、功效神奇,合理使用,安全可靠,毒副作用甚小,经适当配伍,可用于临床各科多种急慢性疾患的治疗,适合患者长期服用,实为临证不可或缺的济世良药。其功用可归纳为以下几方面:

一、搜风通阳

头为诸阳之会,与厥阴肝脉会与颠顶,诸阴寒邪不能上逆,为阳气窒塞,浊邪得以上据,厥阴风火乃能逆上作痛。故头痛一症,皆由清阳不升,风火乘虚上入所致。叶天士治疗阳虚浊邪阻塞,气血瘀滞所致头痛者,用虫蚁搜逐络中混处之邪,宣通阳气为主。叶氏云:"凡虫蚁皆攻,无血者走气,有血者走血。""阳气为邪阻,清空机窍不宣。考《周礼》采毒药以攻病,藉虫蚁血中搜逐,以攻通邪结,乃古法而医人忽略者。"无血者诸如蜂房、全蝎、蜈蚣、蝉蜕、僵蚕、九香虫等,作用偏于气分为主,能通阳散结,使清阳之气流通。王老治疗头痛头涨者,亦善用虫蚁搜风通阳。如王老治头痛伴头昏头涨五年,辨为气虚血瘀之头风者,以自拟经验方天虫定眩丸加减,效果显著。方中葛根、天麻、川芎、羌活、防风等风药与地龙、僵蚕、土鳖虫等虫药合用,共臻逐风通阳、开发玄府之功。又治顽固偏头痛一例,病程长达十八年,辨为风寒之邪入络,瘀血阻滞,故而头痛发作剧烈,王老以八味大发散合麻黄附子细辛汤,加蜈蚣、全蝎,多管齐下,根除顽疾。黄老研制的医院制剂复方灵仙通络胶囊,以蜈蚣、全蝎配伍风药威灵仙、细辛、防己等,用于头颈、胸胁、腰脊、四肢关节疼痛,收效良好。

二、息风定惊

肝主风,凡热极动风、风阳夹痰、肝风内动所致颠顶胀痛,头晕目眩,或筋脉掣引,抽搐痉挛、项强肢颤,肢麻肉瞤,无论先有内风,而后感召外风,或外风引动内风,二老均常用僵蚕、蝉蜕、地龙、全蝎、蜈蚣以息风止痉。黄老20世纪70年代在基层卫生院治流行性乙型脑炎时,遇高热抽搐患儿,常以蜈蚣、全蝎(研末冲服)加入银翘白虎汤中,息风止痉功效显著。王老治右眼睑及颜面部阵发性抽动案,以正容汤涤痰通络,加蜈蚣、全蝎、蝉蜕息风定惊,经年顽疾,十剂而愈。王老治小儿瘛目,不论阴虚、血虚所致,均可酌加少量蝉蜕、僵蚕或全蝎于四物、六味、归脾等方中,有画龙点睛之妙。黄老治百合病,患者阵发性手足抽搐,眼皮跳动,周身麻木,呼吸困难,一日发作二十余次,以黄芪桂枝五物汤合四物汤加地龙、蜈蚣益气养血、息风通络,收效甚捷。风邪外袭,内不得疏泄,外不得透达,风热湿邪郁滞于皮肤腠理之间,正邪相搏而发为瘾疹,亦常需虫类药搜风剔络。如王老治慢性荨麻疹反复发作,根据其病机湿热蕴郁于内,外阻经络肌肤,病情反复,久病入络,久瘀入络的特点,认为仅用草本药物尚难取效,遂以麻黄连翘赤小豆汤加蝉蜕、乌梢蛇而愈。

三、剔瘀活络

叶天士云:"初为气结在经,久则血伤入络,辄仗蠕动之物松透病根。"虫类药中水蛭、地龙、土鳖虫、穿山甲等长于搜剔络中瘀血,力专效宏,常用于攻逐痰核瘰疬、癥瘕积聚、风湿顽痛、经脉痹阻等宿邪久病。如王老治前列腺术后疼痛8年,辨为瘀血阻络,湿热内蕴,以二妙散清利湿热治之,更以大队虫药(土鳖虫、地龙、水蛭、全蝎、蜈蚣)增强活血通络止痛之功,多年顽痛,豁然得愈。虫类药剔瘀通络,为治中风、冠心病、动脉硬化之要药,王老创治下肢动脉硬化闭塞症之软脉开闭散,即含4味虫药(水蛭、地龙、地鳖虫、全蝎)及5味风药、7味血药。王老认为,此"血肉有情"之虫药,为开通玄府、软脉通闭之利器,可有效防止血栓和动脉粥样硬化形成及发展。又创治胸痹心痛之羌鳖开痹汤,以虫药土鳖虫、地龙配合风药羌活、白芷等治疗冠心病心绞痛,力专效宏。黄老从肾络瘀阻、精微漏泄论治肾性蛋白尿,研制医院制剂肾舒胶囊,以水蛭、蜈蚣配伍风药紫苏叶,清热利湿药石韦、苦参等,临床使用已二十余年,深受患者好评。

四、通窍达神

刘完素云："人之眼耳鼻舌身意,神识能为用者,皆由升降出入之通利也,有所闭塞者,不能为用也。"虫类药具走窜钻透之性,并有较强的生物活性,对心窍、脑窍及五官九窍均有启闭开通、畅达神机之功,某些方面可与麝香、苏合香等芳香开窍药媲美。黄老早年治疗流行性乙型脑炎后期少数出现肢体瘫痪、语言障碍等后遗症的患者,以蜈蚣、全蝎研末冲服,收到良好效果。王老治肾气亏虚,脑窍郁阻,神机不遂所致之老年血管性痴呆,于温肾益气之中,着重祛风通窍,配以七味追风散加僵蚕、全蝎,以令络道通畅而恢复其行气血、荣脑髓之用。患者记忆力有所好转,头昏气短诸症消失,睡眠正常,清窍复聪。又治抑郁症多年,服用多种抗抑郁药物均未见明显好转,难以坚持工作者,辨为肝气郁结、心脾两虚,痰瘀凝滞,神机不遂。以归脾汤配风药,更加土鳖虫、地龙、僵蚕、全蝎攻通郁结,畅达神机奏效。虫药开通目中玄府,具有通窍明目之功。王老在多年临床经验基础上指出,全蝎可用治眼科疾病如视神经萎缩、青光眼等,单味药即可见效。尝治抗结核药物所致青盲,治以益气活血,开玄明目,予全蝎、僵蚕、水蛭、地龙、土鳖虫等虫药配伍风药与补益药,2个月后患者视力由 0.08 恢复至 0.8。

五、补虚强身

虫药不仅能通,而且能补。用治虚劳干血,源于仲景之大黄䗪虫丸,使瘀血去,肺气利,则新血自生,正气自复,而营卫行,营卫行则肌肉充矣。《素问释义》云："凡血枯经闭,固属虚候,然必有瘀积,乃致新血不生,旧积日长,脏腑津液俱为所蚀,遂成败症。徒事补养,无救于亡。"此属以通为补。由于虫药为血肉有情之品,自身即具有一定的补益强壮作用。尤其是黑蚂蚁、九香虫、雄蚕蛾、蛤蚧等,补肾益精功效甚佳。王老治精血亏虚所致脱发,伴耳鸣,形体消瘦,神疲乏力,以益气聪明汤合五子衍宗丸补养精血,且以风药引方中补益精血之品上达头面,更加土鳖虫、九香虫以开玄府瘀滞,推陈出新。又如治年老体虚,髓海失养,清阳不升而致眩晕案,以益气聪明汤,辅以滋养肝肾、畅气补血之品,更加僵蚕、蝉蜕、土鳖虫搜逐血络,攻补结合,眩晕自止。又愈肾虚所致不育症一例,患者曾服用各种补肾中药汤剂及中成药近一年未效,王老以补肾生精之五子衍宗丸合活血化瘀之桃红四物汤,加土鳖虫、地龙、黑蚂蚁、水蛭通络,为补肾填精、活血通络之范例。由于虫药含有丰富的动物蛋白,即使如全蝎、水蛭、蜈蚣之类，在攻逐病邪的同时，亦未尝不具有一定补性。二位老师在对虫药的多年临床运用中观察到，不少长年累月服用含虫药制剂的患者，不仅原发病有效控制，虚弱证候亦得到改善。故老师认为，虫药耗伤正气之说，值得重新评价。

六、开玄解毒

临床上一些顽症痼疾多因病邪久羁，蕴积成毒，胶结难解，此时一般祛邪药乏力，往往非虫药不能为功，需投以蜈蚣、全蝎等峻猛之品。对此一般多视为"以毒攻毒"。王老认为，这种解释未免失之肤浅。其实，这类药物在虫体干燥或炮制过程中，其所含毒性蛋白多已分解变性，患者在适当剂量下服用是十分安全的，其产生疗效的机理，大多并非毒素，而是基于开通玄府郁闭的功用。《金匮要略心典》云："毒者，邪气蕴结不解之谓。"毒如痈疽、积聚、癌肿之类，是各种邪气侵袭人体后不能及时解散而郁结蓄积，气血不相荣贯而酿成。从玄府理论分析，玄府郁闭不通是毒邪内生的关键一环。虫药因其走窜通达、疏逐搜剔之"动"性，开通郁闭之力甚强，医者可以利用其钻透搜剔开玄之力而解除郁毒。如王老治疗带状疱疹后遗神经痛，辨为邪毒入络，气血阻滞，除行气活血、化瘀止痛外，尤需开泄搜剔，临床常用全蝎、蜈蚣、水蛭等虫药与白芷、细辛、羌活等风药配伍组方，效果甚著。王老指出，给患者及其家人解释用虫药原因时可以说是"以毒攻毒"，容易令其接受，但药方并非依靠毒性取效，实为开玄解毒之功，医者应当了然于胸。

关于虫药的毒性问题，二位老师数十年应用观察，仅有少数患者出现轻微胃肠道反应或过敏性皮疹，停药后均能自行消失。此外未见其他毒副作用。老师指导的研究生曾对以全蝎、蜈蚣、水蛭等为主的中药复方制剂进行急性、长期毒性试验，初步证实了虫类药的安全性。有资料称：全蝎含毒性蛋白，其毒素加热至100℃，经30分钟即被破坏，故全蝎毒性仅存在于活体，当其被制成干品后，身上原有毒素已失去活性，因而不再具有毒性（《中药毒性防治》）。

第二节　虫药用法

相对于与一般草本药物，虫药的具体运用有一些特殊性，如使用不当，轻则影响药效，重则可能产生毒副作用，应当加以注意。二位老师经过多年的临床摸索与反复实践，对此积累了丰富的经验，现归纳如下。

一、注意用量

老师指出,由于虫药药力较强,价格大多偏高,使用剂量宜小于植物药,尤其是药性峻猛者,如全蝎、水蛭、蜈蚣、白花蛇、穿山甲等,一般每剂1~3g即可。虫药的用量与剂型密切相关。水蛭、全蝎、蜈蚣均不宜水煎(有效成分破坏或不易溶出),研末吞服小剂量即可;大剂量入汤剂使用,看似胆大,实为浪费药材。地龙、僵蚕、蝉蜕、土鳖虫等水煎、丸散均可,入丸散剂用量宜轻一些。对于某些药性峻猛的虫药,不妨采用小剂量递增的方法,更为稳妥。

二、讲究用法

(一) 研末分冲

全蝎、蜈蚣、水蛭、地龙、穿山甲等,均适合研末冲服,用量少而效果佳。古本草和医籍多认为蜈蚣、全蝎有毒,须去毒后用,故而常用"焙""炒"加以炮制,老师认为主要是便于研末。少数人对蜈蚣过敏,焙后使用可减轻过敏反应。前人主张蜈蚣"去头足",意在减少其毒性。老师认为没有必要,作为中药饮片的蜈蚣,其毒素早已分解,去头足反而降低效果。全蝎饮片体内往往含有不少盐分,不易打碎,可用白酒洗后再焙干打粉。

虫药中也有少数不宜打粉的,如白僵蚕,既往也常用做散剂,但现代药理研究发现,僵蚕含草酸铵、特异神经毒素、白僵菌素、蛋白质等,可能导致神经毒性和过敏反应,甚者可致呼吸困难以至昏迷,研末服用亦需慎重。老师习用本品入丸剂,用量不多,尚未见不良反应发生。

(二) 丸剂

老师认为虫药入丸剂(水丸、蜜丸),用量少,价格低,便于患者久服缓图,且有助于减轻其对虫药的畏惧心理,因此广泛应用于多种顽症痼疾,如中风、痴呆、头风、胸痹心痛、项痹、青盲、肾衰、顽痛等,丸药效果显著,这些慢性疾患,根治不易,患者往往需要长期服药,丸剂最为适合。或问长期服用虫药丸药是否对身体有害?老师根据多年应用观察,确认了虫药制剂长期服用的安全性。如王老治疗的一例眼底出血兼伴冠心病、高血压病、腰椎病患者,长期以虫药为主制作水丸服用已近20年,自述一共吃有蜈蚣数百条,全蝎3kg左右,自我感觉良好,未见任何毒副反应发生。

(三) 水煎、酒浸

大多数虫药均可入煎剂使用,与植物药、矿物药同煎,并无特殊要求,只是用量应较入丸散剂大一些,药力才能相当。

包括蜈蚣、全蝎、水蛭在内的大多数虫药均可用白酒浸泡,制作药酒,老师多在跌打损伤与补肾强身类方剂中使用,受到一些爱好饮酒的患者欢迎,但是需要规定一定的服用量,不可过量饮用。

三、合理配伍

应用虫药,要注意配伍组方,以增强疗效,减少弊端。老师常用配伍有:

1. **虫药与风药相伍**　祛风搜风同用,内风外风并治,协同增效。如王老七味追风散,以全蝎、僵蚕、地龙与羌活、白芷、川芎、天麻配伍,用治头痛、眩晕、中风、面瘫、痴呆、颤证、癫痫等多种脑病,疗效确切。

2. **虫药与补气药相伍**　通补结合,标本兼顾。二位老师常以大剂量黄芪与虫药配伍,通过黄芪大补脏腑经脉营卫之气,以补助通。如黄老研制的医院制剂肾舒胶囊,重用黄芪与蜈蚣、水蛭相伍,补气通络,振衰起废,治疗肾性蛋白尿及慢性肾衰,临床应用已20年之久。

3. **虫药与养血滋阴药相伍**　虫药性偏燥,阴虚之体当配伍生地、白芍、玉竹、石斛等品,大便秘结者尚需加入玄参、火麻仁、郁李仁等,虽长期服用,亦不至产生燥热伤阴之弊。

4. **虫药与和中消导药相伍**　对于一些脾胃功能较差的患者,为避免长期服用虫药丸剂伤胃,老师常在方中酌加白术、砂仁、木香、半夏曲、建曲、莱菔子之类,帮助脾胃纳化功能运转,患者反应甚好,值得师法。

第三章 基于玄府理论的治风方药再认识

王明杰、黄淑芬教授研究治风方药的一大特点是与玄府学说紧密结合,从玄府理论的新视角认识治风方药,深刻地阐明了风药、虫药发挥多种疗效的机理,极大地拓宽了风药、虫药的临床应用范围;反过来又丰富了开通玄府治法的内容,彰显了玄府学说的临床指导价值。鉴于玄府理论迄今尚不为人熟知,本章特作一扼要介绍。

第一节 玄府学说与开通玄府治法

玄府学说是金元医学大师刘完素首创,经后世医家不断补充、发挥而逐渐完善的独特中医理论。玄府理论是刘完素创新精神的集中体现,实现了中医学对人体认识层次的一次深化,堪称中医学的原创微观理论。但相关论述简略,内容零散,刘完素玄府之说提出八百多年来,一直缺乏系统的整理研究,除了眼科等个别领域外,长期不为中医界所知晓。王明杰教授通过多年的潜心探索,首次对玄府学说进行了深入全面的整理研究,初步构建起系统的玄府学术体系。下面作一简介。

一、玄微之府:无物不有的微观结构单位

"玄府"之名首见于《内经》,原指汗孔而言。刘完素在《素问玄机原病式》中借用"玄府"旧名,提出了一个全新的结构概念:"皮肤之汗孔者,谓泄气液之孔窍也。一名气门,谓泄气之门也;一名腠理者,谓气液出行之腠道纹理也;一名鬼门者,谓幽冥之门也;一名玄府者,谓玄微府也。然玄府者,无物不有,人之脏腑、皮毛、肌肉、筋膜、骨髓、爪牙,至于世之万物,尽皆有之,乃气出入升降之道路门户也。"这里,刘氏将《内经》的"玄府"一词含义加以引申,拓展为

无物不有的一种新结构名称,用以作为气液血脉、营卫精神升降出入的通道。从此,"玄府"便有了广狭两层含义:狭义即本义为汗孔,广义即引申义指"玄微府"。本文以下所论,均指后者而言。据刘氏所述,"玄微府"应是与汗孔相类似的孔窍,故以"门户"为喻;同时,这种"玄府"又是道路,故书中又以"腠理"作解,"谓气液出行之腠道纹理也"。"腠道",亦作"隧道",似更为形象。由此看来,玄府不仅泛指普遍存在于机体中的无数微细孔窍,还包括各个孔窍之间纵横交错的联系渠道。

归纳刘氏的有关论述,玄府具有如下特性:①分布广泛,无物不有。玄府数量众多,遍布人体内外各处,不仅分布于皮毛、肌肉、筋膜,而且存在于脏腑、骨髓、爪牙等,乃至世之万物(应指生物)中。②形态微细,肉眼难见。玄府作为构成气机通道的基本结构单位,应是比汗孔更为细小的孔窍。所谓"玄微府",即言其形态之玄冥幽微,殆非肉眼所能窥见,故又称"鬼神门"。③性能独特,贵开忌阖。玄府以通为用,具有"门户"的开阖属性及"隧道"的通塞属性,贵在开张通畅,最忌郁结闭塞。④功能至全,作用至大。玄府不仅是气机运动和气化活动的基本场所,而且是精血津液与神机运行通达的共同结构基础。气、血、津、液、精、神六者,既同源异流,又殊途同归,最终均须通过"玄府"而发挥作用。故玄府关系着人体生命活动所有基本物质的顺利运行以及生命活动的正常进行,作用至关重要。

河间玄府说是中医学对人体认识上的一次深化。《素问·六微旨大论》说:"升降出入,无器不有。"升降出入是物质运动的形式,"器"是有形象的具体事物。气机通过何种途径在人体实现升降出入,《内经》中缺乏明确论述,后世亦罕有道及者。刘完素以无物不有的玄府作为无处不到的升降出入活动的结构基础,正好填补了这一理论空白。可以认为,这是迄今为止中医学有关人体结构认识最为深入的一个层次。限于历史条件,玄府只能是推理得来的一种假说,不可能真正揭示人体微观结构的本质。但用现代科学的眼光来看,这一假说显然是有其合理内核的,值得进一步研究。

二、玄府闭塞:百病共有的基本病理环节

玄府理论的提出为中医深入认识疾病,分析病变机理建立了一个新的平台。玄府作为遍布机体至微至小的基本结构,举凡外邪的侵袭,七情的失调,饮食劳倦所伤,气血津液失养,都会影响到它的正常通利功能;而玄府一旦失其通畅,又必然导致气、血、津、液、精、神的升降出入障碍。《内经》曰:"出入

废则神机化灭,升降息则气立孤危。"玄府闭塞就是以气血津液阻滞、神机运转不灵为特点的各种病理变化的总称。

刘完素从火热论出发,认为热气怫郁致玄府闭密,是多种疾病的基本病机。《素问玄机原病式》云:"人之眼、耳、鼻、舌、身、意、神识能为用者,皆由升降出入之通利也;有所闭塞者,不能为用也。若目无所见,耳无所闻,鼻不闻臭,舌不知味,筋痿骨痹,齿腐,毛发堕落,皮肤不仁,肠不能渗泄者,悉由热气怫郁,玄府闭密而致气液、血脉、营卫、精神不能升降出入故也。各随郁结微甚,而察病之轻重也。"书中列举了由玄府闭密导致的病症二十余种,几乎涉及临床各科。进一步分析,可以认为不论外感内伤,虚实寒热,均不能脱离玄府闭塞的问题。以外感病而论,外邪伤人,是否发病,即与玄府之通塞密切相关。如玄府不病,则营卫流行,气血畅通,邪气自无容身之处而随即排出体外,反之,则邪气乃得留着为患而导致各种病变。正如《通俗伤寒论》所说:"病变不同,一气之通塞耳。塞则病,通则安。"可见玄府闭塞是各种外邪致病的共同病理基础。至于内伤杂病,虽然以阴阳偏盛偏衰、气血津液耗伤为主,但也与玄府受病密不可分。即以虚证而言,实际上也存在玄府郁闭的病理改变。因为玄府有赖于气血津液的温煦濡养,如某种原因引起气血津液亏损,势必导致玄府失养而衰竭自闭;玄府闭塞则气血运行阻滞,又会进一步加重失养衰弱状况,形成愈虚愈郁、愈郁愈虚的恶性循环。因此,玄府闭塞是多种疾病共同的发病环节,也是恶性病理循环的中介,堪称百病之根,应当列为中医学的基本病机。

玄府闭塞所产生的病变甚多,归纳起来,可分为气病(气失宣通)、水病(津液不布)、血病(血行瘀阻)、精病(精失渗灌)、神病(神无所用)及浊毒(酿生内毒)六类。其中,气机郁遏而生怫热,是玄府闭塞所致的最基本病变,也是刘氏论病力主火热的依据之一;神无所用而不遂其机,则是玄府理论阐发中医病机最有创意的内容所在。《素问玄机原病式》云:"夫血随气运,气血宣行,则其中神自清利,而应机能为用矣……闭壅之则气血行微,而其道不得通利,故劣弱也。若病热极甚则郁结,而气血不能宣通,神无所用,而不遂其机,随其郁结之微甚,有不用之大小焉。是故目郁则不能视色,耳郁则不能听声,鼻郁则不能闻香臭,舌郁则不能知味,至如筋痿骨痹,诸所出不能为用,皆热甚郁结之所致也。"可谓发前人之所未发,对临床治疗富有指导意义。

三、开通玄府:别开生面的临床论治思路

玄府学说为中医临床治疗开创了一种新的思路和方法——开通玄府(简

称开玄）。基于玄府闭塞在各种病变中的普遍意义，如何开通郁闭之玄府，畅达阻滞之气血津液精神，自然成为临床治疗的一个主要目标和基本原则。从玄府学说的角度来看，中医的各种治疗方法，尽管有内外之分，针药之别，手段不同，然而最终目标都应该是开通玄府郁闭，畅达气血津液运行。正如唐笠三所说："古人用针通其外，由外及内，以和气血；用药通其里，由内及外，以和气血。其理一而已矣。"医门八法，或解除导致玄府闭塞的病因，或消除玄府闭塞形成的病理产物，对恢复玄府的畅通都有一定的作用，可以看作是间接开通玄府的治疗方法。但是如果玄府郁结甚，闭塞无法开通，则难以取得效果。这就是所谓的疑难病症。此时，直接针对郁闭的玄府施治就格外重要了。开通玄府的治疗思路为我们攻克疑难病症提供了新的突破口和切入点。

刘完素的卓越贡献不仅在于提出了"玄微府"理论，更在于创立了直接开通玄府的治法。《河间六书》中记载了辛热发散、芳香开窍、辛苦寒药攻下及辛苦寒药微加辛热宣通等开通方法，并列举了附子、干蝎、硫黄、醇酒等开通药物，是对中医治疗学的丰富发展，也是其善治火热病的得力之处。如刘氏创制的防风通圣散，可看作开通玄府的代表方之一。方中既用辛温发散的防风、麻黄、荆芥等，又用辛凉、苦寒宣泄的薄荷、黄芩、滑石等，还配合通降除积的大黄、芒硝，佐以调和气血之味。该方通过解表泻里、清热除湿、散结导滞共达宣通玄府、通行气血之效，而被广泛用于临床多种病证，所谓"有病无病，防风通圣"，即言其用途之广。以一方防治百病，似乎有违辨证论治原则，仔细分析，其实是着眼于开通玄府。能使郁闭的玄府开通，阻滞的气血津液精神通畅，则诸疾自可随之而解。王好古《此事难知》评价说："刘氏用药，务在推陈致新，不使少有怫郁，正造化新新不停之义，医而不知，是无术也。"

河间学术思想对后世产生了深远影响。从张子和的汗吐下三法攻邪赅治百病，朱丹溪的"人身诸病多生于郁"，到叶天士"久病入络"与通络法，我们都不难看到"玄府"的影子。但全面继承玄府学说并在理论上与实际运用上不断探索，有所发展的，却仅有眼科领域。历代眼科医家通过长期努力，在实践中总结出了多种开通玄府明目的治法方药，卓有成效地提高了眼病的治疗水平。近30年来，有关玄府学说的理论研究与探讨日渐增多，不论是认识的深度，还是涉及的领域俱有相当进展，还形成了某些新的学术见解，显示出这一古老理论的生命力。这种针对玄府郁闭病变的治疗措施谓之开通玄府。

王明杰教授指出，开通玄府首先是一种治疗理念与原则，可称为治病之纲领。开通郁闭的治疗思想，中医经典著作中曾有过不少论述。如《素问·至真要大论》提出"疏其血气,令其调达,而致和平"的治疗总则,《金匮要略》中亦强调"导引、吐纳、针灸、膏摩,勿令九窍闭塞"的方法在治疗上的重要性,以期最后达到"五脏元真通畅,人即安和"的目的。刘完素继承并发挥上述经典论述精神,在玄府理论基础上创造性地提出了开通玄府的治疗法则,丰富发展了中医治疗学的内容。

开通玄府又是一种具有很大包容性的治疗大法,可以概括传统的多种治法。它既高出于八法之上,又蕴含于八法之中。开通方法多种多样,临床运用时需要针对玄府郁闭的不同情况,选用不同的开通手段或药物,从而衍生出发散开玄、通下开玄、针刺开玄、艾灸开玄等多种具体治法。开通玄府的药物历来缺乏明确记载。王老通过对《河间六书》及后世医家相关论述,尤其是眼科临床应用实践,首次对开通玄府药物进行了初步整理。按其作用方式,可分为直接开通与间接开通两大类。直接开玄药大多具有走窜发泄宣通之性,包括麝香、冰片、石菖蒲等芳香开窍药,全蝎、蜈蚣、地龙等虫类药,麻黄、细辛、白芷等风药,还有大黄、芒硝、巴豆等泻下药及常山、瓜蒂等涌吐药。间接开玄药主要是通过疏肝理气、活血化瘀、清热泻火、利水渗湿、化痰除湿等药宣通气血津液的运行而间接起到开通玄府的作用。

第二节　治风之品　开玄首选

王明杰教授经过多年来对开通玄府治法方药的研究与实践探索,在其主编的《玄府学说》一书中,总结出了发散开玄、搜剔开玄、香窜开玄、温通开玄、通下开玄、涌吐开玄、理气开玄、利水开玄、豁痰开玄、活血开玄、泄热开玄、补虚开玄等12种常用开玄方法,其中又特别重视发散、搜剔二法,临证常首选风药、虫药开通玄府,认为风药虫药发挥诸多治疗作用的基点,正是在于开通玄府。因此提出"风药开玄""虫药开玄"等创新见解,从玄府理论的新视角认识风药、虫药,进一步揭示了风药、虫药发挥疗效的机理,有助于更好地指导临床运用。

一、风药发散开玄

风药开通玄府之功,为人所共知。不过一般理解是狭义玄府,即皮肤汗孔,实则风药对于全身上下内外之玄府皆有良好的开通作用。王老指出,风药轻灵活泼,上行下达,内透外散,既能开发肤表的毛孔(发汗解表),也能开通四肢百骸、五官九窍、脏腑经络的玄府。相比之下，后者较前者的范围更广，用处更多。观前人对风药性能的论述，似已有所涉及。如《本经疏证》称麻黄"彻上彻下，彻内彻外，故在里则使精血津液流通，在表则使骨节肌肉毛窍不闭"；《神农本草经百种录》称麻黄"能透出皮肤毛孔之外，又能深入积痰凝血之中，凡药力所不能到处，此能无微不至"；《本草正义》称细辛"上达巅顶，通利耳目，旁达百骸，无微不至，内之宣络脉而疏通百节，外之行孔窍而直透肌肤"；《卢氏药物配合阐述》称菊花"轻清之品……引清阳通于天，化浊阴归于地，使气血中之尘氛不留于空窍，而内外之隧道皆畅通矣"等，均可看作是对此类药物开通玄府作用的生动描述。

老师指出，风药辛散、开发、走窜、宣通、鼓动之性，不仅善于开启玄府之郁闭，而且能激发脏腑活力，振奋人体气化，鼓舞气血流通，促进玄府气液畅行、神机运转，治疗各种气液血脉精神郁滞之病。由于风药品种甚多，性能有别，其开通玄府的力量亦各有不同。一般来说，辛温香窜之品力量较强，辛凉平淡之品力量较弱，各药作用部位亦有所不同（如柴胡、细辛长于通目玄府，辛夷、苍耳子长于通鼻玄府等），临证运用宜灵活选用，必要时还需与虫类药、芳香开窍药等配合使用，方可收到良好效果。

二、虫药搜剔开玄

虫类药多具蠕动之性，灵动活泼，攻窜善走，能搜剔脉络玄府内有形无形之邪。张仲景最早将虫类药用于攻逐瘀血，化癥散结。刘完素明确指出干蝎有开发玄府、通泄郁滞之功。此后叶天士对虫类药的搜剔作用作了精辟发挥与应用，"每取虫蚁迅速飞走诸灵，俾飞者升，走者降，血无凝着，气可宣通"（《临证指南医案》）。从此，虫类药被视为临床重要的通络药。当代眼科医家应用虫类药开通玄府治疗疑难眼病取得优良效果。虫药是风药之外老师最常用的一类开玄药，认为其开通力量有过之而无不及。

近现代不少名家均十分重视虫类药的开通作用。如张锡纯论蜈蚣："走窜之力最速，内而脏腑，外而经络，凡气血凝聚之处皆能开之。"（《医学衷中参西录·蜈蚣解》）眼科名家陈达夫临床治疗视神经萎缩常用僵蚕、全蝎、蜈蚣等虫类药开通玄府窍道以发越精气，畅达神光，收效甚捷［中医杂志，1989（2）：6.］，证明此类药物既长于通络，也善于开玄。利用其钻透搜剔之力开通玄府郁闭，《玄府学说》中称之为搜剔开玄。如与风药配合，发散搜剔并举，开通玄府之力更强。

第三节　着眼开通玄府　拓宽风药虫药应用

大量临床实践表明,开通玄府治法为疑难病症的治疗开辟了一条新的途径。二位教授指出,从玄府理论的新视角认识治风之品,有助于我们拓宽视野,扩大思路,更好地发掘其诸多功用,更深刻地领会历代医家从风论治的独特经验,更有效地指导临床用药,促进中医临床治疗水平的进一步提高。

老师认为,从玄府学说的角度来看,风药治疗诸多疾病的卓越功效,正是得益于祛除引起玄府闭塞的各种邪气,使郁结于玄府的各种瘀滞得以消除,恢复玄府的开阖通利、畅达气血津液运行,使阴平阳秘,精神乃治。风药诸多功用的实现,如开郁泻火、畅气调肝、布津润燥等,尤其是与他药配伍增效,均与其开通玄府作用密切相关。如风药的布津润燥,所谓"开腠理,致津液,通气也",实际就是针对玄府闭塞引起津液阻滞而致燥。风药所开之腠理,理解为广义玄府更贴切一些。又如风药增效清热泻火,其中关键正是在于"热气怫郁,玄府闭密",风药开通玄府而解散阳热怫郁,故能有效增强寒凉药物的清泄效果。可以认为,风药对诸多病证能发挥治疗作用的基点便是恢复玄府的畅通。

虫类药因其走窜通达、破血行气、化痰散结、疏逐搜剔之特性,深受广大医者的重视,已成为临床各类疾患,特别是各种顽症痼疾的常用药,用之往往有出人意料之效。但对其作用原理的认识,一般多视为"以毒攻毒",王老认为这是较为肤浅的。这类药物在虫体干燥或炮制过程中,其所含毒性蛋白多已分解变性,发挥治疗作用的主要不是毒性,而是开通郁闭的性能。王老指出,邪毒的产生,多根于玄府的郁闭。欲解邪毒,须开玄府。虫类药治疗各种疑难杂症的机理,主要还是在于"通行十二经络、藏府、膜原、溪谷、关节诸处""化解一切瘀郁壅滞诸疾",故"有攻毒拔毒之功"(《本草汇言·蟾酥》)。从玄府学说的角度认识虫药,其适用范围尚可大为拓展。

根据刘完素的论述,"目无所见,耳无所闻,鼻不闻臭,舌不知味,筋痿骨痹,齿腐,毛发堕落,皮肤不仁,肠不能渗泄"等诸多病症,皆与玄府闭密而致气液、血脉、荣卫、精神不能升降出入相关,治疗皆可使用风药虫药开启玄府孔窍、宣通郁结闭塞而收到良好效果。

如视神经萎缩,属中医青盲内障范畴,多因肝肾精亏致玄府萎闭,使精气不能上达,神光无以发越。若单治以补益肝肾明目,收效往往甚微。王老继承先师陈达夫教授经验,临证常加入风药麻黄、细辛及虫药全蝎、僵蚕等品,以开通玄府、畅达神光,明显提高了治疗效果。

又如重症肌无力,属于中医"痿证"范畴,通常以补中益气汤大补脾胃元气为主,然效果不尽如人意。王老根据玄府理论,认为本病病机不仅是脾胃元气亏虚,更在于玄府郁闭,神机不遂,以致神机失用而导致肌肉痿软无力。故治疗不单要补,更重在通,因而临床注重运用风药透达玄府神机,在补中益气基础上加入麻黄附子细辛汤,取得满意疗效。

近年来,在玄府理论指导下运用风药治疗的疾病,已经从眼病扩展到脑病、心病、肝病、肾病、脾胃病、肺病、鼻病、耳病、皮肤病、脉管病、妇科病等众多领域,显示出玄府理论的卓越临床价值及风药的广阔应用前景。

第四章 治风药物运用心得

二位老师对治风药物的临床运用极为灵活、广泛,遍及内外妇儿五官各科的内伤、外感疾病,远远超出治风范畴。本章以老师相关论著、讲稿及日常讲解为基础,结合编者跟师学习体会加以总结整理,分别介绍老师临床常用风药虫药的运用心得,常用的治风对药与角药,以及有关治风药物配伍组方的独特经验。

第一节 常用风药虫药

一、麻黄

麻黄轻扬上达,辛散温通,为风药之魁,前人称为"发表第一药""治感第一要药",辛温发散透泄之力鲜有出其右者。麻黄开发玄府之功,为人所共知。但玄府不仅指皮肤之毛孔,而且包括遍布人体各处的微细窍道。《神农本草经百种录》云麻黄:"轻扬上达,无气无味,乃气味之最清者,故能透出皮肤毛孔之外,又能深入积痰凝血之中,凡药力所不能到处,此能无微不至,较之气雄力厚者,其力更大。"

老师认为,麻黄不仅走表,而且走里,其开窍启闭、走窜透达之功甚伟,所谓"彻上彻下,彻内彻外""无微不至",可广泛用于头面五官、前后二阴、五脏六腑、四肢百骸之窍道闭塞,疏通气血津液精神之郁滞,治疗诸多内伤杂病,堪称风药开玄之首席代表。本品又被誉为"咳喘圣药",其宣通肺气、平喘止咳之功,无论外感新咳及病势迁延之久咳久喘、虚实寒热均可配伍运用,效如桴鼓。王老灵活运用麻黄于内外障多种眼病的治疗,称之为眼科良药。黄老常以小剂量麻黄与大剂量益气补虚药配合,起到增效助补作用,用于气虚体质的调理,尤其是血压偏低、多寐神疲者效果显著。

长期以来,麻黄因具有较强的发汗作用而被视作虎狼之药,恐其汗多伤阳。老师指出,这里存在不少认识误区,仔细分析人们对麻黄的畏惧,多系与麻黄汤混为一谈所致。实际上,单味麻黄之性并非如此猛烈。药物的发汗作用,涉及配伍、用量、煎法、服法、将息法及治疗对象等多方面因素。正如《本草正义》所云:"不知麻黄发汗,必热服温覆,乃始得汗,不加温覆,并不作汗,此则治验以来,凿凿可据者。"据二位老师对麻黄的多年临床观察,凡不以解表为目的的运用,如止咳平喘、利水消肿、散寒止痛、消痈散结、通窍明目等,包括用治虚喘,由于同他类药物相配伍,且不温覆取汗,常规用量下,一般未见汗出而收到治疗效果。数十年来运用,从未偾事。足见其安全性是比较高的。

当然,麻黄毕竟是攻伐之品,使用需要小心,中病即止,一般不宜久服长服。药理研究表明,麻黄有加快心率、收缩血管、升高血压、促进汗腺分泌及兴奋中枢神经等作用,对于心率快、血压高、易出汗、睡眠差的病人用之宜慎,但并非绝对禁忌。如急性肾炎初起,往往伴有血压升高,黄老按"风水"论治,使用越婢加术汤、麻黄连翘赤小豆汤一类麻黄方剂,观察到患者血压常随水肿消退而逐渐下降。说明此种血压升高仅是病之标,风遏水阻方为病之本,麻黄配合方中诸药,通过祛除风邪、疏通水道,即可消除导致高血压的原因而有助于血压恢复正常。由此可见,中药的使用禁忌,应在辨证论治前提下来认识总结,才符合临床实际,未可一概而论。

二、桂枝

桂枝味辛甘性温,香气特浓,能散能行,并有温阳、助阳、通阳之功。张元素《医学启源》中桂枝被列入"热浮长"一类,现代《中药学》列为解表药,实际作用远不限于表证,其功用的核心为通阳。《本经疏证》概括桂枝功效云:"其用之之道有六:曰和营,曰通阳,曰利水,曰下气,曰行瘀,曰补中。"老师认为,从玄府理论分析,桂枝兼有温通开玄与发散开玄作用,温通阳气、振奋气化,不仅能鼓动心阳、振奋脾阳,而且能激发肾阳,温通全身阳气,畅达周身气血,在诸风药中以通阳畅气、助阳化气为突出特点,发散居次要地位,临床见阳郁不舒、血脉不畅诸病证,无论寒热虚实皆可用之。至于发汗解肌、调和营卫、化气行水、化瘀、止痛、利肝调气等作用,均可认为是以通阳这一核心功效为基础,经配伍后而展开的效用。因此,在治疗冠心病、心律失常、慢性心衰、心脏神经症等病时,常选用桂枝,取其温通经脉、助阳化气行水之效。桂枝通达上下左右,宣通全身气机,强化肺之通调水道、脾之运化水湿、肾之气化、膀胱之开阖,从而使尿量增加或汗出增多,达到"开鬼门、洁净府"之目的,使肿退胀消。慢性心衰病人以心气虚为主,血瘀痰浊、水饮内停为标。用桂枝益心气,通心阳,化饮利水。有助于慢性心衰的治疗,并且桂枝有较好的强心作用。在临床中,心血管疾病多见于中老年人,体弱多虚、阳气不足,桂枝可充其阳。桂枝可上通心肺,下达水道膀胱,既可载阳于上,又可引水趋下,充心之不足,卸心之负担。一味桂枝上通下达,带动全身之阳。阳气一充,血脉得通,经络畅行,疾病可除。

《神农本草经》记载,本品有"宣导百药"之功。即桂枝与诸药配合,具有独特的促进作用。尤其是在滋补中用之,能鼓舞阳气促进生发,改善提高人体功能状况,促进气血运行,又助阴津化生。老师认为,这正是桂枝开通玄府作用的体现,可以作为对桂枝多种运用的注脚。

桂枝虽属辛温,但性情平和,无论有汗无汗、表证里证均宜,广泛应用于内、外、妇、儿、骨伤诸科疾病。临证之时应重视配伍及用量的多寡,是治病取效的关键。桂枝因辛温宣通,有助心阳和温化水饮之功,近年来常用于治疗心功能不全、心绞痛、心肌梗死、遗尿等病,但需注意辨证论治。此外,桂枝具有横通肢节的特点,重用桂枝内服,能扩张毛细血管,促进局部血液循环,有利于病灶吸收或缩小;外敷能增强肌肉被动刺激,可促进瘫痪患者早日恢复。

三、羌活

羌活辛苦温燥、芳香体轻,其辛散可以祛风,苦燥可以化湿,芳香可以悦脾,祛风胜湿、通络止痛之功颇佳,善祛肌腠风湿之邪,解肢体酸痛之苦。吴鹤皋云:"无窍不入,惟风药为能,故凡关节之疾病,非羌活、独活等不能致也。"老师认为,本品是一味作用全面的发散开玄药,随证配伍,对全身上下左右、表里内外玄府郁闭及新久痹痛、各种伤痛,不论有无表证,均可应用。

因其上气之力尤胜,直上顶颠,横行支臂,尽其搜风通痹之职,对恢复肢体偏瘫,尤其是上肢的功能有重要作用,是治疗头、项、脊背、上肢疼痛及关节风湿痹痛之要药,也是风寒湿痹通用之品;其辛温通达之力,可流利气血,开玄府窍道,祛血中之风,行滞达郁,并入足太阳膀胱透颅络脑、引诸药直达病所,而善治头面五官之疾,如目疾、鼻渊、耳鸣、脑涨及脱发等;其轻清芳香之性,又可条达肝气,升举脾胃清阳之气,阳升湿化,木畅土舒则脾土健旺,痰化湿除,可广泛用于湿困中焦、气滞肝脾等脾胃内伤之疾,以及泄泻、带下、脱肛等清阳下陷之病。此外,用以鼓舞肾阳,宣提督脉阳气,兴阳道,利精关,治疗阳痿、痛经等证,效验殊多。

羌活虽属辛温之品,如与寒凉药相伍,亦可用于热证。古有泻青丸,配合山栀、龙胆草等治疗目赤肿痛、烦躁易怒等肝经郁火之证;现代有羌蓝汤、羌蒡蒲薄汤,配合板蓝根、蒲公英等清热之品,用于发热、咽痛之风热感冒,具有较好的退热止痛功效。

羌活在诸风药中发散之力较强,虽次于麻黄,却有良好的燥湿与止痛作用,故用于风寒夹湿及兼有头身疼痛者甚为相宜,代表方如九味羌活汤、羌活胜湿汤均用作君药。金元以来,一些畏惧麻黄的医者往往喜用羌活。老师认为二者各有其特点,如羌活长于除湿,而麻黄长于宣肺;羌活长于止痛,而麻黄长于止咳平喘。二者不能互相取代,但可配合使用,如八味大发散、乌附麻辛桂羌草汤等。

四、防风

防风辛甘微温,气味俱轻,性质缓和,微温而不燥,为风药中之润剂;甘缓而不峻,与荆芥同为辛平发散之品,《本草汇言》称防风"甘温辛发,濡润和畅,匀而平之,无过不及"。《施今墨对药临床经验集》指出"若属外感证,用麻桂嫌热、嫌猛;用银翘嫌寒时,荆防用之最宜",老师认为其说十分贴切。

防风升浮辛散,上行头目,周行肌表,行窜全身,善祛风邪,其发汗之功虽不如麻桂,但祛风之力却较著,乃治风通用之品。经适当配伍,全身上下内外、五脏六腑、气血津液、五官九窍诸风邪皆可祛之,上清头面七窍,内除骨节疼痹,外解四肢挛急,功用甚多。

本品具有良好的"双向调节"作用:既能散,又能收;既可升,又可降;既能疗寒,又可疗热;既散外风,又息内风;既能活血,又能止血;既能胜湿,又能润燥;既能祛邪,又能扶正。临床应用非常灵活,经不同配伍之后能体现出疏散风寒、发越郁火、祛风胜湿、辛开润燥、升清止泻、降浊通便、升阳举陷、固表止汗等多种功效,故前人誉为"治风之仙药"。

防风又为风药中之补剂,味甘质润、辛散流动,在气血津液、阴阳不足的诸虚劳损病证治疗中,与补益阴阳药同用,可振奋、鼓舞阳气,助阳化气,促进气血津液生发、运行,而起到增强补益作用的效果,可以认为具有一定的补益作用。玉屏风散中以防风配合黄芪、白术固表止汗的机理,有多种多样的解释,老师认为主要还是在于增效助补。该方配伍巧妙,寓通于补,增强体质,善御风邪,应用于治疗变态反应疾病效果颇佳。老师常用玉屏风散合苍耳子散治过敏性鼻炎、合消风散治慢性荨麻疹、合生脉散调治易感冒虚体,防风均为方中要药。老师治疗泄泻,也常用防风,外感风邪者荆防败毒散,肝脾不和者痛泻要方,脾胃虚弱者,于参苓白术散中加入防风、葛根升提,收效更佳。

五、荆芥

荆芥体轻升浮,轻扬发散,辛而不烈,微温而不燥,性较和平,以辛散疏风为擅长,善除表里内外、在气在血诸风邪,为风药中之轻剂。

本品既能发散祛风而解表邪,风寒风热皆可配伍而用,为通治风邪入侵外感之良药;又能疏风利窍,上行于头面空窍而有清头目利咽喉之功,凡风邪上犯头目诸窍,而致头目眩晕、诸窍闭塞、耳目不清等证,无问其属风寒或风热,也无问其有无寒热身楚等全身症状,皆可用此以除风邪,风邪去则头目清,诸窍清利。

荆芥味辛走气、行气而能和血、通血、理血,既入气分宣郁,又能入血分搜血络中风邪,祛皮里膜外及血中之风,为产后血虚发痉、肠风便血、瘾疹、风疹常用之品。对疮疡初起可宣散热毒,无论热郁轻重,均可疏调开郁、破结解毒,故也为疮家圣药,荆防败毒散以之为君。

其气芳香升散,而能解郁散结、疏调营卫、升和醒中,借助良好的开郁散结作用,在大剂活血化瘀药中配用,可引药力走表以奏软坚散结之功,治疗皮肤表层的硬结肿块;可散结下瘀、畅达肝气、通经络、透肌肤、行气血、促进血液循环而用治肿瘤。

六、细辛

细辛枝叶纤细轻柔,但性味却芳香辛烈,具有较强的温经散寒功效,而解表发汗之力却稍弱,故于解表剂中常为辅佐,而在诸寒证、痛证治疗中却能担重任。特别是本品善于鼓动阳气,攻逐寒邪,能温散表里上下、脏腑经络之寒邪,宣散寒结,通行气血。《本草经疏》称细辛:"风药也。风性升,升则上行,辛则横走,温则发散,故主咳逆,头痛脑动,百节拘挛,风湿痹痛,死肌。盖痹及死肌,皆是感地之湿气,或兼风寒所成,风能除湿,温能散寒,辛能开窍,故疗如上诸风寒湿疾也。"临床凡见由阴寒凝结引起的气血瘀阻,经脉不通,疼痛牵掣,或阳气不通、不振之证;伏邪冷饮,痰液顽结存于肌肤、腠理,或凝固局部,或凝结脏腑,或成癥瘕积聚之证等,本品均大有用武之地。经方麻黄附子细辛汤、大黄附子汤中均用有细辛,在方中起到重要作用。

细辛以气为治,味辛香窜,能上疏头目,下通肾气,上下内外,善走窜周身,开通玄府窍道,引药以入其病所。如配桂枝、麻黄能走表通阳,温经散寒开汗窍;配干姜、五味子能走里温化,平喘止咳宣肺窍;配桂枝、干姜、人参、附子能振奋心阳,升压复脉开心窍;配白芷、苍耳子、辛夷能散寒化饮开鼻窍;配石菖蒲、胆南星、当归、赤芍等宣通气血,醒脑开郁通脑窍;配麻黄、附子、黄芪、防己、白术等益气行水通下窍;等等。凡五官九窍,脏腑经脉不通不畅,细辛均可与他药配伍开而通之,散而行之,愈疾甚速。

细辛若以散剂入药,其用量以不超过3g为度;若入汤剂,用量可增大,但其幅度还当根据所治病证的不同而作区别,一般以5~6g为宜;用于温肺化饮、散寒镇痛,可增至9~10g。但应注意,随着剂量的递增,煎煮时间亦应相应延长。二位老师应用本品数十年,均未出现过中毒现象。鉴于近年来屡有细辛肾毒性的报道,为安全起见,对其使用时间不宜过长,中病即止。

七、白芷

白芷在诸风药中以芳香走窜见长,既能走肌表窍道,也能入气分血分,《本草汇言》谓:"白芷,上行头目,下抵肠胃,中达肢体,遍通肌肤以至毛窍,而利泄邪气。如头风头痛,目眩目昏;如四肢麻痛,脚弱痿痹;如疮溃糜烂,排脓长肉;如两目作胀,痛痒赤涩;如女人血闭,阴肿漏带;如小儿痘疮,行浆作痒,白芷皆能治之。"白芷能发挥解表除湿、通窍止痛、活血止血、消肿排脓、拔毒抗癌等诸多功效,广泛应用于各科临床。

老师认为其通窍之功,可作为芳香开窍药使用(如在通窍活血汤中联合细辛代麝香);其止痛功效尤强,适用于全身内外多种疼痛证。不仅风寒疼痛、瘀血疼痛适用,通过适当配伍,里热疼痛、气虚疼痛、血虚疼痛、阴虚疼痛亦可使用,疗效肯定。

本品辛香温燥,诸家本草及中药学均提出"阴虚血热者忌用",唯有徐大椿称"其质又极滑润,能和利血脉而不枯耗,用之则有利无害者也"。孰是孰非,理应由临床进行检验。据老师数十年来的用药体会,在适当配伍条件下,不论阴虚,还是血热,均不是白芷禁区。所谓阴虚血热者忌,当是指单用而言,复方不在此例。如治急慢性荨麻疹、痤疮、银屑病等,均常以少量白芷配入清热凉血方中使用。

八、紫苏

紫苏辛温气香,辛能透外,温能暖中,擅长发散表寒、温中行气、和胃止呕。其特点是既能散风寒,又能理气,为感受风寒兼有胃肠症状者之良药,常用于胸闷、呕吐、胃脘不适的风寒感冒、急慢性胃肠炎、妊娠呕吐等病证。《本草汇言》:"紫苏,散寒气,清肺气,宽中气,安胎气,下结气,化痰气,乃治气之神药也。"借其辛温芳香之力,紫苏尚有祛暑化湿、安胎、芳香辟秽、开窍醒脑之功,并善解鱼蟹、虫蛇、痈疮之毒,可用于治疗暑湿、气滞胎动、湿疹、疱疹、鱼蟹中毒、食物过敏等病证。

《本草纲目》指出紫苏"其味辛,入气分,其色紫,入血分""和血、散血"。表明紫苏不只为气药,亦入血分,理气活血,温通血脉,既能行气以活血,又能疏肝藏血,益脾统血,使气顺脉通,血自归经,故善治吐血、衄血、下血等出血证。研究发现紫苏具有收缩血管,促进血小板血栓形成,促凝血的止血药理作用,为紫苏的止血作用提供了科学依据,可谓风药止血之代表。黄老经验方肾舒胶囊以紫苏叶与蜈蚣、水蛭等相伍,治疗各种肾性蛋白尿效果显著。

九、薄荷

薄荷芳香浓郁,清凉袭人,功擅疏表散邪、开发腠理、通利孔窍,其宣散风邪之功甚著。本品药性,历来记载不一。明代以前,多为性温;清代之后,常称性凉;还有一些谓其"体温而用凉",或"少用则凉,多用则热"。现代归入辛凉解表药或发散风热药中,名列榜首。王老认为,其实对薄荷而言,药性之温凉并不重要,关键是以香窜辛散见长,其发汗力量胜过不少辛温之品。临床常用于感冒、麻疹初起,或风邪外束肌表疹发不畅者,不论风寒、风热,灵活配伍组方,皆能大有作为。

同时,薄荷以其"气香而利窍",兼有发散开玄与香窜开玄之功,在头面五官的应用也较为广泛,成为眼耳鼻喉及口齿疾患常用之品。还因其芳香化湿、疏肝解郁、宽中理气等作用,而广用于多种内伤杂病的治疗。近年临床研究发现,本品在内科、外科的应用领域逐渐增多,利用其宣散之性,"破血""通利""开郁散气"之功,助活血化瘀药畅通血脉,助利水消肿药通调水道,助疏肝理气药解肝气郁结诸证等。拓宽思路,努力探索,薄荷的应用领域可望大为增加。

十、川芎

川芎味辛气温,最早归入风药,后来列为血药。在诸风药中以活血著称,在诸血药中以祛风见长。实则祛风活血,两擅其长。其辛香走窜之性,可上行头目,下入血海,发挥行气滞、破瘀血、通血脉、止疼痛之功,前人称为血中之气药、妇科之要药。《本草正》:"川芎,其性善散,又走肝经,气中之血药也。……故能散风寒,治头痛,破瘀蓄,通血脉,解结气,逐疼痛,排脓消肿,逐血通经。"善治临床各科的气滞血瘀及一切痛证,如心痛胸痹、胸胁疼痛、腰痛腿痛、关节痹痛、癥瘕积聚、妇女经闭、经痛、月经不调、疮疡肿痛、跌打损伤、慢性水肿、泄泻等,均可配伍应用。

川芎能上达颠顶,祛风通络,具有优良的止痛作用,被历代医家誉为"头痛圣药",对风寒、风热、肝火、痰浊、瘀血、血虚等引起的各种头痛,皆可经适当配伍用之,桴鼓相应。不仅如此,其畅利血气,散瘀行滞之功,能消除气血壅滞及脏腑所积。在补血方中配用,能畅达气血,使补而不滞;在甘寒养阴方中配用,能温散活跃气血,避免寒凉滋腻之弊;与黄芪等升阳益气方药配伍,能助补气活血、引血上行,用治清阳不达,气血衰弱,血瘀内滞,脑络失养之老年高血压、脑动脉硬化、脑血管意外、老年痴呆等病证,常收事半功倍之效。

此外,川芎畅通血气、开启玄府枢纽之能,又可作为引经药。在治疗头面五官及脑病等诸多疾病中,以川芎配辛夷治鼻炎,配磁石治耳鸣,以及配石菖蒲、灵芝治智力障碍等。川芎治顽固性头痛常需重用,清代陈士铎《辨证录》散偏汤中用至30g,但作引经用时量不宜多,一般4~6g即可。

十一、葛根

葛根辛甘性凉,具发散升提之性,因善透解肌表之邪、解除郁闭之热而归为解表药。与其他风药的辛散温燥不同,葛根独具甘凉辛润之力。《本经》称能"起阴气",清末医家唐宗海则谓:"葛根其藤最长,其根入土最深,吸引土下黄泉之水气,以上于藤,有如太阳经引膀胱水中之阳气,以上达于经脉也。"老师以为,葛根既能甘润生津,也能升发清阳,使阳升阴起;还能辛散开通玄府,使水道畅通。如此津随气注,液随气行,津润液活,达生津转液润血之妙。故临床应用甚广,尤其是消渴病,无论虚实、津伤津闭,皆可随证加减用之。

葛根气味俱薄,清轻上行,主入脾胃之经,通过对胃阳的鼓动,助脾气之升清,上达胸中头面,升清降浊,升阳止泻。临床常取其鼓舞阳气、升提托举之功,用于治疗内脏下垂、脾虚泄泻等证;升宣通窍用治头面五官诸窍不通,升清降浊用于治疗尿路结石、淋浊带下、湿热下痢,升清固摄用于治疗久泻、遗精、遗尿、尿频等,皆收到良好效果。

葛根味辛甘,辛则能散、能行,既可解表,又可通里,在外能舒筋活络,在内又能通行血气;甘则和血缓急,舒筋解痉,应用于多种痉挛性、抽动性疾病,以及颈椎病、腰肌劳损、扭伤、骨质增生等病证所致的经脉拘急,头项、肩背、关节之疼痛,常获佳效。葛根活血不伤血,生新不留瘀,可为活血除瘀之佳品。研究发现葛根能解除血管痉挛,扩张血管,祛除瘀滞,改善血液循环,故常用于治疗项背强痛、冠心病、心绞痛、高血压、期前收缩、脑血栓、偏头痛、眩晕、突发性耳聋、眼底病、糖尿病和跌打损伤等病症。二位老师治疗后循环缺血及颈椎病,均以本品作为主药重用,效果优良。近年来,葛根提取物在治疗心脑血管疾病中广泛运用,表明葛根具有广阔的运用前景。

葛根具有毒性低、安全范围广、药源丰富、价格低廉的优点。其气轻浮,用药剂量宜偏重。老师经验,每日剂量一般应在15~30g,颈椎病常用45g以上,剂量轻少则效果不显。

十二、柴胡

柴胡性微寒,辛散苦泄,历来受众多医家青睐,迄今以善用柴胡名世的医家比比皆是,可谓临床运用最为广泛的一味风药。其性轻扬宣透、疏达,有较佳的疏散邪气、疏解泄热之功,凡外感发热(不论风寒、风热)、内伤发热(不论虚热、实热)均可伍用。既解表热,又清里热,尤善疏散少阳半表半里之往来寒热;既退实热,又退虚热,更能退虚实夹杂之阴火郁热。王老治疗内伤发热病,也常重用柴胡,认为比银柴胡作用更强。如用柴胡、青蒿配伍黄芩、生地、丹皮、地骨皮、栀子等治疗更年期综合征潮热汗出,每获佳效。

柴胡体质轻清,气味俱薄,禀春升之性而以气胜;以升散为主,而兼有沉降之性。上能散郁火,中能散郁结,下能通肠胃,长于疏达肝、胆、胃、肠、三焦之气机。能使清阳敷布,中气得振,而引之升达于上。凡脾虚清阳下陷、中气不升、上气不足者,久病体虚、内脏下垂、崩漏下血、气虚发热、久泻久利者,皆可以少许引导之,借其升发之性,鼓动清阳,提其下陷,以助脾土之转输。又具条达肝气、疏肝解郁之功,为肝胆病证的必用之品。并可宣畅气血,善升肝胆之清阳,是治疗妇女月经不调之要药。此外,柴胡疏通气机,可助运肠胃,舒畅胃肠气机,大凡肝络不疏,阳气不宣,气机郁滞不畅,脘腹胀满而不大便者,大剂量柴胡常获佳效。

老师认为柴胡功用众多的原因,在于其独特的开郁畅气作用。无论表里、上下、气血,凡有气机郁滞之处皆可开发畅达。通过调畅气机,继而调节血之运行,调节津液之布散,调节精的疏泄,尤能调节少阳少阴枢机、通治三阴三阳之病。有报道,在现代药理研究成果中,柴胡的作用部位几乎遍布人体所有系统,具有多器官的综合作用,故其主治病位广泛,可广泛运用于内外各科病症的治疗。

值得注意的是,柴胡的用药剂量不同,功效发挥方向有所侧重。若用于引经或升提阳气则剂量宜小,一般为 3~6g,畅气而不耗气;若用于疏肝理气则剂量中等,为 9~15g,醋炒并常配伍养肝柔肝之品;若用于散邪解热则生用且剂量宜大,20g 以上方能取效。

十三、升麻

升麻味辛微甘,性微寒,升散之中更能清解,在风药中以"升举"著称,而以"清解"为其特色,可称为风药中的解毒药。《本草汇言》称其"风可散,寒可驱,热可清,疮疹可解,下陷可举,内伏可托,诸毒可拔",可谓对本品功用的精辟概括。临床运用中通过与不同药物配伍以及用量的变化,发挥其不同的功效。

升麻之升提作用,金元时期张元素最先提出,随后经李东垣进一步发挥而在临床得到了广泛的运用。至清代,温病学家普遍畏惧升麻升阳助热伤阴,《温病条辨》将其列为太阴温病禁药。现代对此多有异议,并有学者进而对升麻"升举清阳"的功能提出质疑,甚至予以否定。孰是孰非,应从实践验证。老师认为,升麻作为风药,升发之性毋庸置疑。不过所谓"升提举陷",无非是借其轻扬升浮之性,助脾气上行,使清阳之气上升,而有助于下陷阳气的升提及下垂脏器的复位。临床运用时必须与人参、黄芪等相伍,实际上是起增效益气升阳的作用。正如《本草新编》云:"升麻,必须同气血药共用,可佐使而亦不可以为君臣。"单味升麻升提功效并不明显,不应因其名称带"升"而过分解读。

升麻之清热解毒作用,早在《神农本草经》中已有明确记载。此后,从张仲景、孙思邈一直到宋元明清,均有诸多应用。在临床上,升麻对温毒、火毒、疫毒和误食某些药物或食物引起的中毒等中医辨证时可以定性为"毒"的情况,均可收到不同程度的疗效。由于升麻既能解毒清热,又能升浮走上,故头面五官的火热病证,如急喉痹、鼻渊、口舌生疮、目赤肿痛等颇为常用。同时升麻善于透散,故对深伏于体内的一些毒邪,具有透邪外出的作用,如《金匮》以升麻鳖甲汤治阴阳毒,现代临床常用于慢性肝炎、肾炎、梅毒、带状疱疹后遗症、红斑狼疮、过敏性紫癜等疑难病症。对于外邪内陷,而正气亏损无力驱邪外出,升麻可和扶正药物配伍,发挥托里透毒之功。总之,升麻既清且散,故对于热而兼郁,尤为相宜。

升麻用于升举清阳时,剂量一般宜轻,如 3~6g;发挥解毒清热功效时,剂量一般较大,多为 15~30g。

十四、天麻

天麻,味辛、苦,气平,无毒。入肺、脾、肝、胆、心经。《本草纲目》称:"天麻乃定风草,故为治风之神药。"质润多液,能养血息风,《中药学》列入平肝息风药中,既能息风止痉,又可祛风通络。老师指出,外风内风可分不可分,祛风息风更是难解难分,观天麻之性能功效便可领悟。如《本经疏证》云:"天麻为物,根则抽苗直上,有自内达外之理;苗则结子下归,有自表入里之象。即其有风不动,无风自摇,乃畅其风之郁而不使滥,静镇其风之变而不使群动。畅风郁,乃自内达外之功;镇风变,乃自表入里之效。就其一往一来而已,能使静作动,返动为静。"

天麻治头晕头痛之功家喻户晓。用于眩晕头痛,不论风阳上扰,还是风痰阻络,内外之风皆宜。古今名方半夏白术天麻汤、天麻钩藤饮及中成药天舒胶囊(天麻、川芎)中均用作主药,王老天虫定眩饮与七味追风散中亦委以重任。其药性平和,功用甚多,诚为治风之良药。

药理研究表明,天麻有确切的镇静、抗惊厥、镇痛及一定的降压、降脂作用,还有增强机体免疫功能与提高学习记忆能力,延缓衰老作用,因此应用范围甚广。但其本身并无补益作用,作为一味常用而较名贵的中药,用于养生保健方面,应当注意适用人群与合理配伍。

十五、威灵仙

威灵仙味辛发散,性温通利,有风药中"仙药"之称,功用甚多。《本草经疏》称其"主诸风,而为风药之宣导善走者也"。其性走而不守,无处不到,老师用作风药开玄之要药,畅通经络玄府之气血流行。其宣疏通导作用,使瘀者能开,郁者能疏,壅者能通。并可作为向导,引导他药入五脏六腑、四肢百骸,使其充分发挥疗效。故临床广泛用于内、外、骨伤、妇、儿、五官等科众多疾病。

本品长于走肌表,祛在表之风湿;通经络,行十二经气血止痹痛,为治疗风湿痹痛之要药。凡肢体麻木、筋脉拘挛、屈伸不利之风湿痹痛,无论全身上下各部,皆可辨证加入,内服外用皆可。

威灵仙以走窜之性,宣通十二经络,具有独特的解痉功效,现代药理研究证实其有缓解平滑肌痉挛作用。一身上下内外,凡见肌肉痉挛病症均可运用。民间用来消鱼刺,是因鱼刺鲠喉后,咽部和食管上段会出现局部挛缩,威灵仙可使局部松弛,或有助于鱼刺的排除。老师据此发挥,一是用来治梅核气,在半夏厚朴汤基础上加用威灵仙,缓解环咽肌的痉挛;二是用来消骨刺,配合土鳖虫等治疗某些部位的骨质增生,有缓急止痛之效;三是用于面肌痉挛、颞颌关节综合征等风症,以祛风解痉。此外,还用于尿路结石,借以缓解输尿管平滑肌痉挛而促进排石。由黄老经验方研制的医院制剂复方灵仙通络胶囊,以本品配合蜈蚣、全蝎等通络开玄,对于多种顽固性疼痛均有良效。

威灵仙常用剂量一般在6~10g,但对于顽症难症,则需加重剂量方可显效。但本品毕竟为攻伐耗散之品,体虚者宜配伍补益药使用。

十六、蝉蜕

蝉蜕味辛甘,性寒,体轻性浮,其类为皮,能入肺经而开宣肺气,透达肺窍,有疏散风热、透发麻疹之功,为治疗风热外感、温病初起、瘾疹、皮肤瘙痒之要药,对发热、咽痛咽痒尤为常用。蝉蜕其质轻扬,善行、善钻,入肝经而善于祛风、定惊解痉,无论寒热虚实,凡有风的见证,皆可使用。《药鉴》载:"蝉蜕气寒,味甘咸,无毒。主治小儿惊痫夜啼,大人眼目赤肿。同荆芥能除风热,入僵蚕又却风痰。用于发散药中,能清肌表之热;用于解毒药中,能除脏腑之火。痈疽外肿者,同麻黄以散之;痘疮未实者,同麻黄以疏之。"虽为轻清之品,亦可用治大证,研究也表明蝉蜕有抗惊厥及镇静、镇惊作用,但是用量宜重。老师经验,本品体轻,一般应用3~6g即可,如用于痉病,则需10g以上效果方著。

现代药理研究证实,蝉蜕有抗过敏作用。老师常用于多种过敏性疾病的治疗,如王老以本品配合苍耳子散、玉屏风散治疗过敏性鼻炎,配合消风散治疗急慢性荨麻疹,配合麻黄连翘赤小豆汤治疗春季卡他性结膜炎,黄老以本品与僵蚕配合犀角地黄汤治疗过敏性紫癜及紫癜性肾炎,均有良好效果。

十七、僵蚕

僵蚕,又名天虫,味咸、辛,性平,气味俱薄,能升能降。升则可入肺,宣降肺气,疏风涤痰,止咳平喘;降则可入肝,平肝息风,化痰散结。本品为蚕之病风者,用以治风,取其同气相感,且有搜风剔络之效,既可开在表之玄府,以行其祛风之力,又可开在内之玄府,以疏通津液而治疗结痰。本品得清化之气,故僵而不腐。《景岳全书》谓其"轻浮而升,阳中有阴,故能散风痰,去头风"。既能清宣肺气,疏散风热,又能镇静解痉,化痰散结,对风热痰火引起喉痹肿痛,风热咳喘,痰核瘰疬,功效尤捷。《本草汇言》云:"凡诸风、痰、气火、风毒、热毒、浊逆结滞不清之病,投之无有不应,盖假其风气相感而用之也。"由此可见,僵蚕开玄散结之力可达表里,效用极广。僵蚕与蝉蜕配合为主药的升降散是二老临床常用之方。王老经验方天虫定眩饮中亦用作主药,多年来用于后循环缺血及颈椎病所致眩晕治疗,效果显著。

历代本草及现代中药文献多认为僵蚕无毒,二位老师临床应用数十年也未见到患者出现毒副反应,但近年不断有僵蚕中毒之报道,值得认真对待。原因可能与饮片质量(劣质、变质或炮制不当)与用法用量有关。据药理研究,僵蚕含草酸铵、特异神经毒素、白僵菌素、蛋白质等,容易导致神经毒性和过敏反应。从用药安全考虑,僵蚕应炮制后入药,留心药品质量,讲究用法用量,注意不良反应。提倡水煎,每剂用量不超过10g。入丸散剂宜慎,必要时严格控制剂量,一日量1~2g为宜。

十八、地龙

地龙味咸性寒,其性下行,能祛热邪,除大热,解火郁,为清热祛风,凉血活络佳品。具有清热定惊、平喘、利尿的功效,主治高热、神昏、惊痫抽搐、关节痹痛、肺热喘咳、尿少水肿、高血压等,还有祛风通络、通痹止痛作用,用治风湿痹痛,无论寒证热证均宜。清·王清任《医林改错》将地龙用于中风之气虚血瘀证,创补阳还五汤,其中地龙以走窜搜剔之功,周行全身,以达药力,为后世树立了补气活血通络的典范。

地龙以其钻透之性,沉降入里,善开结构细微、深藏内闭之玄府,用之于半身不遂,风中经络,气血瘀闭,水液不调等证,其功不如羌活、麻黄之类峻烈迅疾,而是以其蠕动之性,于浑然之中细细得解。时人用地龙,多取其息风止痉、清热豁痰之功。温病邪热内盛,充斥三焦表里,每致孔窍郁闭,脏腑失调;肾风脚气,多有经络气血流注不畅。均可用地龙入络通经,开通玄府,调畅气血流行的路径,同时也可给邪气以出路。

老师认为,地龙在虫药中是一味药性平和,攻补兼备,作用全面,功效显著,价格适中,应用广泛的佳品。无毒,鲜用、炙用皆可,水煎、丸散均宜,内服、外敷两用。中药学列入平肝息风药中,其息风止痉之力不如蜈蚣、全蝎,而强于僵蚕、蝉蜕。活血化瘀作用甚强,仅次于水蛭,胜过土鳖虫及诸多植物药。现代药理研究发现地龙含有多种活性成分,其中蚯蚓含蚓激酶,对心血管疾病有较好的治疗效果。蚓激酶不仅能激活纤维蛋白溶解酶而溶解血栓,更可直接溶解纤维蛋白。临床治疗血栓病有效率在80%以上,蚓激酶还有降低血液黏度、抑制血小板凝集、抗凝血、促进血流通畅等作用,对中风后遗症、动脉硬化、高血压和高黏血症等有治疗作用。老师临床常用地龙治疗高血压、冠心病、肢体麻木、关节麻痹,以及神经系统疾病诸如脑血栓、中风、脑梗死等引起的脑损伤治疗。

此外,地龙含有丰富的蛋白质、氨基酸及多种微量元素,具有一定的补益作用,王老用于阳痿及男性不育症的治疗,效果甚佳。

十九、全蝎

全蝎色青、褐、黑,味辛、甘,性平,主入肝经,善攻逐走窜,通经达络,搜剔疏利,"走而不守,息内外表里之风",既具有祛风、息风、止痛、散结之功,又具有引诸药直达皮部及浮络、孙络的作用。王老列为搜剔开玄之代表药,认为能入细络搜剔,以开极细微之玄府,临床应用范围较广,玄府郁闭无论新久都可辨证选用。新者如口眼㖞斜、小儿急惊风等,久病者如痹证、中风日久者,均以其走窜通利经络玄府,恢复气血运行。

全蝎开玄府的作用也常常用于五官疾病、皮肤疾病、消渴、冠心病等多种疾病。如刘完素以其治耳聋,是因耳聋多为"听户玄府闭绝",故"开发玄府,而令耳中郁滞通泄"则愈。陈达夫先生也认为"神败精亏,真元不足,无以上供目用,以致目中玄府衰竭自闭,郁遏光明"而致目视不明,故以其开眼玄府而治之。王老在此基础上从实践中总结出全蝎通窍明目之功,用以治疗视神经炎、视神经萎缩、老年性黄斑变性、青光眼、视疲劳及麻痹性斜视等多种眼病。凡此沉疴,非全蝎攻冲走窜而难以迅速开通玄府之闭塞。

全蝎善于镇痛,与蜈蚣相伍力量更强。黄老复方灵仙通络止痛胶囊以之作为主药,用治多种急慢性疼痛,效佳。王老治疗冠心病心绞痛之羌鳖开痹汤,治疗三叉神经痛之七味追风散,治疗脑外伤头痛之追风逐瘀醒脑汤等,均依仗全蝎。全蝎息风止痉之力亦胜过他药,与蜈蚣相当,二味合用即名方止痉散。

本品作用强而性平和,临床使用机会甚多。历代中药文献及《药典》均认为全蝎有毒,不可率用、多用、久用,但据二老数十年临床观察,尚未见服用本品出现毒副反应的病例(其中不少病例常年服用含全蝎丸剂)。全蝎有效成分难溶于水,研末吞服较入煎剂效果显著,用量亦可减半(成人量每日 2~3g,分2~3 次,每次 1g)。老师常在丸散剂中使用,携带、服用方便,且有助于减轻患者对虫类的畏惧心理。

二十、蜈蚣

蜈蚣辛温,有毒,归肝经。《医学衷中参西录》谓蜈蚣:“走窜之力最速,内而脏腑,外而经络,凡气血凝聚之处皆能开之。性有微毒,而转善解毒,凡一切疮疡诸毒皆能消之。其性尤善搜风,内治肝风萌动,癫痫眩晕,抽掣瘛疭,小儿脐风;外治经络中风,口眼歪斜,手足麻木。”本品息风止痉、解毒散结及通络止痛功效强,应用甚广。二位老师常用于脑外伤、中风后遗症、痉病、颤症、面神经麻痹、肾性蛋白尿、慢性肾衰竭、麻痹性斜视、青光眼、视神经萎缩及偏头痛、三叉神经痛、颈肩腰腿痛、带状疱疹后遗神经痛等顽固性疼痛的治疗。

蜈蚣所至,或表或里,或气或血,于常见虫类药物中,最为迅猛。其开通之力甚强,尤以开玄解毒著称,通常谓之以毒攻毒。现代研究认为,药材蜈蚣经过开水烫和干燥加工,鲜体中所含的毒蛋白酶已经部分或全部失活。毒理试验通过对蜈蚣所含毒性成分的研究,表明长期以来对蜈蚣有毒性而用药量极低存在误解。也就是说,蜈蚣发挥治疗作用的成分,并不是其毒性。《金匮要略心典》云“毒者,邪气蕴结不解之谓”,蜈蚣的攻毒散结功用,应是其“凡气血凝聚之处皆能开之”的搜剔之力。从玄府学说认识,即是开通玄府郁闭,畅达气血津液运行的排毒作用。

恽铁樵曾指出蜈蚣与全蝎之异同说:“此数种虫药之中,亦有等级,蜈蚣最猛,全蝎最平。有用全蝎、蝎尾不能制止之风,用蜈蚣则无有不制止者,然亦有宜有不宜。”认为全蝎以定惊止痉见长,蜈蚣则以解毒开郁为著。老师经验,二者同为搜剔开玄要药,且常相须为用,不过全蝎较为平和,蜈蚣较为峻猛,使用时需注意配伍及个别患者可能发生的过敏反应。

国医大师朱良春先生用蜈蚣粉内服治骨结核,两周后首先觉饮食增加,面色转红,其损坏组织部分新生肉芽增生,续服之,体重精神均增长,认为蜈蚣能促进人体的新陈代谢。二位老师也观察到蜈蚣攻中有补,具有一定的强壮作用,用于阳痿、肾衰、骨蚀等病的治疗,效果甚佳。

蜈蚣入药以丸散剂为宜,亦可作药酒,均不必去头足。少数出现皮肤过敏者,可微火焙黄后再使用。

第二节　常用治风对药与角药

中药配伍是在辨证的基础上,从病情的需要出发,根据药物的七情等关系配伍组织成方的一种学问,它包含着医者学术的传承和临床经验的积累,其内容十分丰富,值得认真学习研究。对药,亦称药对,指两种药物的组合,成双成对,相须增效。角药,指三种药物组合,互为犄角,协同作战。二位老师临证善用对药、角药组方,根据证情灵活选用,形成了非常清晰而易遵循的临床路径。下面介绍老师临床常用的部分治风对药与角药。

一、麻黄—桂枝

麻黄辛温发散,走窜透达,由表及里,肌腠孔窍无微不至,为开窍启闭、走窜透达之要药。桂枝味辛甘,性温,香气特浓,具有良好的温通阳气、振奋气化及宣导百药作用。二药相伍,辛散温通开玄之力倍增。仲景麻黄汤、葛根汤、小青龙汤、大青龙汤、桂枝去芍加麻辛附子汤等方中均有应用。

二位教授常用该药对治疗多种玄府闭郁之证,临床应用范围可归纳为以下几个方面:

1. 外感风寒,卫阳被遏所致的恶寒发热,头身疼痛等,用以发汗解表,主治风寒侵犯太阳之经的表实证。

2. 肺气闭郁,宣降失常所致的咳嗽喘促,水肿,急性肾炎等,用以辛散开郁,宣肺平喘,利水消肿。无论是否兼有表证,患者但见肺失宣肃的证候,即运用以宣发肺气,通调水道。

3. 阴寒凝结造成的的脏腑经脉气血瘀阻,或寒饮顽痰结聚导致的阳气不通、不振之证,如风寒湿痹、雷诺病、面瘫等,用以温经通阳,活血通脉。

4. 拓展应用,临床上凡是属实的玄府闭郁,无论何处、何种表现形式,均可考虑采用该药对酌情配伍组方;对于虚实夹杂之证,配伍适当扶正之品亦可用。如王老以麻桂相配,调畅气血,治疗神机闭塞之抑郁症;黄老曾治缠绵不愈之内伤发热一例,用甘温除热效果不显,后加入麻黄、桂枝辛温发散,全身汗出而胸中灼热全消。麻桂发越上焦郁阳,宣散郁火的卓越功效,可见一斑。

通常认为麻桂相伍,发汗力量很强。二位教授认为需活看,其发汗作用随患者不同、配伍不同及用量、用法的不同而不相同,患者服药后不出汗的情况常常见到。张仲景特地在麻黄汤方后注明"温服八合,覆取微似汗"。国医大师李士懋指出"临床上常见予麻桂剂,病者并不出汗,甚至有的连服多剂亦不出汗",认为"必须具备发汗的必要条件,方能汗出"(《汗法临证发微》),可见麻黄与桂枝相伍,未必为发汗之峻剂。

二、羌活—防风

羌活辛苦温燥,善祛肌腠风寒湿之邪,具有良好的解表、燥湿与止痛作用;防风辛甘微温,性质缓和而不燥,为风药中之润剂。二者相伍,祛风力增强而燥润相济,成为治风通用之品。代表方如九味羌活汤、羌活胜湿汤等,主治风寒或风寒湿侵犯太阳之经。羌防虽属辛温之品,与寒凉药如板蓝根、蒲公英等清热之品相伍,还可用于发热、咽痛之风热感冒,具有较好的退热止痛之功。

羌防轻清生发之性,又可条达肝气,升举脾胃清阳之气。阳升湿化,木畅土舒则脾土健旺,痰化湿除,还可广泛用于湿困中焦、气滞肝脾等脾胃内伤之疾,以及泄泻、带下、经漏、内脏脱垂、痔疮出血等清阳下陷之病。羌防同用,发散郁火,又可用于多种火热郁结及湿毒、郁火、热毒所致疮痈肿毒,如牙龈炎、带状疱疹、流行性腮腺炎、口腔颌面部炎症、盆腔炎等(配清热解毒药),用以疏通经络、调畅气血、拔毒外达。此外,两者用于治疗变态反应疾病效果颇佳,为中药抗过敏的要药,广泛用于治疗皮肤病、鼻炎等诸多过敏性疾病。

羌防均善于上行。羌活上气之力尤胜,直上顶颠,横行支臂,尽其搜风通痹之职,对偏瘫肢体康复,尤其是上肢的功能有重要作用,是治疗头、项、脊背、上肢疼痛及关节风湿痹痛之要药。得防风相助,其立更增。《药类法象》言防风:"散头目中滞气,除上焦风邪之仙药也。"羌防辛温通达之力,可流利气血,开玄府窍道,祛血中之风,行滞达郁,并入足太阳膀胱透颅络脑、引诸药直达病所,而善治头面五官之疾,如目疾、鼻渊、耳鸣、眩晕、脑涨及脱发等。如王老验方天虫定眩丸、眼舒颗粒中均有运用。

自金元以来,该药对临床运用日益广泛,称羌防剂,为时方解表之代表,其使用频率似有超过麻桂剂之势。老师认为,二者同为辛温发散,却又各有其特点:羌防升阳见长,麻桂宣肺为优;羌防长于除湿,麻桂长于利水;羌防止痛通用,麻桂止咳常选。很多时候二者不能相互取代,但可配合使用。

三、细辛—白芷

细辛之气辛烈香窜,白芷在诸风药中以芳香著称,二味皆以辛香走窜见长,兼有发散开玄与香窜开玄之功。细辛偏于入肾经驱逐风寒,入肺温化痰饮,擅治少阴头痛,白芷偏于入胃经发散风寒,擅治阳明头痛。二药相须为用,为祛风、通窍、止痛之常用对药。

老师常以此药对开玄通窍,作为芳香开窍药使用。如王老治脑外伤用通窍活血汤,方中麝香一味,常用细辛、白芷代替;其经验方追风逐瘀醒脑汤中则是直接使用该药对配伍,醒脑回苏,化瘀止痛效果确切。凡五官九窍不通不畅,常以之配伍他药开而通之、散而行之,愈疾甚速。如鼻病用细辛、白芷散寒化饮开鼻窍,优于苍耳子、辛夷组合。如眼科常用两者开通目中玄府以畅达神光,增视明目。

老师体会,二药相伍,辛香开通之力甚强,通则不痛,故有良好的止痛作用,常用于头痛、牙痛、胸痛、胁痛、颈肩腰背痛等全身上下内外多种痛证的治疗。王老经验方如治胸痹心痛的羌鳖开痹汤、治脑外伤的追风逐瘀醒脑汤、治脱疽的软脉开闭散中均以细辛、白芷同用。老师经验,作为辛温止痛的药对,不仅风寒疼痛、瘀血疼痛适用,经适当配伍,里热疼痛、气虚疼痛、血虚疼痛等亦可使用。如加入清胃散中治疗风火牙痛,加入龙胆泻肝汤中治鼻渊头痛等,均为二位老师所常用。

此外,王老治重症肌无力的经验方开玄起痿汤中,也配伍了细辛、白芷,取其开通玄府,畅达神机,从而有助于痿软失用肌肉的功用恢复。

四、柴胡—葛根

柴胡、葛根均为辛凉发散之品,同具升发透散之性。其中柴胡长于开郁畅气,无论表里、上下、气血,凡有气机郁滞之处皆可开发畅达。气机畅而血运行,津液布,精疏泄,尤能调节少阳少阴枢机。葛根则甘润生津,又升发清阳,使阳升阴起;主入脾胃之经,通过对胃阳的鼓动,助脾气之升清,上达胸中头面,升清降浊。两者同用,可使气津布散,津随气注,液随气行,津润液活,达生津转液润血之妙。二位教授临床常以两者合用,协同增效,发散开玄,通治三阴三阳之病。无论上下表里虚实,但凡气机郁滞、津伤津闭,皆可随证加减用之。

老师经验,该药对用于外感发热,不论风寒、风热,还是表寒里热,均有良好的退热作用。要点是二药皆需重用,葛根 30~50g,柴胡 20~24g,风寒配麻黄、桂枝、防风等品,风热配金银花、连翘、黄芩之属,表寒里热配羌活、白芷、黄芩、石膏等,即是柴葛解肌汤。王老更认为,该药对在内伤发热中亦大有用武之地,配黄芪、党参、白术等用治气虚发热,配青蒿、黄芩、生地等治阴虚发热,退虚热效果非常显著。

基于良好的升发性能,该药对尤多用于头痛、眩晕、多种眼病、耳病等头面五官诸疾的治疗。如王老治疗青盲验方通窍明目饮,治疗视疲劳验方祛风舒目汤、眼舒颗粒,治疗重症肌无力验方开玄起痿汤,均是柴胡、葛根同用。在运用补中益气汤治疗中气不足之证时,凡是便溏或久泻脱肛者,常以葛根易升麻,柴葛并用,收效更著。

五、蝉蜕—僵蚕

蝉蜕、僵蚕同为善于祛风息风的虫药,轻清上扬,宣畅气机,疏散郁火。蝉蜕更能透疹开喑,僵蚕又能消痰散结。二味合用具有疏风泄热、祛风止痒、息风止痉、退热止痛、化痰利咽、聪耳开喑、退翳明目、安神解郁等多种开通作用,可用于内、外、妇、儿、五官、皮肤等科多种病症。现代药理证明,两者均有镇静、抗惊厥作用。

其治风作用全面,无论是外风导致的头痛、头晕、发热、鼻塞、口眼㖞斜,还是肝风内动导致的抽搐、高热、小儿夜惊,都可以该药对配合他药使用。又善于退热,二味配伍大黄、姜黄,便是名方"升降散",无论是外感高热,还是内伤郁热,均可以加减使用。

老师临床常用此药对治疗以下病证:

1. 风痰阻络所致眩晕、面肌痉挛、目劄、痒疹等顽疾。此为以风药、虫药之"动"性,制病之"动"症。

2. 目昏翳障。僵蚕、蝉蜕祛风开玄,既可祛翳膜侵睛、又可畅达气津,王老常用以治视疲劳、眼干燥症及小儿劄目,如经验方祛风舒目汤。

3. 咽喉疾患。二味合用,具有良好的宣肺化痰、止咳开喑、利咽散结作用,适用于多种急慢性咽喉病变。

4. 顽咳。尤其是某些过敏性因素引起的咳嗽,如咳嗽、变异性哮喘。

5. 郁热证。因僵蚕、蝉蜕开发郁结之力强,凡是郁热所致气机升降失调,两者透达郁热为升降散核心组合。

6. 肾病。黄老常用以治疗某些肾小球疾病,尤其是肾性蛋白尿,配伍清利湿热、活血通络之品收效甚佳。

六、全蝎—蜈蚣

蜈蚣、全蝎并用,即名方止痉散,以祛风解痉、止搐定惊著称。老师认为,二味虫药均有卓越的搜剔开玄作用,两相比较,全蝎药性相对平和一些,蜈蚣药力更胜,药性也更燥。一般先选用全蝎,必要时再视情况改用或加用蜈蚣。二味合用,协同增效,力量倍增。

20世纪70年代,黄老在泸县基层工作时,治疗了不少流行性乙型脑炎患儿,对于抽搐重者,以及出现肢体运动功能障碍、语言障碍等后遗症者,均使用蜈蚣、全蝎研末冲服,效果十分显著,且未见毒副作用,以临床事实证明温热病亦可配伍运用辛燥虫药,且安全无毒,为此后在中风偏瘫、震颤麻痹、肾性蛋白尿等多种疑难杂症中运用虫类药开启了道路。临证时善用蜈蚣、全蝎等虫类药治疗慢性肾病,认为该药对善于搜逐血络之瘀滞凝痰。对改善肾脏病理变化,控制病程日久、持续难消或反复发作之顽固性蛋白尿效果较好。黄老90年代主持研制的医院制剂复方灵仙通络止痛胶囊中,蜈蚣、全蝎药对是方中要药,用于多种急慢性疼痛,皆有良好止痛作用。

王老继承发扬陈达夫教授运用虫药的经验,擅长运用该药对治疗视疲劳、青光眼、视神经萎缩、麻痹性斜视等多种内外眼病,进而扩大到耳鸣耳聋、头痛、眩晕、中风、面瘫、痉病、痴呆、颤证、癫痫、脑外伤等头面五官病症,以及某些顽固性痛证与骨病、皮肤病,收效显著。尝治一例前列腺术后导致阴茎疼痛难忍数年之顽疾,一月余后疼痛全消,充分体现了其在顽固性痛证治疗中的确切作用。王老经验方追风逐瘀醒脑汤中该药对亦为重要组成部分。

通常认为蜈蚣、全蝎辛燥有毒,合用是否毒性更甚? 或只能暂用,不可久服? 老师通过五十余年来对近万例患者的临床观察,除极少数出现皮肤过敏反应外,均未见明显毒副作用发生。如王老主治患者赵某,长期服用含有该药对的丸药已近20年,累计服用蜈蚣达数百条、全蝎逾2kg,至今仍然坚持间断使用,病情控制良好,身体未见异常。具体运用时需注意配伍,如阴虚血亏者配滋阴养血药,脾虚气弱者配健脾益气药等。多制为丸剂用,既能充分发挥药效,且有助于消除一些患者对虫类的畏惧心理。二十年前,二位教授联合培养的硕士研究生曾在药理教研室老师指导下,对含有蜈蚣、全蝎的中药制剂进行过反复多次急毒和长毒试验,均表明在常规剂量内使用无毒。对此,王老认为其所含毒性蛋白在虫体干燥制作过程中业已分解变性,故用之甚为安全。

七、蜈蚣—水蛭

老师认为虫类药可分为搜风与逐瘀两大类,蜈蚣与水蛭分别是两类虫药中的王者,二味相伍,堪称强强组合,息风止痉与破血逐瘀之力极强,具有卓越的搜剔开玄与活血开玄作用。老师对于各种玄府闭塞重症及久治不愈的沉疴痼疾,常用此对药。如王老治疗颅脑损伤的追风逐瘀醒脑汤中,该对药为重要组成,对于顽固性心绞痛、脑梗死重症、视神经萎缩等亦常应用。黄老治疗肾性蛋白尿的验方肾舒胶囊,亦以该对药为核心,多年来用于多种肾病所致蛋白尿,均有良好效果。

蜈蚣、水蛭均不宜水煎,二老常用作丸散剂使用,注意用量与配伍,未见不良反应发生。

八、葛根—羌活—川芎

老师临床常用的风药角药之一。葛根入足阳明胃经,羌活入足太阳膀胱经,并入足厥阴、少阴经气分,川芎入少阳经,又可散肝经之风。目前川芎已归入活血化瘀药中,其实葛根、羌活亦有确切的活血化瘀作用。三药合用,兼顾诸经,风血同治,协同增效,对于全身脏腑经络、玄府窍道,均能透达贯穿,流畅气血。常用以治疗头颈肩背痛、眩晕、脑血管意外、血管性痴呆、冠心病心绞痛等,尤其为头面五官、四肢、肌表等部位病变及寒凝、气滞、损伤等所致血瘀证之要药。对于头面部肌肉紧张疼痛、颈项强硬、抽掣酸痛、肩背疼痛且转侧不利等症状,作用显著。

如王老经验方天虫定眩饮中以该角药配合土鳖虫、僵蚕、地龙等虫药及黄芪、当归、鸡血藤等补气活血药,治疗椎基底动脉供血不足性眩晕,羌鳖开痹汤中以该角药加对药白芷、细辛,配合土鳖虫、地龙等虫药及党参、黄芪、当归等补益气血药,治疗冠心病心绞痛,均有良好作用。西南医科大学附属中医医院制剂眼舒颗粒,亦以该角药配合白芷、防风祛风解痉,黄芪、当归、枸杞、白芍益气养血,用于视疲劳及某些眼干燥症的治疗。老师治疗颈椎病,不论是颈型、神经根型、椎动脉型、交感神经型,均常以此角药为基础组方,效果肯定。

九、麻黄—杏仁—甘草

三味合用即三拗汤,麻黄辛散宣肺,杏仁苦降肺气,甘草和中化痰,为宣肺散寒、止咳平喘之名方。二位老师以此作为治咳的基本角药,随证灵活加减,数十年来广泛用于各种咳喘及水肿、痒疹等,收效甚捷。

常用加减法:咳喘风寒加桂枝、细辛、前胡、桔梗、枳壳,痰多加半夏、陈皮、茯苓,兼里热加石膏;风热麻黄减量(3~5g),或易为薄荷,加桑叶、桔梗、牛蒡子、连翘等;汗出麻黄减量,或加麻黄根;肺热加石膏、黄芩、芦根、桑白皮等,痰稠加浙贝母、冬瓜子、瓜蒌壳、鲜竹沥;久咳不愈加僵蚕、蝉蜕、地龙、南沙参、五味子、罂粟壳等;水肿加薏苡仁、茯苓、赤小豆等;痒疹加荆芥、防风、连翘、地肤子、白鲜皮等。

十、全蝎—僵蚕—防风

全蝎、僵蚕、防风均归肝经。全蝎、僵蚕为虫药治风首选,防风为风药中润剂。三者为伍,燥润相济,升降结合,作为虫药与风药协同增效之代表药组,能使玄府开通,经络畅行,为治疗多种风病之核心角药。老师常将其广泛运用于内外各科多种病症,特别是中风、眩晕、头痛、冠心病、颈椎病、糖尿病视网膜病变、糖尿病周围神经病变、糖尿病肾病等,疗效肯定。

中风为风邪入中,上扰清窍,脑络不利所致。因其起病急骤,与风善行多变的特性相符,且《内经》有云:"风者,百病之始也。"风邪外袭,留滞脉络,与气血胶结不解,导致气滞血瘀络阻。病既从风而得,理应由风而解。王老拟疏风散邪、活血通络之大法,重用风药虫药组方,此角药全蝎、僵蚕与防风配合,既能消除病因,又针对主要病机起作用,临床疗效显著。

"高巅之上,唯风可到。"头面五官疾病多与风邪密切相关。老师临床常以此角药作为基础方适当加味,如加川芎、羌活治偏头痛,加制南星、白附子治口僻,加荆芥、蝉蜕治小儿目劄,加蜈蚣、白芍治面肌痉挛,等等,屡试不爽。

第三节 治风药物配伍组方心法

二位教授在长期临床、科研的历练中,处方如布阵,用药如用兵。运用之妙,存乎一心,形成了川南玄府学派别具一格的组方用药特色:风药作先锋,虫药当后援,血药为侧翼,补药是中军。诸种治法分级与分层联用,井然有序。本节着重就二老运用治风药物配伍组方的特色作一简介。

一、辛温辛凉并用

现代《中药学》教材将大部分风药称为解表药,并按其药性分为"辛温解表药""辛凉解表药"两大类,近年的教材又更名为"发散风寒药""发散风热药",称前者辛以发散,温可祛寒,以发散风寒为主要作用,主要用于外感风寒所致风寒表证;后者辛以发散,凉能清热,以发散风热为主要作用,主要用于外感风热所致风热表证。

老师认为这种论述看似顺理成章,实则失之简单且机械,与临床实际不尽相符。以麻黄为例,张山雷《本草正义》云:"麻黄轻清上浮,专疏肺郁,宣泄气机,是为治感第一要药。虽曰解表,实为开肺。虽曰散寒,实为泄邪。风寒固得之而外散,即温热亦无不赖之以宣通。观于《本草经》主中风伤寒、去邪热气、除寒热之说,及后人并治风热斑疹,热痹不仁,温疟岚瘴,其旨可见。"在张氏看来,麻黄通过发散宣泄以祛邪,不仅可治风寒,而且可治风热。这一见解体现了传统中医学对发散药物的基本认识,也符合古今中医临床用药实际。在风寒、风热表证治疗的用药选择上,辛温、辛凉并不是判断的唯一依据。通过合理配伍,辛凉药用于风寒、辛温药用于风热甚至里热证的情况均是随处可见。

二位老师运用玄府理论分析,认为表证的形成,乃是风寒、风热之邪侵袭肤表、闭郁玄府致卫气运行阻滞。解表法的实质,在于辛散开郁,使卫气通畅则热自散,津液敷布则汗自泄,发汗仅是郁结开通的自然结果与标志,并非解表的本质。辛温辛凉的区分,重点不在于温性凉性之异,而在于开散力量的强弱。风寒表证多郁重热轻,开散宜重,故当用辛温;风热表证多郁轻热重,开散宜轻,故常用辛凉,且配合清热之品,但辛温之品并非绝对禁忌。临床遇温病初起含邪郁闭甚者,辛凉清解不易为功,往往需借助辛温之力,老师临床常以银翘散加羌活或桑菊饮加麻黄,收效甚捷。

历代名方中辛温辛凉药物同用的例子不少,经方如柴胡桂枝汤、麻黄升麻汤,时方防风通圣散、柴葛解肌汤,现代新方如羌蒡蒲薄汤等,均是如此,为老师临床所常用。王老治疗小儿发热,喜用早年跟随成都儿科名医王祉珍老师抄方时学到的六味汤(荆芥、防风、薄荷、连翘、桔梗、甘草),方中以略偏辛温的荆芥、防风与辛凉的薄荷、苦凉的连翘配伍,既不属于辛苦,也不属于辛凉,可称为辛平解表法,对于小儿外感初起,表寒、表热特征不明显时,颇为适用;若予以随证加减,可用于风寒、风热、风燥等多种外邪侵袭体表之证。

二、风药虫药联手

风药虫药同为老师喜用的治风之品。风药疏风,偏于祛外风;虫药搜风,偏于息内风。一般认为外风宜祛,内风宜息,二者泾渭分明,各有所主。两位老师从实践中体会到,临床运用时难以截然划分,在治疗中常需祛风息风并用,协同作战,常将风药虫药联合应用于多种常见病症及某些疑难顽症的治疗,收到良好效果。

风虽有内外之分,但既同称风,便有其共性。外风为天地之阳气鼓荡所致,内风为人身之阳气变化而成,二者同气相求,同类相召,常相互影响,相因为患。外风常与内风兼夹,内风常由外风引动。正如《王旭高医书六种》所说:"凡人必先有内风而后外风,亦有外风引动内风者。故肝风门中,每多夹杂。"因此,风药虫药相伍,外风内风兼治,常常在所必需。同时某些风药与虫药,本身便兼有祛风、息风两种功用。如风药中的菊花、防风、天麻,虫药中的僵蚕、蝉蜕,均是如此。临床上有时难以明确区分是祛风还是息风。

两位老师从玄府理论的新视角出发,认为风药发散开玄,虫药搜剔开玄,是临床最为常用的两种开通玄府药物,二者殊途同归,配合用以开玄启闭,常有 1+1>2 的优良效果。王老在《太平惠民和剂局方》追风散基础上创制的七味追风散,由风药羌活、白芷、川芎、天麻与虫药全蝎、僵蚕、地龙组成,对头痛、眩晕、中风、面瘫、痴呆、颤证、癫痫等多种脑病的治疗,效果显著。王老的其他常用经验方,如通窍明目饮、开玄起痿汤、天虫定眩饮、羌蝎开痹汤、追风逐瘀醒脑汤等,均以风药虫药为方中主药。黄老主持完成的两项获奖中药制剂复方灵仙胶囊与肾舒胶囊,亦同样具此特色。

三、治风治血互动

治风与治血是临床常用的两类治法,二者关系密切。前人"治风先治血,血行风自灭"之说,指风证的治疗当注意养血活血。这一理论至今为临床所遵循,实践证明治血确有助于治风。但这仅是问题的一个方面,问题的另一方面,是治风对于治血的促进作用。黄淑芬教授根据多年临床实践体会,提出"治血先治风,风去血自通",指出在血瘀证的治疗中,适当运用风药,常能使活血化瘀效果明显增强,其中的某些作用非活血化瘀药所能代替。二位老师及其团队多年来的临床与实验研究均表明,治风药与活血药配伍同用的治风活血方的作用显著优于单纯的活血方与治风方。基于上述认识,二位老师临床常以治风之品与养血活血药物合用,形成风药、虫药、血药相伍的组方结构,广泛用于各种风证与瘀血病症。

四、开玄补虚结合

玄府学说论治强调开通玄府,却并非忽视补益之法。王老在《玄府学说》中总结的开通玄府 12 法中,特地列出补虚开玄法,指出这是通过补益与开通配合扶助正气以恢复玄府畅通的一种治法。认为任何原因引起的气液不足、精亏血少,都可致玄府失养,因虚而闭,因闭而滞,进而导致气血津液留滞而成实,形成虚实相兼的玄府病变。此时,当酌情施补,体现以补为通之法。临床上二老均善于以适当补益药与开通玄府之品配合,达到增强疗效的目的。

气为血之帅,是人体津液血脉运行的动力,故老师对补气之品尤其重视,特别是黄芪一味,既能补气,又能升阳,李时珍称之为"补药之长",清代名医黄宫绣则称其为"补气诸药之最"。老师继承发扬李东垣补中益气汤、张锡纯升陷汤以黄芪配升麻、柴胡,王清任补阳还五汤以黄芪配地龙、川芎、当归、红花之法,常用黄芪与风药、虫药、血药相伍组方,寓补于通,开玄补虚,其效更增。二位老师的经验方中,大多数配伍黄芪,甚至在治疗痛证的复方灵仙通络胶囊中也有运用,突破了前人"痛无补法"之说,实践证明行之有效,治愈了不少顽固性疼痛患者,值得进一步研究。

综上所述,老师临床治风方药配伍应用经验可概括为四句话:风药作先锋,虫药当后援,血药为侧翼,补药是中军。对于多种常见病症,一般情况下,首选风药为主组方,辅以血药协同作战,必要时选派虫药增强力量,同时酌情配伍扶正之品。对于某些难治病症,则以风药、虫药、血药、补药联合组方。每一级用法中药物选择尚有轻重缓急之不同考量,如虫药以蝉蜕、白僵蚕为第一档,土鳖虫、地龙、乌梢蛇为第二档,全蝎、蜈蚣、水蛭、白花蛇为第三档,开通力量从小到大,各有所宜。诸种治法环环相扣,灵活有致,卷舒有常,形成了川南玄府学派独具一格的组方用药特色。

兹将二位老师常用经验方(详见第五章第三节)药物组成列表如下(表1):

表1　王明杰教授黄淑芬教授经验方分析

	风药	虫药	活血药	补益药	其他
通窍明目饮	柴胡、葛根	全蝎	当归	黄芪	石菖蒲、远志
开玄起痿汤	柴胡、葛根、麻黄、细辛、防风、白芷、制马钱子	/	当归	黄芪、党参、白术、炙甘草	/
追风逐瘀醒脑汤	防风、白芷、细辛	水蛭、蜈蚣、全蝎、地龙、土鳖虫	川芎、当归	黄芪、生地黄	石菖蒲、生大黄、甘草
天虫定眩饮	天麻、羌活、防风、葛根	土鳖虫、僵蚕、地龙	川芎	黄芪、白芍	/

续表

	风药	虫药	活血药	补益药	其他
羌鳖开痹汤	羌活、葛根、白芷、细辛、桂枝	土鳖虫、地龙	川芎、当归	黄芪、党参、炙甘草	/
灵仙通络胶囊	威灵仙、细辛	全蝎、蜈蚣	/	黄芪、白芍	冰片
肾舒胶囊	紫苏叶	蜈蚣、水蛭、蝉蜕	益母草	黄芪、生地黄、芡实	石韦、苦参、土茯苓
七味追风散	羌活、白芷、天麻	全蝎、僵蚕、地龙	川芎	/	/
软脉开闭散	白芷、独活、细辛、威灵仙	全蝎、水蛭、地龙、土鳖虫	川芎、血竭、王不留行、红花、当归、赤芍、乳香、没药	/	/
祛风舒目汤	麻黄、葛根、柴胡、蔓荆子、菊花、	僵蚕、蝉蜕	当归、川芎、鸡血藤	黄芪、白芍、甘草	/

二位老师的上述配伍组方思想,已成为川南玄府学派独具一格的用药特色。如学派代表性传承人杨思进教授研制的蛭龙活血通瘀胶囊(西南医科大学附属中医医院制剂,国家专利号 20081014774),由水蛭、地龙、桂枝、大血藤、黄芪等组成,已在心脑病科临床应用多年,并由众多博士生、硕士生从不同角度进行了一系列实验研究,证实其可明显改善血液流变学指标,降低血脂,抑制血小板聚集、红细胞聚集,改善脑循环,改善血管内皮细胞功能,对脑卒中、血管性痴呆、帕金森病、后循环缺血、冠心病心绞痛、肺心病、心力衰竭等多种心脑血管病疗效满意。

第五章　治风方剂运用经验

二位老师临床使用的治风方剂甚多,既有经方,又有时方,还有经过长期实践探索、反复修订形成的一些经验方,其中有的已经开发为西南医科大学附属中医医院院内制剂,应用二十余年,疗效确切。下面分别进行介绍。文中所举验案以二位老师医案为主,亦有少数编者临证医案。

第一节　经 方 拓 展

一、小青龙汤

【组成用法】

麻黄三两,芍药三两,细辛三两,干姜三两,炙甘草三两,桂枝三两,五味子半升,半夏半升。上八味,以水一斗,先煮麻黄,减二升,去上沫,内诸药,煮取三升,去滓,温服一升。

【原书主治】

《伤寒论》:"伤寒表不解,心下有水气,干呕,发热而咳。或渴,或利,或噎,或小便不利,少腹满,或喘者,小青龙汤主之。""伤寒,心下有水气,咳而微喘,发热不渴。服汤已渴者,此寒去欲解也,小青龙汤主之。"

《金匮要略》:"咳逆倚息不得卧,小青龙汤主之。""妇人吐涎沫,医反下之,心下即痞,当先治其吐涎沫,小青龙汤主之。"

【用方心法】

小青龙汤常用于治疗外寒里饮或寒饮客肺之喘咳,此外,还可治寒凝水饮而致诸多杂症。《金匮要略》曰:"腠者,是三焦通会元真之处,为血气所注;理者,是皮肤脏腑之纹理也。"人体阳气敷布途径,为从肾到三焦、膀胱,最后布达周身腠理毫毛。方中麻黄、细辛发越肾中之阳气，开皮毛腠理，温经通脉，桂枝温通心肾之阳气，干姜温中助阳，五味子温肺肾，止喘咳，在《本经》中，载其"味酸温，主益气，咳逆上气"，寓扶正之意。半夏燥湿化痰，转输津液，白芍和甘草相配，缓急解痉，可使筋脉、经络恢复正常的状态，让气津能如常流通。众药相配，可使阳气从肾路经三焦、膀胱，布达全身腠理毫毛，充斥全身，则阴霾自散。

本方除疏散风寒，温肺化饮外，还具有发散开玄、温通开玄、化痰开玄，宣通气液之功，可广泛用于寒饮内停或寒凝窍闭等引起的咳嗽、哮喘、过敏性鼻炎、冠心病、高血压、风湿、类风湿、肾衰、痛经等各类病证，不论外感、内伤、新感、宿疾均可应用。

【验案举例】

（一）肺气肿

郭某，男，72岁，2012年12月5日初诊。自述患慢性支气管炎、肺气肿十余年，每于冬春季节变换时出现咳嗽喘促心悸，活动后加重，常于感冒受凉后诱发加重。此次因上周外出遇风，返家即出现咳嗽，恶寒，服用治感冒中成药后汗出，恶寒解除而咳喘不已，西医按慢性阻塞性肺疾病治疗未见减轻，故来院就诊中医。症见咳嗽气喘，咳清稀泡沫痰，动则心悸，神疲乏力，纳差，睡卧不宁，舌淡苔白滑，脉浮滑。中医诊断：肺胀。证属肺脾气虚，寒饮内停，当益气温阳，化痰平喘，治以小青龙汤合保元汤加减。

处方：麻黄10g，桂枝12g，白芍15g，干姜6g，细辛6g，五味子12g，法半夏12g，南沙参30g，葶苈子20g，红参9g，黄芪30g，丹参20g，大枣12g，茯苓20g，炙甘草6g。2剂，水煎服。

患者回家服药后病情缓解，持处方在当地续购药2剂，服用后诸症消除，一个冬季未复发。此后每年入冬后自行购药服用本方4剂，当年便未见咳喘发作，平安过冬。持续近8年，至2019年10月家人陪伴来泸州致谢复诊，言该处方字迹模糊难认，要求照原方开药4剂带回备用。

（王明杰案）

按语：本案患者年逾古稀，罹患肺疾多年，初诊时咳嗽气喘，咳清稀泡沫痰，神疲乏力，为典型肺脾气虚，寒饮内停之象，以小青龙汤合保元汤加减直中病机，病情自可缓解。病人阳气虚馁，气液不得正常敷布，每于冬春季节变换时，感冒受凉后发作，该方在温助肺脾的基础上，以麻黄、桂枝、细辛宣通窍闭，畅达营卫精神，布洒上下内外，患者近八年来预防给药，岁岁平安，可知风药尚有开玄防病之妙用。

（二）肺炎

李某，女，79岁。肺炎住院15天，因感觉病情改善不明显，家人搀扶其至门诊就医。主诉：干咳无痰，频发呛咳，纳差，倦怠乏力，面色萎黄，舌干红无苔，脉浮紧，中取弦滑，重按无力。辨证属阳气衰微，寒水不化，治宜温阳化水，开玄布津。

处方：小青龙汤合参附汤加减。麻黄6g，桂枝10g，干姜6g，细辛3g，五味子3g，法半夏12g，甘草6g，制附片6g，党参15g，瓜蒌仁15g，紫苏叶10g^{（后下）}。3剂，水煎服。

二诊：患者自行步行就诊，告知服用2剂后即已不咳，精神好转，已办理出院。唯余纳差，乏力，舌红苔薄白。处六君子汤加制附片6g，4剂。后其女儿来看病时反馈，服上方后，其母已康复。

（叶俏波案）

按语：患者舌红无苔，干咳无痰，乍看之下，仿佛阴虚燥咳，为何不以养阴润肺化痰为法，而用辛温发散的小青龙汤？脉浮紧，中取弦滑，重按无力，应为阳气衰微，寒水不化，寒凝肺窍，痰饮郁闭之象。方中麻黄、桂枝、细辛、苏叶等风药与附子、干姜、党参等温补药同用，既能增强温阳化水之力，又可发散开玄布津。故药后咳止而舌苔亦转正常。

阴津者，水液也，需要靠阳气蒸化运行方能敷布正常。此病人阳气大衰，水液不循常道，上凌心肺，下趋肠腑肌腠，舌红无苔非阴津亏少，实乃阳不化阴，无力蒸腾水液而上泛。故徒养阴而无功，唯温阳化饮而水液敷布正常，舌苔自现。舌红无苔可主阴虚内热，然玄府郁闭，气液不通，津液输布异常，也可致舌红无苔。不可形成思维定式，此例若见干咳无痰、舌红无苔即投以养阴滋腻，病情更缠绵难愈。

二、葛根汤

【组成用法】

葛根四两，麻黄三两，桂枝二两，芍药二两，生姜三两，大枣十二枚，炙甘草二两。上七味，以水一斗，先煮麻黄、葛根，减二升，去白沫，内诸药，煮取三升，去滓，温服一升，覆取微似汗，余如桂枝法将息及禁忌。

【原书主治】

《伤寒论》："太阳病，项背强几几，无汗恶风，葛根汤主之。""太阳与阳明合病者,必自下利,葛根汤主之。"

《金匮要略》:"太阳病,无汗而小便反少,气上冲胸,口噤不得语,欲作刚痉,葛根汤主之。"

【用方心法】

葛根汤具有发汗解表,升津舒经之功,不仅可用治太阳表实之经输不利证,还可以用于内科杂病。盖因葛根汤由桂枝汤加麻黄、葛根而成,桂枝汤"外证得之,解肌和营卫;内证得之,化气调阴阳",气血失调之里寒证,用桂枝汤可燮调阴阳,通行营卫以祛寒外出,此外,麻黄发越阳气,开通玄府,葛根鼓舞胃气上行,升清阳,疏达经输。故而可用治寒凝血脉、肌肉、经络所致玄府郁闭诸证。

王老临床以本方为基础随证化裁,用于面神经炎、鼻炎、胃痛、高血压、多囊卵巢综合征、痹证等的治疗,收到较为满意的效果。

【验案举例】

(一)面神经炎

罗某,女,63岁,2014年1月17日初诊。患者平日体健,今晨起发现口眼㖞斜,左侧颜面麻木迟钝,耳后及颈项强痛,微恶风寒,舌淡红,苔薄白腻,脉弦紧。诊为面神经炎(口僻)。辨为风痰阻络,当祛风化痰,活血通络。

处方:葛根50g,麻黄12g,桂枝12g,羌活12g,防风12g,酒川芎20g,川赤芍15g,桃仁12g,红花10g,当归12g,鸡血藤30g,地龙12g,炒僵蚕12g,制天南星15g^(先煎),制白附子15g^(先煎),蜈蚣1条^(研末冲服)。4剂,水煎服。

二诊:左侧面部肌肉瘫痪有所好转,精神疲乏。上方加黄芪30g,蜈蚣加至2条,3剂。

三诊:病人一月后来院,口眼㖞斜已痊愈。

(王明杰案)

按语:王老经多年临床观察,认为口僻因风邪入侵,闭阻头面三阳经脉玄府,痰瘀阻滞络脉,治疗当以风药祛风为先,常以葛根汤为主,配合祛风痰、活血、通络之品,收效甚捷。本病的治疗,一般以虫类药与祛风痰为主,王老经验,风药的作用不可忽视,尤其是初期,祛风药必不可少,否则影响疗效。

(二)颈椎增生

陈某,女,56岁,2004年10月6日初诊。近两月来肩颈部酸痛不适,转侧不利,入夜疼痛加重,肢冷,恶寒无汗,舌淡苔白,脉浮紧,颈椎摄片示:颈5—7椎唇样增生。经针灸、理疗,并服用骨质增生丸等疗效不显。此为风寒侵袭太阳经输所致之颈痹,治以祛风散寒,宣通经输。

处方:葛根30g,麻黄12g,桂枝12g,白芍12g,威灵仙30g,大枣12g,甘草6g。2剂,水煎服。

二诊:服药2剂后,恶寒减轻,颈部不适亦减。上方麻黄改为10g,加防风12g,川芎12g。4剂。

三诊:诸症明显缓解,晨起颈部尚有轻度不适,上肢略感麻木、乏力,改用黄芪桂枝五物汤加葛根、当归、鸡血藤等调理巩固。

(黄淑芬案)

按语:颈椎病初起,多表现为颈项强硬不适,转侧不利,或胀或痛,伴有头、肩、背、四肢疼痛及恶风、恶寒等,为风寒湿袭表,太阳经输不利,气血痹阻不通,治宜祛风散寒,宣通经输,黄老常用葛根汤为主方,汗出者去麻黄,即桂枝加葛根汤。冷痛较甚,加附子、细辛、羌活等;麻木加当归、鸡血藤、黄芪;颈部僵硬,重用白芍(30~50g),加木瓜、地龙;如病程较长,久痛不已者加虫类药如蜈蚣、全虫、水蛭(用1~2味),或加用自制祛风通络止痛、益气养血活血的医院制剂复方灵仙通络胶囊。

三、葛根黄芩黄连汤

【组成用法】

葛根半斤,黄芩三两,黄连三两,炙甘草二两。上四味,以水八升,先煮葛根,减二升,内诸药,煮取二升,去滓,分温再服。

【原书主治】

《伤寒论》:"太阳病,桂枝证,医反下之,利遂不止。脉促者,表未解也;喘而汗出者,葛根黄芩黄连汤主之。"

【用方心法】

葛根黄芩黄连汤为表里兼清之名方,实则该方应为阳明经脉之方,张元素曰:"升阳生津,脾虚作渴者,非此不除……张仲景治太阳、阳明合病,桂枝汤内加麻黄、葛根;又有葛根黄芩黄连解肌汤,是用此以断太阳入阳明之路,非即太阳药也。"盖葛根为开解阳明经脉郁结之要药,迹其治验,皆在阳明一经。《神农本草经疏》云:"性升而无毒。入足阳明胃经。解散阳明温病热邪之要药也。"《医学入门》:"浮而微降,阳中阴也,足阳明经药。盖解肌发汗,目痛鼻干,身前大热,烦闷欲狂,头额痛者阳明症也,可及时用之。"黄芩、黄连清热燥湿,苦寒清肃,善于清解郁热,甘草甘缓和中,调和诸药,诸药合用,清热解毒、清轻升散阳明经脉热盛所致玄府郁闭,气津不利,为阳明经脉之主方。

《灵枢·海论》云:"夫十二经脉者,内属于腑脏,外络于肢节。"阳明之脉,起于鼻,上行至鼻梁凹陷处之两侧,然后挟口环唇,循行于面部。然后循胸腹下行,直达中趾外侧。其脉属胃络脾。手阳明之脉,起于食指外侧,循指外侧,循臂上颈,贯颊,入下齿中,环口,至鼻孔外侧,与足阳明之脉相交。由此可见,头面部疾患,病机属湿热或实火上壅阳明经脉者,如齿痛、头痛、目赤、鼻干等,多可酌情选用本方火郁发之。

二老临床以本方为基础随证化裁,除用治肠炎下利外,还用于胃肠型感冒、急慢性胃炎、慢性鼻炎、额窦炎、头痛、痿证、口腔溃疡、更年期综合征等疾病的治疗,效果满意。

【验案举例】

(一) 腹痛

胡某,女,47岁。2013年2月20日初诊。症状:腹痛5年,反复发作,屡治不愈,肛肠科诊为慢性肠炎。此次腹痛半月余,每日3~4次,痛时欲便,便后痛减,大便稀溏,黏滞不爽,食少脘痞,口干苦不欲饮,舌苔黄厚腻,脉弦滑。辨证属肝脾不和,湿热内蕴。治以清利湿热,调和肝脾,葛根芩连汤合痛泻要方加减。

处方:葛根40g,酒黄连12g,酒黄芩12g,防风12g,白芍30g,陈皮10g,麸炒苍术12g,姜厚朴12g,木香12g,醋延胡索15g,干姜12g,薏苡仁30g,乌药12g,甘草5g。3剂,水煎服。

二诊:服药3剂后,大便次数减少为每日2次,基本成形,腹痛减轻未愈。上方葛根减为30g,白芍加至50g,加白芷12g,川楝子12g,柴胡15g。3剂。

患者后因他病来就诊,称服药后腹痛缓解,照处方抓药又服3剂后症状消失,腹痛未再发作。

(王明杰案)

按语:痛泻之证,泻责之脾,痛责之肝;大便稀溏,黏滞不爽,舌苔黄厚腻,为湿热阻滞肠道之征,故以葛根芩连汤合痛泻要方疏调肝脾,清热燥湿,升清止泻。又因肠腑以通为用,加厚朴、木香、薏苡仁等以助行气化滞,清利湿热。二诊时腹痛尚存,重用白芍柔肝缓急,加柴胡、川楝子疏肝理气,白芷辛散畅气化湿,腹痛自愈。

(二) 更年期综合征

邵某,49岁,2011年4月7日初诊。自述近年来,月经紊乱,先后无定期,时感面部及上半身烘热、伴汗出,每日数次不等,面赤,心烦,口干苦,睡卧不宁,舌红,苔薄黄腻,脉弦细滑。辨为阴虚火旺,予知柏地黄丸加减,服药后潮热稍减而脘腹痞满不适,大便溏泻,一日三四次。二诊考虑湿热内蕴,法当清热利湿,改用葛根芩连汤合蒿芩清胆汤加减。

处方:葛根 30g,黄芩 10g,黄连 10g,法半夏 10g,茯苓 20g,陈皮 10g,竹茹 10g,枳壳 10g,滑石 20g,薏苡仁 30g,青蒿 20g,柴胡 20g,甘草 6g。3 剂,水煎服。

药后烘热、汗出减少,痞满消除,大便转正常。原方继服 6 剂后诸症缓解。

(黄淑芬案)

按语:中医认为更年期综合征多属肝肾阴虚,肝郁化火,从滋阴清热施治,多能收效。本例患者脾胃湿热较甚,服用知柏地黄丸加减方后脘腹不适,黄老考虑方中生地滋腻助湿碍脾,改用葛根芩连汤合蒿芩清胆汤加减,化湿清热,清胆和胃而愈。黄老经验,葛根、黄芩、黄连与柴胡、青蒿相伍,具有良好的退虚热作用,适合湿热内蕴型更年期综合征患者使用,效果显著。从本例可见风药经适当配伍,在内伤发热中亦大有用武之地。

(三)鼻窦炎

黄某,女,42 岁,2017 年 2 月 17 日初诊。患者感冒半月未愈,近一周来常流黄色脓涕,伴头痛,右下方齿痛,足冷,西医诊为鼻窦炎。刻诊:微恶风,流黄浊涕,左侧偏头痛,伴前额胀痛,颈项不舒,舌淡苔厚腻微黄,脉弦滑微数。诊为阳明少阳郁热,拟发散郁热,清化痰热。

处方:葛根 20g,黄芩 10g,黄连 5g,甘草 5g,陈皮 10g,半夏 10g,枳壳 10g,竹茹 15g,茯苓 10g,石菖蒲 5g,党参 10g。3 剂,水煎服。

二诊:服药后前额胀痛、黄浊涕大为减轻,颈项不舒,恶风,偏头痛已止,上方续服 3 剂。

(叶俏波案)

按语:葛根芩连汤用治杂病时,重点在于辨经络,阳明经脉循行部位之杂病,证属郁热和湿热者,但见前额痛、目痛鼻干或颈项不舒等症,便可选用葛根芩连汤。《内经》云"胆移热于脑,则辛頞鼻渊",患者伴见偏头痛,脉弦滑微数,与胆热相关,故以葛根芩连汤合温胆汤加味。

(四)头痛

周某,男,23 岁。2019 年 4 月 9 日来诊,主诉:腹痛伴腹泻 1 天。前二日天气闷热,食辛辣、油腻、炙煿之品较多。腹痛便溏,一日一次。昨日跑步后头面部汗出较多,继而出现全身乏力,意识恍惚,夜间辗转反侧,腹痛,矢气,早上6点醒后,全身酸痛乏力,头面部不适感强。口干不苦,舌微黄浊腻,舌中部纵行裂纹贯穿前后伴局部剥苔。脉浮弦数。右侧扁桃体Ⅰ度肿大,咽后壁少许充血。此为湿热并重之湿温病,治以清热解毒,利湿化浊。

处方:甘露消毒丹加减。藿香15g,白蔻仁6g,滑石15g,石菖蒲5g,黄芩12g,浙贝母9g,射干10g,薄荷6g,连翘12g,玄参10g,白茅根30g,芦根30g。2剂,水煎服。

二诊:服药后头晕神昏大为减轻,大便先稀溏后成形,食欲渐复,其余诸症亦有很大改善,唯余头部剧痛伴眼眶疼,体位改变时尤甚,自述"每次起身或者走路步子一大,几根血管就开始嘭嘭作响,感觉随时会炸开",此为阳明郁热壅于头面经络,当火郁发之。

处方:葛根30g,黄芩10g,黄连9g,甘草6g。1剂,水煎服。

三诊:服药后头痛豁然而愈。

(叶俏波案)

按语:患者曾食用辛辣油腻炙煿之品,出现全身酸痛乏力、意识恍惚、腹痛、矢气,头面部不适感强,舌边红,苔黄腻,脉浮弦数,可知是食积生湿热,本为内患,后运动汗出而外受风邪,内外合邪影响机体,湿热流连气分,故此时以甘露消毒丹为主方治之。2剂服完后,神昏缓解,其余诸症亦减轻,唯体位改变则头部剧痛伴眼眶痛,为湿热上壅阳明经脉之征,施以葛根芩连汤发越阳明郁火,使气津周流复常,故效如桴鼓。

四、黄芪桂枝五物汤

【组成用法】

黄芪三两,芍药三两,桂枝三两,生姜六两,大枣十二枚。上五味,以水六升,煮取二升,温服七合,日三服。

【原书主治】

《金匮要略》:"血痹阴阳俱微,寸口关上微,尺中小紧,外证身体不仁,如风痹状,黄芪桂枝五物汤主之。"

【用方心法】

黄芪桂枝五物汤专为"卧出而风吹之,血凝于肤者为痹"的血痹病而设,主要治疗气血亏虚、血行不畅所致肢体肌肤局部麻木不仁,兼有轻微疼痛为主证的病证。本方是以桂枝汤为底方,去甘草,倍生姜,加黄芪为君药组成。方中黄芪补气行血,桂枝通阳活络,白芍和血济阴,生姜辛散祛邪,大枣健脾补血,姜枣调和营卫,共奏补气行血、温阳行痹之功。

黄芪桂枝五物汤用治血痹病。仲景指出"尊荣人骨弱肌肤盛,重因疲劳,汗出,卧不时动摇,加被微风,遂得之。"即素体不足之人,易招致外邪,风为六淫之首,常兼夹其他五邪入侵。本病病机为"血凝于肤",即由于气血不足,气虚则不能推动血行,血行受阻则凝,血脉不通则肌肤麻木不仁,常见部位为上肢、下肢或单侧肢体。王老依据临床经验指出,黄芪桂枝五物汤以黄芪与风药相伍,补气温阳、通络行痹、活血开窍,临床治疗病证较为广泛,如面神经麻痹、末梢神经炎、脑供血不足、产后病、胃痛胃痞等,均取得显著疗效,具有较高的使用价值。

【验案举例】

(一)痫病

周某,男,47岁,1982年9月14日初诊。患者阵发性手足抽搐,眼皮跳动,周身麻木,发时不能说话,呼吸困难,一天发作二十余次。感头痛,精神差,梦多,心累心悸。去年(1981年9月起)发病一共8次,抢救数次。舌质红,苔白腻,脉弦滑。考虑属于痫病一类,曾有慢性支气管炎、肺气肿病史。诊为百合病,为气血不足、脑脉失养所致。治宜益气养血、祛风通络。

处方:黄芪30g,党参30g,桂枝12g,当归12g,白芍20g,葛根30g,生地30g,川芎12g,鸡血藤30g,甘草5g,郁金12g,地龙12g,蜈蚣（研末冲服）1条。4剂,水煎服。

二诊:服上方后头脑清醒,精神好转,呼吸平和,手足抽搐、一身麻木等症状均明显减轻,发作次数减到十次左右。无其他不良反应,上方去桂枝、蜈蚣、郁金,加白术12g、木瓜12g健运脾胃;加酸枣仁12g,生地30g换成熟地30g以补血安神,加减继服4剂。

三诊:服8剂药后,上述症状完全控制,一如常人。随访数月未再发。

(黄淑芬案)

按语: 痫病属于中医学的"脏躁""郁冒""奔豚""百合病"等范畴。大多由精神过度紧张、外刺激、痰气郁结、脏腑阴阳气血功能失调所致。其治则多以补气养血、润燥缓急、解郁化痰、顺气降逆为主。本例既有肝风内动征象,又有气血亏虚表现,黄老以益气养血与祛风通络治之,补气药、活血药与风药、虫药并用,标本兼顾,收效甚捷。

(二)椎基底动脉供血不足

林某,女,70岁。患者自述血压低,经常头晕,颈项强痛,胸闷痛,睡眠不佳,神疲乏力,纳少,便溏,诊见舌质淡、边有瘀点,苔腻,脉沉细。彩色多普勒超声示:椎基底动脉供血不足。据此辨证为气虚血瘀所致之眩晕。治以补气扶正,活血化瘀。

处方:黄芪 30g,桂枝 12g,白芍 15g,红参 8g,当归 12g,葛根 30g,柴胡 10g,白术 12g,鸡血藤 30g,防风 10g,酒川芎 12g,羌活 10g,大枣 10g,炙甘草 6g。3剂,水煎服。

二诊:诉头晕好转,但仍时感头晕不适,口干,口苦,四肢疼痛,诊见舌红少苔,脉沉细。

处方:黄芪 20g,桂枝 12g,白芍 25g,当归 12g,葛根 40g,柴胡 10g,鸡血藤 30g,防风 10g,酒川芎 12g,牡丹皮 10g,天麻 15g,生牡蛎 30g,炒僵蚕 10g,蝉蜕 10g,土鳖虫 10g,生地 20g,炙甘草 5g。继服 5 剂。

(王明杰案)

按语:脑供血不足是由颈椎病中椎基底动脉供血不足引起,以椎动脉型眩晕居多,患者常以血压低、头晕反复发作为主要症状,属于中医"眩晕"范畴。据本案证候,为气虚血瘀,血行不畅,血不上荣所致。故治选黄芪桂枝五物汤,且方中运用防风、葛根、羌活、川芎等风药,引药上行头目,增强疗效。

(三) 胃痛

谢某,男,65 岁。主诉患有慢性糜烂性胃炎数年,胃脘部疼痛反酸,每遇寒冷或饥饿后加重。现诊见:形体偏瘦,面色少华,乏力神疲,睡眠欠佳,纳差,舌质黯淡,苔薄,脉沉细无力。此为脾胃虚寒之胃痛,治宜温运脾胃,化瘀通络。

处方:黄芪 30g,桂枝 15g,防风 10g,白芍 15g,当归 20g,鸡血藤 30g,地龙 20g,木香 5g,砂仁 10g,鸡内金 15g,生姜 10g,大枣 12g。5 剂,水煎服。

二诊:症状明显好转,再守方服药 10 剂,制成蜜丸,日服 2 次,巩固疗效。

(王明杰案)

按语:本案为慢性糜烂性胃炎,以胃痛反酸为主症,属于中医"胃痛"范畴。胃主受纳腐熟水谷,若寒邪客于胃中,寒凝不散,阻滞气机,可致胃气不和而疼痛;或因饮食不节,饥饱无度,或过食肥甘,食滞不化,气机受阻,胃失和降引起;或肝失条达,横逆犯胃,亦可发生胃痛;亦有气郁日久,瘀血内结,气滞血瘀,阻碍中焦气机,而致胃痛发作等。本证患者由于久病脾胃虚弱,中阳亏虚,胃失温养,内寒滋生,胃腑失于温煦或濡养,中焦虚寒而痛,因此辨证为脾胃虚寒证。方选黄芪桂枝五物汤补气行血温阳,酌加风药地龙、防风以通络止痛,温阳行痹,共增其效。

五、柴胡桂枝汤

【组成用法】

柴胡四两,黄芩一两半,人参一两半,芍药一两半,桂枝一两半,生姜一两半,炙甘草一两,半夏二合半,大枣六枚。上九味,以水六升,煮取三升,温服一升,日三服。

【原书主治】

《伤寒论》:"伤寒六七日,发热微恶寒,支节烦疼,微呕,心下支结,外证未去者,柴胡桂枝汤主之。""发汗多,亡阳谵语者,不可下,与柴胡桂枝汤,和其荣卫,以通津液,后自愈。"

《金匮要略》:"治心腹卒中痛者。"

【用方心法】

柴胡桂枝汤为小柴胡汤和桂枝汤的合方,既具桂枝汤调和营卫、调理气血之功,又兼小柴胡汤疏肝利胆、调畅三焦气机之力,有"和荣卫,通津液"之功,且意在解少阳为主,散太阳为兼。

少阳为枢,主肝胆与三焦,通行诸气和运行水液,如《中藏经》云:"三焦者……总领五脏六腑、荣卫经络、内外左右上下之气也。"《读素问钞》云:"少阳居中,在人身如门之枢,转动由之,使荣卫出入内外也常。"由此可见,少阳的宣通与否与营卫的正常运行亦有很大的联系,本方能够开郁散结,清透腠理内外,振奋阳气使疾病向愈,不仅可治外感,为临床上各种复杂病症的治疗也提供了新的思路。

王老临床以本方为基础随证化裁,用治功能性发热、慢性肝炎、功能性便秘、痹证、面神经麻痹、抑郁症、更年期综合征、肾盂肾炎、肾病综合征等病证,疗效满意。

原书加减法云:"若不渴,外有微热者,去人参,加桂枝三两,温覆微汗愈。"王老在此基础上常以本方加青蒿、枳壳、竹茹、滑石之属,以增清利湿热之功。

【验案举例】

顽固发热

谢某,男,75 岁,四川叙永县退休职工,2015 年 6 月 7 日初诊。夜间潮热 5年余,季节性发作,每年夏秋季节加重。此次发作已 3 个月,每天夜间 3~5 点即出现全身潮热(体温未见升高),伴口干苦,难以安睡,至清晨发热才逐渐消退。夜夜如此,深以为苦。患者曾多方求治于中西医未效,中医多从阴虚或湿热论治,遍服青蒿鳖甲汤、清骨散、龙胆泻肝汤、芩连温胆汤之类无效。此次专程从叙永来泸州求医。自述有尘螨过敏史、常引发哮喘,余无异常。苔黄腻,脉弦滑。诊为内伤发热,证属湿热郁阻少阳三焦,治以清化湿热,和解少阳,宣通三焦。

处方:柴胡24g,酒黄芩12g,法半夏12g,北沙参20g,甘草6g,桂枝9g,赤芍20g,牡丹皮12g,青蒿20g,竹茹12g,麸炒枳实12g,茯苓15g,陈皮6g,大青叶15g,滑石粉20g。3剂,水煎服。

二诊:患者自述服药当晚潮热即减,3剂后潮热、口干苦均已解除,夜间能轻松安睡。患者拟带药回家调理巩固,因嫌煎药麻烦,要求改用散剂。上方以法半夏易为半夏曲,去滑石。2剂,共研细末冲服,每次10g,每日3次。

三诊:潮热未再发作。

(王明杰案)

按语:本案属于湿热郁滞三焦、少阳枢机不利而夜间定时发热。前医所用方中,芩连温胆汤应较为合拍,但方中缺乏开通之品,郁滞未开,湿热难解,故潮热不去。王老选用柴胡桂枝汤与蒿芩清胆汤合方化裁,方中以风药柴胡、桂枝开通郁滞,加上青蒿之清透、滑石之利窍,协同开通玄府,配合诸药,共臻疏利三焦,调达上下,宣通内外,运转枢机之功,使热清湿化,气机畅疏,则潮热不再发作。5年痼疾,豁然而愈,足见风药在方中的作用至关紧要。

六、麻杏石甘汤

【组成用法】

麻黄四两,杏仁五十个,炙甘草二两,石膏半斤。上四味,以水七升,煮麻黄,减二升,去上沫,内诸药,煮取二升,去滓,温服一升。

【原书主治】

《伤寒论》:"发汗后,不可更行桂枝汤。汗出而喘,无大热者,可与麻黄杏仁甘草石膏汤。"

【用方心法】

麻杏石甘汤是《伤寒论》中的经典名方之一,该方原用于太阳病汗或下后"汗出而喘,无大热者",后世多用于肺热咳喘之症。现代临床广泛用于上呼吸道感染、急慢性支气管炎、支气管哮喘、肺气肿、肺心病合并感染及各种肺炎等,但在运用指针上,仍多限定于辨证属肺热(或兼表证)者。二老认为,本方四药配伍,极为精当,除了清肺泄热外,还具有显著的宣肺平喘、止咳祛痰作用,是治疗外感喘咳的最佳组合,其卓效远非后世时方可比。在此基础上,通过灵活调整各药用量比例与适当合方化裁,还可用于肺热之外的多种证候。

从中医理论分析,咳与喘均是肺气上逆的表现,不论何种咳喘,总与肺的宣降失调相关。其治疗手段虽有祛邪扶正、泻实补虚的差别,但调理肺气以复其宣降的目标却是共同的。而宣肺止咳平喘,首推麻黄。其性味辛苦而温,既善于宣通肺气,又长于降逆止咳平喘,被誉为肺经专药。《本草正义》指出:"麻黄轻清上浮,专疏肺郁,宣泄气机,是为治感第一要药。虽曰解表,实为开肺。虽曰散寒,实为泄邪。风寒固得之而外散,即温热亦无不赖之以宣通……而俗人犹以为专主表寒之猛剂者,误矣。"二老经验,凡是肺气宣降失调之证,不论病程长短,表证有无,汗出与否,体虚体实,均可以麻杏石甘汤为基础进行治疗。常拓展应用于:

1. **顽咳**　据临床所见,久治不愈的顽固咳嗽,其病理机制往往较为复杂,与一般单纯的寒咳、热咳不同。询问病史,多有受凉感寒的起因,初起失于治疗,未能及时宣散外邪,或误用滋润、收敛之品,以致邪气被遏,肺气郁闭,出现咳嗽加剧,咳声不扬,咳痰不爽,胸闷气紧等症。迁延日久还可以引起一系列病理变化,诸如寒郁变热、气火上炎,肺气耗损、肺津受损,卫外无力、复感外邪等,从而形成内外合邪、虚实相兼、寒热错杂等复杂局面,故难以治愈。二老对此常以麻杏石甘汤为基础,加入细辛、桔梗、枳壳、五味子、罂粟壳、南沙参之类,收效甚捷。

2. **虚喘**　虚喘为肺虚不足而宣降无力,甚者尚有肾虚失纳的因素,治疗当以补肺益气、补肾纳气为主。但从临床效果来看,往往不尽如人意。因为补益药虽有改善衰弱状态、增强低下功能的作用,却缺乏直接调节肺气宣降活动的能力,在肺气上逆、喘促不已的情况下,往往显得缓不济急。此时配伍适量的宣降之品,不仅是对症治标的需要,而且有助于恢复肺气的正常生理功能。二老以麻杏石甘汤与补肺益肾方药合用,常能提高治疗效果。

【验案举例】

(一)小儿咳嗽

罗某,男,3岁11月,2013年11月24日初诊。症状:咳嗽7天,咳稠痰,鼻塞流浊涕,夜间咳甚,汗出,睡时亦有汗出,夜卧不宁,小便黄,大便干,舌红苔薄黄,脉细滑。证属风热犯肺咳嗽,治以疏风宣肺,清热化痰。

处方:麻黄6g,苦杏仁6g,甘草3g,石膏20g,炒苍耳子6g,山银花6g,桔梗6g,浙贝母8g,炒牛蒡子6g,冬瓜子12g,鱼腥草15g,蜜枇杷叶6g,南沙参10g,

芦根 15g。3 剂,水煎服。

二诊:咳嗽减轻,晚上出汗减少,鼻干,口渴喜饮。上方去牛蒡子、冬瓜子,加麦冬 8g,天花粉 8g,玄参 8g,生牡蛎 12g,麻黄减为 4g。3 剂。后家长告知,小孩服药后诸症消除,身体康复。

(王明杰案)

按语:麻杏石甘汤为王老治疗咳嗽的基本方,不论风热、肺热、痰热、表寒里热,乃至某些内伤咳嗽,均以之作为基础方灵活加减,收效甚捷。本例原方加苍耳子、牛蒡子以疏风热,金银花、鱼腥草、芦根以清肺热,桔梗、浙贝母、冬瓜子、枇杷叶化痰止咳,南沙参养肺阴。3 剂后,咳嗽减轻,见口干、鼻干,故上方加玄参、麦冬、天花粉清养肺阴。值得注意的是,患儿初诊时夜间汗出仍用生麻黄,王老分析其盗汗与入夜咳嗽加剧有关,盗汗因肺热伤津所致,麻黄既是宣肺止咳之主药,又可增强石膏清肺热之效,故毋须减去。药后咳、汗俱减,因咳嗽已不甚,故麻黄适当减量。

(二)顽咳

邓某,男,38 岁。1987 年 6 月 30 日入院。患者在一个半月前因在电扇下乘凉而引起干咳不止,数天后出现咳白色稠痰,无恶寒发热之证,曾服感冒清、麦迪霉素、肌内注射青霉素、庆大霉素,加服可待因、泼尼松后症状稍有减轻,但停药后又复发如初。咳嗽剧烈时一度昏倒,于是来我院住院治疗。入院时咳嗽频繁,夜间尤甚,以致不能入睡,咳痰色白黏稠,量中等,伴头昏重,项强不适,咽干痛,小便黄,大便干,舌质正常,苔白腻微黄,脉弦滑。体温 36.5℃。X线检查:右下肺纹影增多,余正常。辨证为外邪闭郁,日久不解,肺失宣降,痰浊化热。治宜宣肺开闭,清热化痰。

处方:麻黄 10g,杏仁 12g,细辛 8g,桔梗 12g,瓜蒌壳 12g,枳壳 12g,罂粟壳 12g,法半夏 12g,石膏 20g,陈皮 12g,五味子 8g,甘草 6g。2 剂,水煎服。同时停用一切西药与中成药。

二诊:咳嗽明显减轻,咳痰减少,但仍头昏、口腻,舌脉如前。上方去罂粟壳、细辛、五味子,加苍术 12g,佩兰 12g。

三诊:咳嗽基本控制,改用六君子汤调理巩固。于 7 月 13 日痊愈出院。

(黄淑芬案)

按语:细辛辛温发散,善于透泄久伏之陈寒,桔梗辛平升浮,长于开提闭郁的肺气,用于方中更能增强麻黄宣肺透邪之力。枳壳辛平,瓜蒌壳甘寒,均以理气宽胸散结见长,既能助麻黄开肺郁,又能助杏仁降肺气。咳嗽日久,恐肺气耗散不收,故配伍五味子、罂粟壳之酸收,以敛肺止咳,并防麻黄、细辛发散太过。方中麻黄与罂粟壳,一散一收;细辛与五味子,一开一合;桔梗与枳壳,一升一降。诸药相伍,辛苦酸甘并施,协同实现对肺的气机活动的多向性综合调节,恢复其宣发肃降的生理功能,用治多种顽固性咳嗽,均能收到较好的效果。

(三) 虚喘

秦某,男,66岁,1987年12月5日初诊。咳喘反复发作26年,近10年来曾多次住院治疗,病情仍日益发展,并出现心悸、气短等证,西医诊断为慢性支气管炎、肺气肿、肺心病、硅肺Ⅲ期。近1个月来因感冒病情加重,服药未效,故来我院就诊。患者形体消瘦,面色晦暗,喘促少气,咳痰灰白黏稠,胸闷痛,心悸,动则尤甚,口干苦,舌暗红,苔腻微黄,脉滑数无力。此为久咳肺虚,累及于心,痰瘀阻滞,郁热内生,证属本虚标实,治宜补益心肺以固其本,宣肃肺气、清化痰热以治其标。

处方:麻黄6g,杏仁12g,石膏25g,沙参20g,麦冬15g,五味子9g,瓜蒌皮12g,丹参20g,葶苈子18g,甘草3g。2剂,水煎服。

二诊:药后喘咳减轻,心悸气短稍缓,上方去沙参,加党参25g,黄芪25g,3剂。

三诊:喘咳明显缓解,咳痰减少,胸闷心悸亦有所好转,但稍事活动,则气短难续,喘促心悸。此为标实已解,本虚未复,拟用补肺益气、养心滋肾之法治本。

处方:党参30g,黄芪25g,熟地20g,当归12g,丹参20g,山药20g,枸杞15g,五味子12g,远志5g,炙甘草5g。3剂。

四诊:患者服上方一剂后,自觉胸闷气紧不适,喘促有复作之势,遂自行停用后两剂。分析上方,补益心肺无误,服后不适,当责之方中缺乏宣肃肺气之品,故书麻黄8g,杏仁10g,瓜蒌皮12g,嘱患者取药二剂分别加入余下两剂药中同煎服。药后喘促、胸闷、心悸诸症均逐渐缓解。此后一直按此宣肃补敛并用之法治疗,咳喘发作时以宣肺肃肺为主,补肺敛肺为辅;缓解期以补肺敛肺、养心滋肾为主,宣肺肃肺为辅,病情基本稳定。

(黄淑芬案)

按语:麻杏石甘汤少有用于虚喘的报道。此例患者本虚标实,黄老初诊麻杏石甘汤使用小剂量麻黄(6g),加上葶苈子、瓜蒌皮宣肃肺气、清化痰热,配合生脉散益气养阴。二诊喘咳减轻后更加重党参、黄芪补肺益气,病情得以缓解。值得注意的是,三诊改用单纯补益之法后患者胸闷气紧复作,再次加入麻黄等品方得改善。可见对于某些虚喘患者以小剂量麻黄与大队补益药物合用,不仅安全,而且必要。

七、麻黄连翘赤小豆汤

【组成用法】

麻黄二两,连轺二两,杏仁四十个,赤小豆一升,大枣十二枚,生梓白皮一升,生姜二两,炙甘草二两。以上八味,以潦水一斗,先煮麻黄再沸,去上沫,内诸药,煮取三升,去滓,分温三服,半日服尽。

【原书主治】

《伤寒论》:"伤寒瘀热在里,身必发黄,麻黄连轺赤小豆汤主之。"

【用方心法】

麻黄连翘赤小豆汤能外解表邪,内清湿热,适用于外有表邪、内有湿热的黄疸、水肿等多种病症。二老认为,"解表"之说,应当活看,临床不必受此限制。

近代著名医家冉雪峰先生指出:"此方非发表,亦非利小便""麻黄发表易知,麻黄解里难知。各注均释此麻黄为表,实太隔阂。所以然者,经论是着眼瘀热二字,热当清,热既瘀,清之未必去,故借麻黄冲激之大有力者,以开发之"。二老以为,冉氏之说,颇有见地。方中麻黄与清热利湿药物相配伍,具有开通瘀滞,开泄郁热,宣利肺气,通调水道等多层意义,不应简单看作发汗解表。二老经验,凡属肺气闭郁、宣肃失司、风湿热邪壅滞之证,包括黄疸、水肿、发热、咳嗽、哮喘、鼻渊、瘾疹、湿疹以及多种眼病,不论有无表证,均可应用本方为主化裁治疗,有良好的利疸退黄、利水消肿、止咳平喘、化浊通窍、消疹止痒作用。

方中连轺,即连翘根,现多用连翘;梓白皮少有,二老常用丹皮替代。麻黄一味,必不可少,一般用9~12g,多数患者服后未见汗出。

常用加减法:表寒甚者加桂枝、防风,表湿甚者加羌活、独活,湿浊甚者加茯苓、薏苡仁,里热甚者加石膏、黄芩,血热者加生地、赤芍,痰多加半夏、陈皮,鼻塞流涕加苍耳子、辛夷,小便短赤加滑石、白茅根,皮肤瘙痒加地肤子、白鲜皮、蝉蜕、乌梢蛇等。

【验案举例】

(一)春季卡他性结膜炎

陈某,男,15岁。2002年3月20日初诊。两眼灼热奇痒,满布黏丝状分泌物,畏光流泪,反复发作已 2 年,每到春夏季加重,秋冬减轻。此次发作已十余天,服西药并滴多种眼药水未能控制。检查:两睑微肿,双上睑结膜充血有扁平乳头增生,状若铺路卵石,球结膜充血,角膜缘有胶状组织增生。舌质红,苔薄黄腻,脉滑数。西医诊断:双眼春季卡他性结膜炎。中医诊断为双眼时复症,证属风邪湿热郁滞目络,治以清热除湿,祛风止痒。

处方:麻黄连翘赤小豆汤加减。药用:麻黄 9g,连翘 12g,赤小豆 15g,丹皮 12g,蝉蜕 9g,防风 9g,地肤子 20g,大枣 12g,全蝎 3g^(研末冲服),甘草 6g。2 剂,水煎服,并嘱其用药渣煎水熏洗眼部。

二诊:药后目痒、充血减轻,分泌物减少。上方继进 4 剂,用法同前。

三诊:眼部诸症基本消失,外观一如常人,改用桑菊饮加蝉蜕调理巩固。

（王明杰案）

按语:中医学认为本病乃因外感风热时邪,内蕴脾肺湿热,风、湿、热相搏,上犯于目,客留白睛、胞睑所致。白睛属肺,胞睑属脾,肺脾风湿热邪搏结,瘀滞于胞睑白睛脉络而无以宣泄,故奇痒难忍,眵泪胶黏,缠绵难愈。麻黄连翘赤小豆汤宣利肺气,开发郁结,使风邪散,湿热去,瘀滞消,而诸症尽除。

(二) 慢性荨麻疹

李某,男,29 岁,2003 年 12 月 7 日初诊。全身风疹块伴瘙痒反复发作 2 年余。近 1 周来,每天发作 1~2 次,奇痒难耐,服西药只能缓解数小时,且头昏嗜睡影响工作,故请中医治疗。诊见:面部、胸背、四肢泛发大小不等片状风团样皮疹,部分融合成片,呈淡红色,略高出皮肤,伴颜面浮肿,微恶风,咽痛,苔腻微黄,脉滑数。诊为慢性荨麻疹。证属风邪外袭,湿热内蕴,瘀滞肌肤。治以祛风清热,除湿解毒。

处方:麻黄连翘赤小豆汤化裁。药用:麻黄 12g,连翘 15g,赤小豆 30g,防风 12g,丹皮 15g,苦参 12g,白鲜皮 30g,生地 20g,蝉蜕 12g,乌梢蛇 15g,甘草 6g,2 剂。

二诊(12 月 9 日):服药后瘙痒明显减轻,风疹块消退近半。效不更方,继用上方坚持服用 2 周,共服药 14 剂痊愈。

（王明杰案）

按语:现代医学认为,荨麻疹是因皮肤黏膜血管扩张、通透性增加而出现的局限性水肿反应。慢性荨麻疹常反复发作,顽固难治。中医称本病为"赤白游风",认为主要由于风邪外袭,湿热内蕴,以致内不得疏泄,外不得透达,风热湿邪郁滞于皮肤腠理之间,正邪相搏而发病。其病机与上一案春季卡他性结膜炎有共同之处,投以麻黄连翘赤小豆汤同样收到满意效果,体现中医异病同治之理。

（三）特发性水肿

张某,女,46岁,2004年3月7日诊。自述两年前开始出现双下肢浮肿,反复多次发作,时轻时重,曾到多家医院诊治,经临床各项检查无器质性变化,西医诊断为特发性水肿。服用利尿剂后,水肿暂时有所减轻,但不到一月又复发。中药亦服过不少,效果俱不甚理想。患者眼睑及下肢浮肿,神情抑郁,疲乏无力,胸闷胁胀,不思饮食,口苦咽干,小便短少,舌苔白黄而腻,脉弦细。证属肝失疏泄,肺失通调,气滞火郁,水液停聚,泛滥肌肤,治宜行气开郁,通阳利水。

处方:麻黄9g,杏仁12g,连翘15g,赤小豆15g,当归12g,白芍15g,紫苏梗9g,柴胡12g,生姜6g,通草1g。3剂,水煎服。

二诊:眼睑浮肿消除,下肢浮肿亦减,精神、食欲好转,上方中麻黄减为6g,续服6剂。

三诊:症状基本解除,改用逍遥散调理善后。3月后因他病来诊,言水肿未再发作。

（王明杰案）

按语:特发性水肿好发于中青年妇女,主要表现为下肢及眼睑或其他部位的轻度肿胀,其病因复杂,多与内分泌紊乱和毛细血管的通透性增加有关。中医认为本病机理在于气机失调,血脉不利,三焦水道不畅。麻黄连翘赤小豆汤宣肺利气,通调水道,加入柴胡、紫苏梗、当归、白芍等疏肝解郁,理气活血,共收利水消肿之功。尽管方中利水之品不多,收效却甚佳。

八、麻黄附子细辛汤

【组成用法】

麻黄二两,细辛二两,炮附子一枚。上三味,以水一斗,先煮麻黄,减二升,去上沫,内诸药,煮取三升,去滓。温服一升,日三服。

【原书主治】

《伤寒论》:"少阴病,始得之,反发热,脉沉者,麻黄细辛附子汤主之。"

【用方心法】

麻黄附子细辛汤作为苦辛甘温复方,方中的三味药物都具有很强的开通作用。前人谓麻黄"轻扬上达,无气无味,乃气味之最清者,故能透出皮肤毛孔之外,又能深入积痰凝血之中";细辛"芳香最烈,故善开结气,宣泄郁滞,而能上达颠顶,通利耳目,旁达百骸,无微不至";而附子一味,"禀雄壮之质,有斩关夺将之气","气味俱厚而辛烈,能通行十二经,无所不至"(《本经逢原》)。三味相伍,可谓强强联合,温散兼施,通补并用,彻内彻外、能上能下,可升可降,共奏开通玄府、振奋阳气、鼓舞气化之功。本方不仅能温能散,而且善开善通。与防风通圣散相比,尽管一偏清泄,一偏温补,但二方在开通玄府、流畅气液方面却有异曲同工之妙,因而皆有着广阔的运用空间。

王老常用本方,用治以下病证,运用要点如下:

1. 阳虚感寒　用以温经发汗、散寒解表,主治少阴阳虚而寒客太阳之经的太少两感证,或寒邪直中少阴之经而致的少阴虚寒证。

2. 阳虚寒凝、湿滞络阻的疼痛、水肿等杂病　无论有无外感,是否兼有表证,患者见精神不振,倦怠乏力,畏寒肢冷,口淡不渴,舌淡胖,苔白润,脉沉细或迟或弱等阳气不足之候,即可运用本方温扶阳气,散寒通络。

3. 寒邪凝滞,阳气不通之证　如风寒湿痹、寒凝腰痛、急慢性喉炎、咽炎、鼻窦炎、扁桃体炎、牙周炎以及头风久治不愈等,无论是否阳气虚弱,亦可使用本方温经散寒,宣通阳气。

王老认为,基于本方卓越的开通作用,对于某些阳气郁滞之证,不论外感内伤,阳虚是否、寒象有无,均可借用其治疗。如干燥综合征使用他法乏效者,大胆投以本方,可鼓动阳气之运行,推动阴津之输布,气行则津布而燥润,则"诸涩枯涸,干劲皴揭"之证可除。又如咽痛喉痹,不论新旧,服清凉无效或加重者,试用或合用本方,开启闭塞,宣通郁滞,常可收意外之效。

【验案举例】

(一) 重症肌无力

徐某,女,32岁,泸州市中医院职工。患重症肌无力3年,曾去成都、上海、广州等地经中西药物多方治疗(西药为新斯的明加大剂量泼尼松,中药俱为峻补气血之品),收效甚微。

2010年3月来诊,症见:面部虚浮无华(服激素所致),精神萎靡,少气懒言,语声低微,畏寒肢冷,腰膝酸软,四肢软弱无力,手足麻木不仁,咀嚼及吞咽无力,纳食差,大便稀溏,舌质淡,苔薄白,脉细缓无力。中医辨证属阳气虚衰,玄府闭塞,神机不遂。治宜温阳益气,开通玄府。

处方:黄芪60g,人参10g,紫河车10g,鸡血藤30g,白术12g,当归12g,制附片20g^(先煎),麻黄15g,细辛15g,葛根30g,炙甘草6g。6剂,水煎服。

二诊:患者服药一周后,肌力有所好转,嘱逐渐减少激素用量,加用马钱子0.3g^(冲服)。

三诊:症状进一步减轻。嘱患者逐渐增加马钱子剂量,撤减激素用量。4个月后泼尼松由 8 片减至 2 片,马钱子用至 0.75g,麻黄用至 25g,细辛用至 20g,附片用至 45g,未见不良反应。患者肌力明显增加,精神状况甚佳,言生活已经基本恢复正常。继续治疗 2 月后回到医院上班,能坚持日常工作,改用丸剂继续治疗,至今病情稳定。

（王明杰案）

按语:本例曾用大剂峻补气血之品效果不佳,王老从玄府郁闭论治,处方时减少了原用方中补药种类,黄芪、人参用量亦较前减半,配合麻黄附子细辛汤收效大增。方中麻黄、细辛、葛根发散开玄,马钱子搜剔开玄,附子温通开玄,使道路开通,不仅增效补益药物力量,更能畅达神机,肢体肌肉神有所用,则痿弱可复。尤其麻黄一味,是王老常用的开通玄府药物。从药理成分分析,麻黄碱对骨骼肌有抗疲劳作用,能促进被箭毒所抑制的神经肌肉间的传导;附子有一定的免疫调节作用,细辛有抗炎及免疫抑制作用,且能提高机体代谢水平,故亦可用于重症肌无力等神经免疫疾病的治疗。但方中各药都须重用。制附子从 12g 开始,逐步增加,最大量可用至 60g,有郁热者暂不用;麻黄从 9g 开始,可用至 25g,伴有心脏病心动过速或心律不齐者适当减量;细辛从 10g 开始,可用至 20g。

(二) 低血压病

王某,女,36 岁。2010 年 2 月 28 日初诊。低血压病史,平时常头晕,近 3 个月来加重,服中西药物效果不佳。现症:头晕目眩,心慌气短、倦怠乏力、畏寒喜暖、手脚发凉,舌淡苔白滑,脉沉细迟。血压:90/50mmHg。诊断:眩晕。辨证:阳虚寒凝,气虚血瘀。治法:温经散寒,益气活血。

处方:麻黄附子细辛汤合补中益气汤加减。麻黄15g,制附片 30g^(先煎),细辛 10g,人参 10g,黄芪 30g,白术 12g,当归 12g,柴胡 12g,升麻 12g,桂枝 12g,炙甘草 6g。4 剂,水煎服。

二诊:自述服药 1 剂后头晕开始缓解,诸症均有改善。测血压:105/60mmHg。上方麻黄减为 12g,细辛减为 6g,继服 4 剂。

三诊:诸症悉除,血压稳定在正常值下限。改用补中益气丸、金匮肾气片缓调巩固。

（黄淑芬案）

按语: 本案系低血压所致眩晕。治以麻黄附子细辛汤合补中益气汤加减。方中附子、人参、黄芪、炒白术、炙甘草温补阳气,麻黄、细辛、柴胡、升麻、桂枝升发清阳。现代药理研究表明,麻黄收缩血管,升压作用温和缓慢持久;人参、黄芪、细辛亦有升压之作用。全方共奏温补升阳、升高血压之效。

(三) 多寐

吴某,男,50 岁。2010 年 1 月 17 日初诊。糖尿病患者,形体肥胖,经口服二甲双胍等降糖药,血糖控制在 7.0mmol/L 左右。自述近半年来精神倦怠,终日昏昏欲睡,头晕而重,周身紧绷,酸软乏力,饮食二便正常,舌淡苔白腻,脉沉细滑。诊断:多寐。辨证:湿浊内蕴,阳气不振,治以温阳益气,燥湿化浊。

处方:麻黄 12g,制附片 20g^(先煎),细辛 6g,党参 30g,石菖蒲 12g,羌活 12g,防风 12g,陈皮 10g,半夏 12g,薏苡仁 30g,甘草 6g。4 剂,水煎服,每日 1 剂。

二诊:精神转佳,诸症均减,上方再进 4 剂。

(黄淑芬案)

按语: 本案多寐为阳虚湿困所致,治以麻黄附子细辛汤化裁。方中附子、党参温阳益气,石菖蒲、陈皮、半夏、薏苡仁燥湿化浊,麻黄、细辛、羌活、防风辛温疏散,启闭开窍,使神机流通,精神振奋,多寐自除。

(四) 急性支气管炎

邓某,女,58 岁,2018 年 1 月 5 日来诊。主诉:咳嗽咽痛 20 天。患者 20 天前因受凉出现咳嗽,西诊为急性支气管炎,服用抗生素、清肺化痰中药效果不佳。症见:咳嗽剧烈,夜间尤甚,痛苦不堪,痰黏稠色黄量多,流黄涕,量多,咽痛,口唇干,伴心悸、心累。询之口不渴,口不苦,长期便溏。舌尖红边暗,舌苔黄厚腻,左脉沉数,右脉滑数。此为痰热郁闭,阳气不通之咳嗽,治以清化痰热,温通阳气,施以柴芩温胆汤合麻黄附子细辛汤。

处方:陈皮 12g,法半夏 12g,茯苓 20g,枳壳 12g,竹茹 15g,滑石 18g,柴胡 15g,黄芩 12g,生甘草 6g,南沙参 20g,冬瓜仁 20g,瓜蒌仁 20g,生麻黄 6g,制附片 10g^(先煎),细辛 6g。4 剂。

二诊:诉服药后已不咳,流涕止,心悸、心累症状改善,舌苔黄腻,脉滑数,以上方去附子、细辛,再服 4 剂。半年后患者因他病来诊,告知二诊后诸症皆愈。

(叶俏波案)

按语: 患者咳黄痰、流浊涕,咽痛,口唇干,一派热象,但口不干不渴,心悸、心累,长期便溏,可知患者湿热为标,阳气不足为本。前用清肺化痰药物无效,且寒凉凝滞,反阻遏阳气,故以柴芩温胆汤解少阳枢机不利,气郁津凝,辅以麻黄附子细辛汤温经通阳,取效甚捷。对于一些缠绵不愈病证,从玄府郁闭论治,无论寒热,以小剂量麻黄附子细辛汤开通玄府,流畅气液,是王老宝贵的临床经验,多年临证沿用,屡试不爽。

九、麻黄升麻汤

【组成用法】

麻黄二两半,升麻一两一分,当归一两一分,知母十八铢,黄芩十八铢,葳蕤十八铢,芍药六铢,天门冬六铢,桂枝六铢,茯苓六铢,炙甘草六铢,石膏六铢,白术六铢,干姜六铢。上十四味,以水一斗,先煮麻黄一两沸,去上沫,内诸药,煮取三升,去滓,分温三服,相去如炊三斗米顷令尽,汗出愈。

【原书主治】

《伤寒论》:"伤寒六七日,大下后,寸脉沉而迟,手足厥逆,下部脉不至,喉咽不利,唾脓血,泄利不止者,为难治,麻黄升麻汤主之。"

【用方心法】

麻黄升麻汤可看作麻黄汤去杏仁、桂枝汤去姜枣、越婢汤去姜枣、理中汤去人参、白虎汤去粳米,合苓桂术甘汤和黄芩汤而来。方中寒温补泻兼施,药物较杂,历代医家对此颇多微词。从六经辨证角度入手,以药测证:麻黄、桂枝开太阳,宣散郁热;升麻、黄芩、知母、石膏清阳明之热;干姜、白术、茯苓、炙甘草温太阴之寒;当归、天冬、葳蕤、芍药补已损之阴血。从脏腑辨证角度来看,肺有实热者,以黄芩、石膏、知母清泄肺热,麻黄、桂枝、升麻升散郁热,兼以当归、天冬、葳蕤、芍药补肺阴,苦寒清热和辛温发散之药清而不燥;脾有虚寒者,以干姜、白术、茯苓、炙甘草温脾散寒,利水化饮。

黄老认为,《伤寒论》厥阴篇麻黄升麻汤一方不应被后世所疑非仲景方,认为该方为伤寒误下后正伤邪陷、上热下寒之证而设,病机重点在于上焦阳气郁遏,故方中以麻黄为君,升麻为臣,麻黄量用二两半,为方中石膏、芍药、天冬等药量的 10 倍,重在升举阳气,发越上焦郁热,而非发汗解表。

黄老在文末指出,仲景这种借用辛温升散以开泄郁热的经验已为后世的临床实践所证实,如东垣麻黄白术汤、升阳散火汤等,均可以认为是由本方演变而来,丰富和发展了中医对火热病证的治法,值得重视和进一步研究。

王老认为,麻黄升麻汤在《伤寒论》中用于治疗厥阴病邪陷阳郁、上热下寒、正虚邪实之证,该方以麻黄升麻为名,且用量独重,重在发越郁阳,兼顾虚实寒热之混杂,表里上下同治,寒热补泻并用,可使郁阳得伸,内陷之邪得以外透。王老临床以本方为基础随证化裁,用于功能性发热、慢性支气管炎、肺气肿、过敏性鼻炎、恶性肿瘤等诸多疑难杂症的治疗,收到较为满意的效果。

【验案举例】

(一) 反复发热

阳某,女,35岁,泸州某职业高中教师,2010年12月22日初诊。主诉:反复发热2个月,复发7天。患者3年前曾患重症肝炎,经重庆某军医大学附属医院治愈,但体质较差。2个月前因劳累后突发高热,体温最高达39.6℃。以为肝病复发,遂前往该院求治。经门诊收入住院,通过全面检查,实验室各项指标(包括血培养)均无异常,未能明确诊断,予西药对症治疗10余天后体温逐渐减退,出院返回泸州。7天前因较长时间步行后又出现发热,连日来体温在38.5~39.5℃波动不退,服用前述西药乏效,遂求中医诊治。诊见:发热,体温39.3℃,不恶寒,无汗,头昏,体弱乏力,右侧季肋下疼痛不适,口微渴,不思饮,舌苔薄白微腻,脉细数无力。中医诊断为内伤发热,证属气阴两虚,阳热怫郁。治宜益气养阴,开郁泄热。

处方:麻黄12g,当归12g,黄芩12g,升麻15g,天冬15g,柴胡30g,葛根30g,石膏30g,南沙参30g,黄芪25g,白芍20g,玉竹20g,甘草6g。2剂,水煎服。

二诊:服药后发热消退,体温正常,自觉体倦乏力,咽喉不适(无红肿),右肋疼痛。守上方去石膏、天冬,麻黄改用5g,加麦冬18g,桔梗12g,蒲公英30g,2剂。

三诊:右肋疼痛消失,体温正常,精神转佳,用补中益气汤加减调理善后。

2011年2月1日电话随访,称一直没有再发热,体力增强,生活质量明显提高。

(王明杰、黄淑芬合诊)

按语:本案患者因患重病后正气受损,脾气不足,气机阻遏,怫郁化热,形成虚实夹杂的内伤发热。一般内伤发热多为低热,本案发热高达39℃以上,加之过劳耗气而使郁热反复发作。由于脾虚清阳不升,故见头昏,四肢失养而乏力;因虚致郁,气机不畅引起右肋下疼痛不适;脉细数无力为气阴两伤。证属本虚标实,治应标本兼治,开泄郁热,益气养阴。麻黄升麻汤重在发越郁阳,兼顾虚实寒热之混杂,与本案颇为合拍。故略予化裁(去桂枝、干姜、茯苓、白术,加柴胡、葛根、黄芪、南沙参),借用以开通玄府之闭塞,解散阳热之怫郁,兼顾气阴之损伤。方中以风药麻黄、升麻、柴胡、葛根发越郁阳,宣散郁热;黄芪、南沙参、甘草补中益气;当归、白芍、天冬、玉竹滋阴养血;石膏、黄芩直折其火。全方标本兼顾,补中有泻,升降相因,尤其麻黄开泄力甚强,使郁发的高热迅速消退,收到"一剂知、二剂已"的卓越效果,彰显出风药对于此类发热不可或缺的重要性。

(二)慢喉痹

李某,男,41岁,2008年11月8日初诊。初诊:患者素有慢性咽炎与慢性肠炎宿疾,近1月来咽喉疼痛不适,服多种中成药无效。现咽喉干痛,有异物感,咳嗽痰稠,不易咳出,口渴欲饮,腹隐痛,肠鸣,大便稀溏,每日2~3次,舌尖红,苔白腻,脉细滑。诊断:慢喉痹。证属上热下寒(郁热伤阴,脾阳不振)。当治以清上温下。

处方:麻黄6g,升麻15g,白芍25g,石膏20g,知母12g,黄芩12g,玉竹15g,麦冬15g,干姜6g,白术12g,茯苓20g,丹皮15g,桔梗12g,炙甘草6g。3剂,水煎服。

二诊:服药后咽部疼痛明显改善,咳嗽减轻,大便次数减少,仍不成形。上方去石膏、知母,加葛根30g,山药30g,3剂,水煎服。

(黄淑芬案)

按语:上热下寒之证临床并不少见,麻黄升麻汤常有用武之地。本例郁热伤阴津致喉痛干上,寒湿困脾阳而腹痛泄泻于下,黄老治以麻黄升麻汤加减(去当归、桂枝,加桔梗、丹皮,麦冬易天冬),二诊更加葛根、山药,寒温并用,通补兼施,清上温下,使郁热散,寒湿除,阴津复,脾阳振,则诸症可愈。

十、侯氏黑散

【组成用法】

菊花四十分,白术十分,细辛三分,茯苓三分,牡蛎三分,桔梗八分,防风十分,人参三分,矾石三分,黄芩五分,当归三分,干姜三分,川芎三分,桂枝三分。上十四味,杵为散,酒服方寸匕,日一服。初服二十日,温酒调服,忌一切鱼肉大蒜,常宜冷食,六十日止,即药积在腹中不下也。热食即下矣,冷食自能助药力。

【原书主治】

《金匮要略》:"治大风,四肢烦重,心中恶寒不足者。"

【用方心法】

侯氏黑散方中重用菊花清利头目、平肝息风为君,配合防风、桂枝、细辛、川芎祛风通络,黄芩、牡蛎清热潜阳,矾石、桔梗涤痰,当归和川芎活血,人参、茯苓、白术、干姜温中健脾。诸药相伍,体现治寒、治热、治虚、治实俱备,外风、内风兼治的用药法度,为仲景治中风之首方,但因原文叙证简略,后世或认为非仲景方而弃之,致后世使用本方者甚少。

王老在临证使用中体会,本方为中阳不足、气血亏损之人受风邪入中、致痰瘀阻络而设。全方有"益气活血,祛风化痰之功",故王老常运用此方治疗急性脑血管疾病和慢性单纯性青光眼。

既往对侯氏黑散的质疑,一是认为用药太杂,寒热补泻并存;二是认为内外不分,祛风息风混用。在很大程度上限制了其临床运用。然而中风的发生,原本因素复杂,内风外风,更难截然分开。本方寒热并用,内外同治,用之堪称合适。在临证中辨清孰轻孰重就能得心应手。

常用加减:方中矾石,古有青矾、白矾、黄矾、黑矾、绛矾五种。原方所用为黑矾之类,其粉末色黑,故名黑散。后世多用白矾(明矾)入药,取其燥湿化痰之功。现代认为本品含铝离子,过量摄入对人体有一定影响。对于需要长期服用的慢性病例,王老师常以半夏或天竺黄代之。人参一味,可酌情选用党参、沙参或太子参。此外,王老经验,本方用于脑血管病症与青光眼时,常加入全蝎一味以增强其治风作用,有助于提高临床疗效。

此外,原书在服法方面,采用初服侯氏黑散二十日,用温酒调服的方法,意在使药物迅速发挥、填充皮毛肌腠的空窍;而后冷食之六十日乃图缓治,意在药积在腹中,下填补人体最大空窍。总体而言,都是为了增强塞空窍之功,学者得其意即可,临床运用视风邪为病和脏腑虚损具体情况而定,毋需死守用法。

【验案举例】

(一) 脑梗死

陈某,男,68岁。2003年3月7日初诊。患者10天前因夜卧当风,晨起突发口眼㖞斜,舌强语謇,右侧肢体活动障碍。经CT诊断为脑梗死,西医治疗一周后病情减轻,因经济原因要求出院,改中医治疗。诊见:身体肥胖,面色无华,舌强不灵、言语不清,伸舌歪向右侧,口角流涎,右侧肢体活动障碍,伴肢体麻木及感觉迟钝,手足厥冷,腰膝酸软无力,食少便溏,舌淡红,边有齿痕,苔白腻,脉沉细。中医诊断:中风(中经络)。证属气血亏虚,风邪入中,痰瘀阻络。治以益气养血,祛风通络,涤痰化瘀。

处方:菊花20g,白术12g,牡蛎30g,茯苓12g,党参15g,当归12g,细辛9g,

桔梗 12g,川芎 12g,防风 12g,黄芩 12g,干姜 9g,桂枝 9g,明矾 3g^(冲服)。3 剂,水煎服,每日 1 剂。

二诊:口角流涎减少,饮食略增,上方加黄芪 20g,再进 3 剂。

三诊:言语较前清晰,自觉上下肢渐有力,患者要求此方长期服用,乃以初诊方去明矾,加天竺黄 6g,全蝎 3g,细辛减为 5g,6 剂。嘱将各药粉碎,取细末和匀,每服 5g,开水冲服,1 日 3 次。

四诊:服药 28 天后,舌已不强,肢麻消失,上下肢活动自如,能扶杖步行。再予上方 5 剂作散剂巩固治疗,一个月后恢复如常人。

(王明杰案)

按语:脑梗死属中医学"中风"范畴,一般以痰、瘀、风、火及正虚为其病理基础,王老认为关键在于瘀血闭阻脑络,脑之玄府不利。治疗当以开通玄府为主,采用活血化瘀,兼以涤痰、清肝、潜阳、息风,并注意培补正气,顾其根本,其中尤为重要是祛风药的正确使用。至于祛风药,唐宋以前运用甚多,金元以后因"内风说"的兴起而渐被摒弃,近代一度视为禁忌。其实,祛风药不独治风,而且治气(调畅气机)、治血(活血通络),功擅开通经络窍道,开发郁结闭塞。因此,风药在中风病的治疗中有着他药不可替代的作用,对出血性和缺血性中风皆宜。侯氏黑散用于脑梗死之本虚标实、痰瘀风火兼夹为患者,标本兼顾,面面俱到,疗效肯定,但需要长期服用以竟全功。《金匮》原方作为散剂,正是便于患者长服。

(二) 青光眼

吴某,女,41 岁。2001 年 9 月 5 日初诊。双眼胀痛,干涩不适,视物模糊、视物疲劳 1 年余。西医诊断为慢性单纯性青光眼,已做抗青光眼手术 3 月余,术后一直滴用噻吗洛尔眼液,眼压略有下降,眼痛稍减,仍视物疲劳、不能久视,伴头痛头晕,神倦纳差,舌质淡,苔薄白腻,脉细弱。检查:视力左 0.4,右 0.6,眼压左 26.2mmHg,右 25.4mmHg。中医诊断:青风内障。证属中阳不足,风邪上扰,神水瘀阻;治宜温中健脾,祛风通络,活血利水。

处方:菊花 20g,白术 10g,细辛 6g,茯苓 15g,牡蛎 30g,桔梗 10g,防风 10g,太子参 20g,半夏 10g,黄芩 10g,当归 10g,干姜 6g,川芎 10g,桂枝 10g。3 剂,水煎服。继续滴用噻吗洛尔眼液。

二诊:服药后,眼胀痛及干涩均有所减轻,守上方继进 3 剂。

三诊:自觉眼部诸症继续缓解,精神、食欲转佳。为便于长期服用,上方去半夏、干姜,加天竺黄 6g,全蝎 3g,以 10 倍剂量交由西南医科大学附属中医医院制剂室加工制作胶囊,每粒 0.4g,每服 4 粒,一日 3 次,温水送服,同时停用噻吗洛尔眼液。

10 月 15 日四诊:服用胶囊一月,眼部自觉症状皆除,连续用眼 2 小时亦不感到疲劳。视力左 0.6,右 0.8。眼压左 19.6mmHg,右 18.2mmHg。此后患者常以此方制作胶囊或蜜丸服用,随访 3 年,病情稳定。

（王明杰案）

按语： 青光眼在中医学中属"五风内障"范畴,由于情志内伤、痰湿内停、津液耗损、久病正虚、外邪侵袭或跌仆损伤等因素,导致气血失和,经脉不利,目中玄府闭塞,气滞血瘀,神水瘀阻而发病。中医治疗通过调节相关脏腑功能,疏通经络玄府,使目中气血津液流畅,功能恢复而达到消除疾病目的,临床多采用活血利水、疏肝理气、健脾渗湿、滋补肝肾及潜阳息风等法。王老师特别强调风药在本病中的应用,侯氏黑散本方治风、治痰、治血、治水并用,颇为切合青光眼窍闭络阻、气滞血瘀、神水瘀阻的病机,借用于青光眼患者的治疗,收到良好效果。

第二节　名方发挥

一、川芎茶调散

【组成用法】

薄荷叶八两,川芎、荆芥各四两,细辛一两,防风一两半,白芷、羌活、甘草燚各二两。上为细末,每服二钱,食后,茶清调下。

【原书主治】

《太平惠民和剂局方》:"治丈夫、妇人诸风上攻,头目昏重,偏正头疼,鼻塞声重;伤风壮热,肢体烦疼,肌肉蠕动,膈热痰盛;妇人血风攻注,太阳穴疼,但是感风气,悉皆治之。"

【用方心法】

川芎茶调散为治头痛之名方,头痛多见于血管性头痛,其痛剧不解者又称为"头风"。因于外感者虽有兼寒、兼热、兼湿之不同,但均以风邪为主;因于内伤者,或阳气偏亢,或虚火上炎,或痰瘀阻滞、最终导致风气上扰,此即"内伤夹风"。前人治头痛用风药有相当的广泛性,明代李中梓《医宗必读》中还对头痛用风药的机理作了阐述:"头痛自有多因,而古方每用风药者何也? 高巅之上,惟风可到,味之薄者,阴中之阳,自地升天者也,在风寒湿者,固为正用,即虚与热亦假引经。"川芎茶调散中,川芎辛温香窜,为血中气药,上行头目,善于祛风活血而止头痛,长于治少阳、厥阴经头痛,《神农本草经》谓其"主中风入脑头痛",为治诸经头痛之要药;羌活、白芷疏风止痛,其中羌活长于治太阳经头痛,白芷长于治阳明经头痛;细辛祛风止痛,防风辛散上部风邪,薄荷、荆芥之辛散上行,以助疏风止痛之功,其中,薄荷用量独重,以其之凉,以制其他风药之温,使疏散风邪而不致过于温热,是以风为阳邪,易于化热化燥之故。服时以清茶调下,取其苦凉轻清,清上降下之用。本方集众多风药于一方,分经论治,共奏疏风止痛之功。

王老在颅脑损伤的临床治疗中,十分重视治风的问题,并在长期实践中观察到风药、虫药等治风之品,在治疗中具有不可替代的作用。常用川芎茶调散加虫药(全蝎、地龙、蜈蚣、水蛭、僵蚕、土鳖虫等)和黄芪治疗颅脑损伤,并提出在治疗中应注意以下几点:

1. **风药的应用** 细辛、白芷、防风、川芎等风药的应用要贯彻始终,如遇外感尚需加重。尤其细辛一味,水煎服需用10g以上效果才好。

2. **虫类药物的运用** 水蛭、全蝎、蜈蚣等虫类药物活血通络、攻坚散结、搜剔通透之力甚强,用于脑外伤后遗症瘀血阻络、经脉不通等症,确有良效,但宜适当配伍健脾益气扶正养阴之品,以免耗损正气、腻胃伤中。

3. **黄芪的运用** 黄芪为益气升阳、扶正固本、健运中焦、升清降浊之要药,亦为脑外伤后遗症之良药。只要患者有气虚脉弱无力征象即可应用黄芪,但其用量要大,一般用30g以上才能取得良好疗效。

辨证加减:风寒头痛加藁本、细辛;瘀血头痛加桃仁、红花;肾虚头痛加山萸肉、枸杞子;血虚头痛加生地、当归;痰浊头痛加半夏、天麻。顽固性头痛可加马钱子。

【验案举例】

(一)血管性头痛

赵某,男,58岁,干部。偏左侧头痛反复8年余,屡用中西药物、针灸等治疗,痛剧时曾住院2次,未能根治。近来偏头痛加剧,痛连及左目眶,筋肉跳动,坐卧不安,少气乏力。察舌质红,苔薄白,脉弦细,做脑CT排除占位病变。诊为血管性头痛。辨证属血虚风侵,瘀血阻络,治以祛风通络,养血活血。

处方:川芎30g,葛根30g,白芍30g,当归12g,生地20g,延胡索12g,羌活12g,白芷12g,地龙12g,僵蚕12g,甘草6g。3剂,水煎服。

二诊:疼痛明显缓解,上方去地龙,加蜈蚣、全蝎,制作丸剂,每服9g,一日3次。服用1月后病愈,随访一年未复发。

(王明杰案)

按语:该案患者偏头痛8年,疼痛剧烈,为头风无疑。风寒湿三气杂至,阻滞头部经脉,则见经脉拘急挛缩。"高巅之上,惟风可到。"拟川芎茶调散治疗头风,且重用川芎、葛根,取风药"升、散、透、窜、通、燥、动"之特性,开发郁结,祛邪外出。重用白芍缓急止痛,并加地龙、僵蚕以通络剔邪,正如叶天士所云:"每取虫蚁迅速飞走诸灵,俾飞者升,走者降,血无凝着,气可宣通。"运用虫类药可迅速开通玄府,而收到事半功倍的效果。

(二)中风先兆

谢某,男性,46岁,2004年4月12日初诊。素有高血压病史。近2日来感头目阵阵眩晕、视物不清,左手时时欲颤,测血压180/100mmHg。王师认为,此属中风先兆,辨证为风邪入中,风邪与气血相互纠结为患,流窜经脉,上扰清空。治宜疏风散邪,通窍透络。

处方:川芎、荆芥、羌活、防风各10g,蝉蜕、丹参各15g,白芍、葛根各30g,蜈蚣2条^(研末冲服),全蝎5g^(研末冲服)。3剂,水煎服。

二诊:眩晕、手颤症状减轻。继续服用6剂。

三诊:上述诸症均得以消除。嘱患者坚持正规服用降压药。

(王明杰案)

按语:中风先兆是指中风前的一些先兆症状,又称为"小中风",大多医家均认为中风先兆为肝风内动,夹痰夹火流窜经络所致,治疗上多采用平肝息风、重镇潜阳、滋补肝肾之法。王老认为,中风先兆为风邪入中,上扰清窍,脑络不利所致。因其起病急骤,与风善行多变的特性相符,且《内经》有云:"风者,百病之始也。"风邪外袭,留滞脉络,与气血胶结不解,导致气滞血瘀络阻。病既从风而得,理应由风而解。王老拟疏风散邪、活血通络之大法,施以川芎茶调散加减,本方集辛散祛风之品与虫类药于一方,重用疏风药,应用时宜微煎,取其轻清灵动之气而疏散风邪。对于中风先兆病症,风药与通络之虫类药合用,不仅协同增效,尤能引药上行,所谓"高巅之上,唯风可到"。验之临床,确非虚语。

二、败毒散

【组成用法】

柴胡、前胡、川芎、枳壳、羌活、独活、茯苓、桔梗、人参、甘草各三十两。上为粗末。每服二钱,水一盏,加生姜、薄荷各少许,同煎七分,去滓,不拘时服,寒多则热服,热多则温服。

【原书主治】

《太平惠民和剂局方》:"伤寒时气,头痛项强,壮热恶寒,身体烦疼。及寒壅咳嗽,鼻塞声重;风痰头痛,呕哕寒热。"

【用方心法】

败毒散又名人参败毒散,虽然以人参冠名,但以风药为主,这是一张看似平常,却为历代临床广泛运用的方剂。清代名医喻嘉言称此方为"风湿热三气门中推第一",并创"逆流挽舟"之法以治痢。王老指出,其法所针对的不是初起伴风寒表证的痢疾,而是表邪内陷于里,肠道壅滞,气血失调而致的痢疾,主张仍当由里出表,犹逆水中挽其狂澜,倒转舟行。所谓"逆挽",意即逆表邪内陷之势,挽其邪转出于外。如果以为痢疾必兼有外感表证才可投用,就限制了其应用范围,亦非喻嘉言倡导该法之本意。是方虽以风药为主,但着眼点却不在祛风解表,而是借助其辛散透达之力,升举清阳,鼓荡阳气,托举邪气外解;同时风药又有调畅气机、活血除湿作用,兼顾体内气血津液的调畅。大队风药的运用是这一治法的精髓所在。凡下痢阳气下陷,或脾胃阳气受遏,寒湿积滞不化,气机升降失序,采用常法乏效者,不论患者有无恶寒发热之表证,均可投以败毒散,于"逆流中挽舟楫上行"而收痢止里和之效。

此方除了扶正发散祛邪,用治气虚外感风寒湿邪之证外,还有疏通经络、通行上下、调畅气机、拔毒外达之功,故名之曰"败毒",其败毒机理,全在于发散开玄,其应用并不限于外感表证,所败之毒,也不限于寒湿之毒,还可以是湿毒、郁火、热毒。如用治牙龈炎、带状疱疹、流行性腮腺炎、口腔颌面部炎症、盆腔炎等。如去人参、薄荷、生姜,加荆芥、防风,则为明代《摄生众妙方》所载之荆防败毒散,主治"疮肿初起",后世常用治外感风寒湿邪而正气不虚之表证及疮疡、瘾疹。清代何景才盛誉:"余治疮科,每自初起至未见通脓之先,或下部阴阳结滞,湿郁不通等患,用以荆防败毒散,移深居浅,转重为轻,多功少害,绵溃肿毒不可缺也。……发散助气,则能败毒散邪也。毒邪乃阳气之贼,表气通则毒邪难入,阳气盛而毒邪自减。"(《外科明隐集·仙方活命饮、神授卫生汤不如荆防败毒散论》)

王老常将此两方用治疮痈肿毒、皮肤痒疹及各科疑难杂症,并指出,人参败毒散与荆防败毒散组成与功效类似,区别在于人参一味,气虚体弱者不可少,体质不虚者可用可不用。

【验案举例】

（一）肠易激综合征

张某,男,32岁,2010年4月29日初诊。近3年来经常腹痛腹泻,其发作与饮食、情绪相关。西医诊断为肠易激综合征,西药疗效不如人意。此次因2日前进食生冷,腹泻日4~5次,腹胀痛,泻后痛减,畏寒乏力,不思食,舌淡苔白滑,脉濡缓。诊断:泄泻。辨证:寒湿困脾。治may以散寒燥湿,理气和中。予荆防败毒散合平胃散加减:荆芥12g,防风12g,羌活10g,葛根30g,柴胡12g,苍术12g,厚朴12g,陈皮10,茯苓25g,木香12g,白芍30g,炙甘草6g,生姜12g。2剂,水煎服。

二诊:服药后腹痛腹泻明显减轻,大便每日2次,尚不成形,胃纳欠佳。上方去木香、白芍,加山药20g,砂仁8g,3剂。

半年后因感冒来诊,言腹泻一直未复发。

（黄淑芬案）

按语:本案投以荆防败毒散合平胃散加减,既运脾燥湿,更通畅气机、调津活血。可见"逆流挽舟"法并不局限于治疗痢疾,凡脾胃阳气受遏,或寒湿积滞不化,气机升降失序,常规治疗疗效欠佳者,均可取风药辛散芳香之性,复脾升清之性以醒脾,使玄府开,气液流行,则脾胃功能健旺使湿浊自化。

（二）舌烫舌痛

韦某,男,56岁。2015年6月12日初诊,主诉:舌烫舌痛2年余,近月来又增胃痛不定时频发,曾服中药数月无效,舌暗,裂纹舌,伴瘀斑,苔白腻剥脱,脉浮微紧,中取细涩,重按弱。西诊为慢性非萎缩性胃炎。此为寒邪凝滞,治宜温经散寒,通玄开闭。

处方:羌活6g,独活10g,柴胡15g,川芎6g,生晒参6g,茯苓15g,白术12g,炙甘草6g,大枣4枚,生姜15g,制附片6g,生麻黄3g,细辛3g,桂枝12g。6剂,水煎服。

二诊:病人欣喜来告,困扰两年余的舌烫舌痛已消失,胃痛缓解明显,偶隐痛。舌象较前有所变化,舌苔薄白满布,脉浮,中取濡缓,重按弱。拟败毒散合痛泻要方加减:羌活6g,独活10g,防风12g,黄芪15g,生晒参5g,炒白术15g,茯苓15g,法半夏12g,柴胡10g,白芍15g,炒陈皮10g,炙甘草6g,大枣4枚,生姜15g。6剂。

三诊:服药后胃痛止,因患者住处较远,后未来诊,其女两月后因病就诊,转达韦某谢意,言舌烫舌痛无复发。

（叶俏波案）

按语：本案舌烫舌痛，舌暗，伴瘀斑，脉细涩，前医诊为瘀血阻滞，施以血府逐瘀汤，乍一看貌似切中病机，但其忽略了"脉浮微紧"，此为寒邪凝滞，治宜温经散寒，通玄开闭。足少阴之脉挟舌本，加之患者胃痛频发，故选用败毒散合麻黄附子细辛汤化裁。败毒散辛散疏风，行气活血，开通玄府，振奋阳气，鼓舞气血周流，麻黄附子细辛汤温散兼施，通补并用，彻内彻外，能上能下，可升可降，两方合用，凝滞得散，气血流通，则舌烫舌痛可愈。

（三）痤疮

林某，男，15岁，2018年10月5日来诊，主诉：面部痤疮3月余，曾服诸多清热方剂无效。症见：两侧面颊痤疮紫红量多，脓疱密集，睹之骇人，纳眠可，大便干，两天一次，舌红苔薄黄，脉弦。此为邪毒郁于皮肉之间，当调畅气血，祛除毒邪。

处方：羌活6g，独活6g，柴胡15g，川芎10g，前胡10g，薄荷6g，茯苓15g，炙甘草6g，桔梗10g，枳壳10g，生晒参6g，僵蚕10g，姜黄10g，蝉蜕6g，酒大黄6g。6剂，水煎服。

二诊：痤疮明显好转，仅余零星脓疱，纳眠可，舌尖红苔薄黄，脉浮滑，宜托里透毒，祛除余邪，处方：川芎10g，白芷10g，柴胡15g，薄荷6g，桔梗10g，甘草6g，党参15g，南沙参24g，黄芪20g，皂角刺10g，赤芍10g，归尾6g，连翘12g，薏苡仁30g。6剂。

半年后随访：二诊后痤疮已愈。

（叶俏波案）

按语：本案痤疮色红量多，脓疱密集，一派瘀热之象，为毒邪蕴结，气血凝滞皮肉之间所致，治疗以祛除毒邪，疏通气血为基本大法。风药辛散开冲，透达走表，宣通肌表营卫气血运行，能使肌肉间郁滞的邪毒透泄于皮肤之外，现代研究亦证明祛风解表药能扩张周围小血管，增强外周循环，故对于皮肤、腠理、肌肉等体表部位的血瘀或热毒具有重要作用，所谓"汗之则疮已"，亦是"治血先治风"之实例。

三、泻青丸

【组成用法】

当归、龙胆草、川芎、栀子、大黄、羌活、防风。等分为末，炼蜜为丸，鸡头大，每服半丸至一丸，煎竹叶汤同砂糖温水化下。

【原书主治】

《小儿药证直诀·诸方》:"治肝热搐搦,脉洪实。"

【用方心法】

泻青丸为宋代著名儿科医家钱乙所创制之名方,后世医家皆以本方为治疗肝热动风而致搐搦等症之要方。如明代儿科名医万密斋在《幼科发挥》中说:"诸风搐搦,牵引喎斜,皆肝之病也,宜泻青丸主之。"又云:"祖训治急惊风,只用泻青丸、导赤散。"清代儿科专著《幼幼集成》中赞此方为"截风定搐之第一神方也"。又有将其用治肝热所致目赤红肿者,如《证治准绳》载:"眼赤暴发肿,散热饮子,泻青丸。"

肝为风木之脏,性喜升发,内寓相火,易郁易热,最易化火生风。泻青丸全方以龙胆草、大黄、栀子苦降清火,通腑泄热,使实火从二窍而出;辅以当归养血柔肝,与泻火之品合用,寓补于泻。"肝欲散,急食辛以散之",川芎、羌活、防风辛散上行,旁达肌肤,既可开郁,又能散邪,正合"火郁发之""木郁达之"之意,与降泻药并用,使得降中有升,舒而平之,升降相因,相得益彰。

泻青丸从肝的生理病理特点出发,集清、泻、散、补于一身,重在上下分消肝经郁热,历代医家灵活用于肝经热盛所致诸病。王老认为,该方具有升降相因、刚柔相济、寒温并用、中正平和的特点,在性味上苦辛寒温润燥相合,药势上表里上下前后分消,功效上能泻能补能散能收,泻肝而不伤肝气,升散而不助火势,可谓泻肝之良方。尤其适用于血管神经性头痛、失眠、带状疱疹、高血压、目赤肿痛、小儿高热惊厥、多发性抽动症、小儿夜啼、睡眠障碍等属肝经郁火者。

【验案举例】

(一)脱发

林某,男,37岁,2013年5月6日初诊。脱发1年余,加重3月。患者形体较肥胖,头顶数处光秃无发,头发油腻,头屑较多,不时瘙痒,头涨痛,心烦,口干苦,小便短黄,大便秘结,舌红苔黄腻,脉弦数。证属肝胆湿热,上蒸头皮,玄府闭塞,发失所养。治宜清热利湿,开玄固发,方用龙胆泻肝汤合泻青丸加减。

处方:柴胡9g,龙胆草5g,黄芩12g,栀子12g,酒大黄12g,防风9g,羌活6g,川芎9g,丹皮15g,当归9g,薏苡仁30g,蝉蜕6g,僵蚕9g,生侧柏叶15g,甘草6g。6剂,水煎服。

二诊:头涨痛,口干苦有所减轻,大便通畅,上方酒大黄减为8g,6剂。

三诊:头屑及头发脱落较前减少,瘙痒缓解,头涨痛亦消除,但脱落处无新发生长。上方加全蝎3g,蜈蚣1条。6剂,制水丸服,每次10g,每日3次。另用生姜切片外搽头皮脱发处,每日 2 次。

四诊:脱发停止,脱落处长出稀疏毛发。继用上方 6 剂,制水丸服。两月后电话告知,毛发基本长齐。

(王明杰案)

按语:本例属于斑秃。患者平素嗜食肥甘厚味,体内蕴湿生热,上蒸颠顶,闭塞头皮玄府,精血失于濡养,以致毛囊萎缩而导致脱发。王老用龙胆草、黄芩、栀子、酒大黄、薏苡仁清泻肝胆湿热,当归、丹皮、侧柏叶养血凉血,妙在小剂量柴胡、防风、羌活、川芎等风药及蝉蜕、僵蚕、全蝎、蜈蚣等虫药开通玄府,引领诸药共奏清热利湿、固发生发之功。王老认为,虫类药水煎有效成分难以充分溶解,以研末冲服为宜。脱发治疗周期较长,故常由制剂室代为加工制作水丸,以便患者常服久服,巩固疗效。

(二)痤疮

周某,男,19 岁,2013 年 2 月 2 日初诊。主诉:面部痤疮 2 年余,曾用多种中西药内服外治,均只能暂时缓解。去年到澳门上大学,生活环境改变,痤疮发作益甚。寒假返泸,特来院诊治。症见:双侧面颊、下颌及胸背部生长红色丘疹与结节,并有少数脓疱、红肿微痒,口苦咽干,烦躁不安,大便结燥,舌尖红苔黄,脉弦滑。辨证属肝胃郁热,痰瘀互结,治以化痰活血,开郁泄热,泻青丸合五味消毒饮加减。

处方:羌活 10g,防风 10g,当归 10g,栀子 12g,丹皮 12g,龙胆草 5g,蒲公英 30g,野菊花 10g,连翘 12g,夏枯草 20g,半枝莲 15g,甘草 6g,酒大黄 10g。3 剂,水煎服。嘱忌辛辣刺激之品。

二诊:大便通畅,痤疮红肿减轻,上方羌活、酒大黄减为 6g,加浙贝母 12g,7 剂。

三诊:未见新发皮疹,要求带药到学校继续服用,遂处丸药方:荆芥 10g,白芷 6g,连翘 12g,栀子 12g,丹皮 12g,黄芩 12g,蒲公英 20g,半枝莲 15g,夏枯草 20g,莪术 15g,王不留行 20g,土鳖虫 10g,全蝎 3g,浙贝母 12g,牛蒡子 12g,海藻 10g,甘草 6g。7 剂,制水丸服。

三个月后其母来院言患者服用丸剂后,皮疹逐渐消退,要求再制两月丸药寄去。乃予上方 6 剂,制水丸,用量从一日 3 次改为一日 2 次。

患者暑假回家来院复查,面部仅有少数结节未愈,嘱少食辛辣刺激之品,常以金银花、菊花、苦丁茶等泡水代茶服用。

(王明杰案)

按语：痤疮青年多发，好发颜面，影响美观，对患者心理亦有不良影响。本例因求学澳门，气候较泸州热，饮食不习惯，作息不规律，肝胃郁热之象明显，故当以火热为核心进行治疗，但并非一味清热解毒。两方中除用芩、连、栀、翘、公英等寒凉清泻火毒外，配伍羌、防、荆芥、白芷等发散开玄以透郁热，全蝎、土鳖虫入络搜剔以散结滞；更以莪术、王不留行活血化瘀，海藻、浙贝、夏枯草化痰散结。诸药合用，共臻其功。

四、防风通圣散

【组成用法】

防风半两，川芎半两，当归半两，芍药半两，大黄半两，薄荷半两，麻黄半两，连翘半两，芒硝半两，石膏一两，黄芩一两，桔梗一两，滑石三两，甘草二两，荆芥一分，白术一分，栀子一分。上为末，每服二钱，水一大盏，生姜三片，煎至六分，温服。

【原书主治】

《黄帝素问宣明论方》："风气壅滞，筋脉拘卷，肢体焦痿，头目昏眩，腰脊强痛，耳鸣鼻塞，口苦舌干，咽嗌不利，胸膈痞闷，咳呕喘满，涕唾稠黏，肠胃燥热结便，溺淋闭，或夜卧寝汗，切牙睡语，筋惕惊悸，或肠胃怫郁结，水液不能浸润于周身，而但为小便多出者。或湿热内郁，而时有汗泄者。或因亡津液而成燥，淋闭者。或因肠胃燥郁，水液不能宣行于外，反以停湿而泄。或燥湿往来，而时结时泄者。……或风热走注，疼痛麻痹者。或肾水真阴衰虚，心火邪热暴甚而僵仆。或卒中，久不语。或一切暴喑而不语，语不出声。或暗风痫者。或洗头风。或破伤、或中风，诸潮搐，并小儿诸疳积热。或惊风积热。伤寒、疫疠而能辨者。或热甚怫结，而反出不快者。……兼消除大小疮及恶毒。兼治堕马打扑伤损疼痛。或因而热结，大小便涩滞不通，或腰腹急痛，腹满喘闷者。"

【用方心法】

防风通圣散是刘完素治疗火热病证的代表方，原书主治甚多，均属阳气怫郁，热邪壅盛。刘氏认为，阳热怫郁则玄府闭密，玄府闭密又加重阳热怫郁，故清泄火热之中，不离开通玄府。本方蕴含了多种开玄治法，其中防风、麻黄、荆芥、生姜、薄荷、桔梗等风药辛散宣发，具发散开玄之力，与石膏、连翘、栀子、黄芩之辛苦寒清泄配合，共臻开玄泄热之功。刘氏云："且如一切怫热郁结者，不必止以辛甘热药能开发之……夫辛甘热药皆能发散者，以力强开冲也，然发之不开者，病热转加也……是故善用之者，须加寒药。"大黄、芒硝荡涤肠胃，使热从大便而去,并有通下开玄之功。滑石淡渗利窍,在方中用量最大,不仅导热从小便而去,且有渗利开玄之功。当归、芍药、川芎养血活血,白术、甘草健脾益气,兼顾人体气血的涵养,有助于玄府的畅通。

总之,防风通圣散充分体现了刘完素治疗火热病的学术思想,方中汗、下、清、利四法同用,上、中、下三焦并治,历代医家灵活用于内、妇、儿、五官、皮肤等科多种病证,应用范围甚广。王老认为,从开通玄府的角度来认识防风通圣散,该方具有解表、清里、宣上、通下之功,能开通在上、在下、在表、在里之玄府郁闭,调畅全身气血津液的运行而却病防病,故云:"有病无病,防风通圣。"尤其适用于表里郁热俱盛的各种外障眼病。

【验案举例】

(一)睑缘炎

汪某,男,52岁。2011年5月28日就诊。患睑缘炎近1年,睑缘赤烂,生眵胶黏,痒涩羞明,时轻时重,口渴心烦,小便短赤,大便干结。舌红苔黄厚腻,脉滑数。长期服用龙胆泻肝片、三黄片等效果不佳。证属风湿热邪郁结睑弦,治宜祛风胜湿,开玄泄热。

处方:防风12g,荆芥12g,连翘12g,麻黄9g,薄荷9g,川芎12g,当归12g,赤芍15g,栀子9g,生大黄6g,黄芩12g,升麻12g,僵蚕12g,白鲜皮15g,甘草6g,滑石12g。3剂。每日1剂,水煎3次,前两煎分3次内服,第3煎熏洗双眼,并用毛巾浸药液湿敷眼睑,每日2次。药后诸症明显减轻,大便畅通微溏,生大黄改为酒大黄,再进7剂。患者坚持治疗半月,病告痊愈。

(王明杰案)

按语:防风通圣散集中了多种开通玄府之法,不仅能分消表里上下之邪,而且能开通全身内外之玄府,条达气机,发越郁火,流畅津液,开泄郁结,恢复和保持人体气血津液精神的正常运行,气血和畅,外障眼病自愈。

(二)高脂血症

陈某,男,40岁,2017年10月10日初诊。患者平素喜食肥甘厚味,常饮白酒啤酒,近年来体重日增,上月查体:甘油三酯9.0mmol/L、总胆固醇8.6mmol/L、低密度脂蛋白6.5mmol/L,高黏血症。彩超:中度脂肪肝。血压:138/90mmHg。因不愿服西药降血脂,特来要求服中药。观其形体偏胖,面色黯红,自述时感头晕痛,口干苦,多食易饥,大便秘结,小便短黄,舌红苔黄厚腻,脉弦滑。辨证属三焦郁热,痰浊瘀积,治以开玄泄热,化瘀泻浊。

处方:防风12g,荆芥12g,麻黄6g,薄荷10g,当归12g,川芎12g,赤芍15g,

生大黄 6g,滑石 20g,石膏 25g,黄芩 12g,栀子 12g,桔梗 12g,泽泻 15g,荷叶 12g,决明子 20g。7 剂,水煎服。

二诊:头晕痛减轻,大便微溏,每日 2~3 次,苔薄黄腻,脉弦滑。患者提出制作丸剂长期服用。处方:防风 12g,荆芥 12g,麻黄 6g,薄荷 10g,当归 12g,川芎 12g,赤芍 15g,酒大黄 9g,滑石 12g,石膏 15g,黄芩 12g,栀子 12g,桔梗 12g,泽泻 15g,薏苡仁 20g,荷叶 12g,生山楂 15g,决明子 15g,水蛭 3g。8 剂,制水丸,每次 10g,一日 3 次。嘱忌酒,节制饮食,增加运动。

三诊:服丸药 50 天后来诊,自觉身体状况改善,体重减 4kg,查血脂:甘油三酯 2.1mmol/L,总胆固醇 7.0mmol/L,低密度脂蛋白 4.5mmol/L,彩超示轻度脂肪肝。续用上方 8 剂,制水丸服。2 个月后复查血脂正常。

（王明杰案）

按语:防风通圣散融发散开玄、通下开玄、渗利开玄、清泄开玄多法于一身,可使周身内外气血宣通,可祛外来及内生之浊邪,日本汉方家认为,该方通过发汗、利尿、通大便等使诸毒排泄而起到解毒的作用,可广泛应用于肥胖体质、高血压、糖尿病属实证体质者。日本学者措辞虽不同,但从开通闭塞、调节气机升降出入的角度解读防风通圣散,均可谓深得河间用药之旨趣,他山之石,可以攻玉也。

五、九味羌活汤

【组成用法】

羌活一两半,防风一两半,苍术一两半,细辛五分,川芎一两,香白芷一两,生地黄一两,黄芩一两,甘草一两。上㕮咀,水煎服。若急汗,热服,以羹粥投之;若缓汗,温服之,而不用汤投之。

【原书主治】

《此事难知·易老解利法》:"经云:有汗不得服麻黄,无汗不得服桂枝,若差服,则其变不可胜数,故立此法,使不犯三阳禁忌,解利神方。"

【用方心法】

九味羌活汤原治外感风寒湿邪,内有郁热证。对于外湿的治疗,张仲景提出,当"微发其汗",后世也将"微汗法"作为外湿之正治。《金匮要略·痉湿暍病》云:"风湿相搏,一身尽疼痛,法当汗出而解,值天阴雨不止,医云:此可发汗。汗之病不愈者,何也?盖发其汗,汗大出者,但风气去,湿气在,是故不愈也。若治风湿者,发其汗,但微微似欲出汗者,风湿俱去也。"张元素秉承前贤之意,创设了九味羌活汤,用羌活、防风、苍术之类,祛风散寒除湿效佳,生地养血逐痹,又能顾护阴液,充分地体现了微汗法,且不管有汗无汗都可运用,可视为经方的发展。

此外,方中羌活"治太阳肢节痛,君主之药也……关节痛非此不治也",防风"治一身尽痛",苍术"别有雄壮上行之气,能除湿下安太阴,使邪气不纳,传之于足太阴脾",甘草"能缓里急,调和诸药",四味药相合,外祛风寒湿邪,内安脾胃,治太阳病恶寒、头身关节疼痛可谓如神。其余五味药,细辛"治足少阴肾苦头痛",川芎"治足厥阴头痛在脑",香白芷"治阳明头痛在额",生地黄"治少阴心热在内",黄芩"治太阴肺热在胸",生地和黄芩的应用,提示风寒湿困阻腠理后,里热的出现与郁闭。全方展现了分经论治,灵活权变的思想。在临床当中可以根据经络前后左右之不同来用药,体现了动态的观念和个性化的用药。

原书提及:"九味羌活汤不独解利伤寒,治杂病有神。中风行经者加附子;中风闭涩者加大黄;中风并三气合而成痹等证,各随十二经上下内外寒热温凉,四时六气,加减补泻用之,炼蜜作丸尤妙。"因其可药备六经,被誉为"解利神方",明代医家陶华在《伤寒六书》中把本方易名"羌活冲和汤",并给予了极高的评价:"以代桂枝、麻黄、青龙各半汤,此太阳经之神药也……此汤非独治三时暴寒,春可治温,夏可治热,秋可治湿,治杂证亦有神也。"王老临床常将其应用于流行性感冒、急性结膜炎、风湿性关节炎、头痛、阳痿等,多有效验。

【验案举例】

(一) 阳痿

杜某,男,37岁,2009年9月18日初诊。主诉:阳痿1年。患者近1年来因工作紧张出现阴茎勃起不坚,曾服用多种温肾壮阳之品乏效。抑郁焦虑,胸胁满闷,舌质红,苔薄白微腻,脉弦。证属肝郁不舒,宗筋失养。治宜疏肝解郁,调达气血,施以九味羌活汤合柴葛解肌汤加减。

处方:羌活10g,防风10g,细辛6g,川芎12g,白僵蚕12g,蝉蜕6g,刺蒺藜12g,柴胡12g,葛根30g,麻黄9g,甘草6g。4剂,水煎服。

二诊:症状略有改善,仍宗前法,续服上方4剂。

三诊:阳痿大有好转,去麻黄、细辛,4剂。3月后因感冒来诊,言阳痿已愈。

(王明杰案)

按语:临证治疗阳痿,多以补肾壮阳为治,本案不落窠臼,而改以风药为主,既能疏肝解郁,又能通络输精,且可散郁火而清利精窍使宗筋不为相火所灼,方简而效验。

(二)瘙痒

覃某,女,46岁,2018年1月12日初诊。患者近两年来,全身常作痒,尤以头皮尤甚,瘙痒发作时皮肤无丘疹团块,唯奇痒钻心,抓挠不止以求暂安,日积月累,头皮间结痂累累。因夜间瘙痒,睡眠较浅,饮食、二便无异常。面色如常,舌淡红,苔薄白,脉浮微紧,重按稍弱。证属风寒湿客于肌肤,玄府郁闭,治以散寒祛湿,开玄祛风。

处方:羌活10g,防风10g,苍术15g,细辛6g,川芎10g,白芷6g,生地15g,黄芩10g,南沙参30g,当归6g。6剂,水煎服。

二诊:服药后瘙痒已止,且初诊时原有肩颈紧张不舒,服药后紧张紧绷感亦消除,脉象由浮紧趋于和缓,拟四物汤6剂善后。

(叶俏波案)

按语: 本案看似无证可辨,唯脉浮微紧有异尔,断为风寒所致经络窍道闭塞,郁热内生,选方九味羌活汤者,因其可开太阳、少阳、阳明、厥阴、太阴诸经郁闭,且佐以养血之生地,温润和平,对女性患者尤为适宜。脉象重按稍弱,虑其气虚血弱,难以透邪出表,加南沙参、当归以扶正祛邪,使邪气一涌而出。

六、升阳益胃汤

【组成用法】

黄芪二两,半夏、人参、甘草炙,各一两,独活、防风、白芍药、羌活各五钱,橘皮四钱,茯苓、柴胡、泽泻、白术各三钱,黄连二钱。上㕮咀,每服三钱至五钱(15g),加生姜五片,大枣二枚,用水三盏,煎至一盏,去滓,早饭后温服。

【原书主治】

《脾胃论》:"脾胃之虚,怠惰嗜卧,四肢不收。时值秋燥令行,湿热少退,体重节痛,口苦舌干,食无味,大便不调,小便频数,不嗜食,食不消,兼见肺病,洒淅恶寒,惨惨不乐,面色恶而不和。乃阳气不伸故也。当升阳益胃,名之曰升阳益胃汤。"

【用方心法】

中医学认为脾胃为后天之本,气血生化之源,脾喜燥而恶湿、以升为健,胃喜湿而恶燥、以通降为用,脾燥胃湿、脾升胃降,则中州和合,运化万物;且木主疏土,其性升发,疏泄有节则脾胃调和。脾为脏,阴脏喜扶,故以人参、黄芪、白术、炙甘草补益脾肺之气,健运脾土;胃为腑,阳腑喜制,故以茯苓、泽泻、半夏、黄连、陈皮等阴沉降泄之药,通泄胃土,使脾升胃降,清升浊降,燥湿济济而稳定中州;木主疏土,体阴而用阳,其性升发,故以白芍养肝之体,以柴胡疏肝之阳,使其木气升而清阳展、胃气通而浊阴降;脾主四肢,脾不生血,则肢体失养,寒湿内侵,故取羌活、独活、防风等辛香透散之药,以除寒湿;佐以姜枣调和营卫,中和药性,安定中州。

此外,《素问·经脉别论》曰:"食气入胃,散精于肝,淫气于筋。食气入胃,浊气归心,淫精于脉。脉气流经,经气归于肺,肺朝百脉,输精于皮毛。毛脉合精,行气于腑,腑精神明,留于四脏。"此为饮食精微代谢之途径,黄芪、人参、白术、甘草健运脾胃,羌活、独活、防风、柴胡升阳,引经气归于肺,肺朝百脉,输精于皮毛;黄连、陈皮、半夏、茯苓、泽泻降泄,使行气于腑,芍药、甘草缓经隧之急,使气、津畅旺无碍。王老认为,升阳益胃汤重在恢复脾胃之生理功能,充养五脏。脾胃虚弱所致湿邪下陷,经气不得上行或下布之疑难杂症,均可用本方治疗。

【验案举例】

(一)低血压病

陈某,女,31岁,2013年7月12日初诊。患者素来血压偏低,西医诊断为原发性低血压病,常觉头昏,劳累尤甚,短气乏力,食欲不振,月经量少,舌质淡,苔薄白,脉沉细。辨证属气血亏虚,清阳不升,治以益气养血,补中升阳,升阳益胃汤加减。

处方:黄芪30g,红参9g^(先煎),党参20g,当归12g,葛根30g,石菖蒲12g,柴胡12g,白术9g,鸡血藤30g,羌活10g,酒川芎12g,防风10g,麻黄9g,枸杞子15g,炙甘草6g。4剂,水煎服。

二诊:服上方汤药之后,症状减轻,血压回升。续以上方加附片12g^(先煎),4剂,水煎服。

三诊:服上方汤药之后,症状减轻。继续守方加减。

处方1:上方麻黄加至12g,5剂,水煎服。

处方2:黄芪30g,炙甘草6g,当归12g,葛根20g,石菖蒲12g,柴胡12g,白术12g,鸡血藤30g,羌活10g,酒川芎12g,防风10g,麻黄10g,枸杞子20g,红参10g,白芍15g。5剂,制水丸,汤剂服完后开始服用,每次9g,一日3次。

四诊:头晕消失,精神转佳,血压稳定。再以丸药方4剂调理巩固。

(王明杰案)

按语：本案紧抓气血不足的病机，补益气血以培其本，配合柴胡、羌活、防风、麻黄等风药轻清上行以升其阳。因有参芪之补益而不畏风药之发散，麻黄等品反有增效补益之功，随着麻黄之不断加量而病情减轻，即为明证。

（二）口舌灼热

林某，男，37岁，2015年4月9日初诊。主诉：口腔灼热、疼痛2年余。患者2年来因自觉口腔灼热而痛，服用多种西药及清热泻火中药，均只能暂时缓解，反复发作不愈，影响进食与睡眠。此次发作已7天，服口炎冲剂等无效。现口舌灼热、木痛，伴有溃疡及白斑多处，神疲乏力，食少便溏，舌暗红，边有齿痕，苔微黄腻，脉细缓。诊为脾胃虚损，阴火上冲，治宜健脾化湿，升阳散火。

处方：黄芪30g，党参25g，白术12g，白芍30g，法半夏9g，陈皮6g，茯苓15g，柴胡9g，防风9g，羌活9g，葛根30g，黄连5g，炙甘草6g。3剂，水煎服。

二诊：口腔灼热、疼痛减轻，溃疡尚未愈合。上方加砂仁8g、黄柏12g。

三诊：诸症悉减，改用丸药调理巩固。上方去半夏、陈皮，以红参10g易党参，加黄精30g，莲子15g，怀山药30g。4剂，制水丸，每服9g，一日3次。

一个月后来电告知，服丸药后精神、饮食转佳，口腔灼热及溃疡未再发作。追踪观察1年，病情稳定（其间曾以丸剂处方4剂自行制作服用）。

（王明杰案）

按语：此番病状非"水与火"之关系失调，而是"气与火"之关系失调，脾胃元气虚损，其神疲乏力，食少便溏，舌暗红，边有齿痕即是明证。"火之与气不两立，一胜则一负"，东垣老人明训当补足元气，脾胃枢纽复常，清浊升降自可分明，虚火当补，不可苦寒直折，当升阳散火，元气足而得升，阴火自然受制不得上冲而潜降，此为不治之功也。

（三）慢性唇炎

霍某，女，妇产科医生，28岁，2015年5月初诊。唇炎反复发作2年余。面部皮肤常出现大面积脱皮（唇周、鼻周和发际线旁）。经常头晕，食生冷或难消化食物易腹泻，小便正常。舌尖红伴瘀点，苔腻微黄，脉细软无力。断为脾胃气虚，玄府郁闭，津不上承，当补益中气，升阳布津。

处方：黄芪40g，党参15g，甘草5g，白术15g，羌活6g，独活6g，防风10g，藿香15g，法半夏10g，泽泻12g，茯苓15g，陈皮10g，赤芍10g，黄连5g。6剂。

二诊：嘴唇掉皮现象消失，头晕好转，改成丸药服用3个月巩固疗效。

（叶俏波案）

按语：本案唇炎患者，素有头晕、腹泻之征，脉细软无力，为脾胃虚弱，经气不得上输,头面、口唇不得濡养所致,以升阳益胃汤补益中气,重在以风药升阳开郁,布散精微,经气流通,则唇炎可愈。

(四)不孕

罗某,35 岁。2018 年 1 月 26 日初诊。近两年未能监测到排卵,曾服众多滋肾养肝之品罔效。刻下:月经先后不定期,色黯,曾患有抑郁症,服用抗抑郁药至今,焦虑,入睡时间需 4~5 小时,近期口腔溃疡反复发作,平素易腹胀,便溏,日 3~4 次,怕冷,舌淡苔白腻,脉滑,重按无力。西医诊断:卵巢功能早衰,乙状结肠炎。中医诊断:不孕。辨证为中气不足,湿热中阻,当升阳益气,健运脾胃。

处方:黄芪30g,法半夏10g,人参9g,甘草6g,独活9g,防风9g,赤芍9g,羌活6g,陈皮9g,茯苓15g,柴胡5g,泽泻5g,白术10g,黄连2g。6 剂,水煎服。

二诊:服药后已能安睡,大便成形,纳增,精神佳,口腔溃疡近日未发作,但仍觉怕冷。仍以升阳益胃汤加减:生黄芪30g,党参15g,柴胡10g,羌活5g,泽泻10g,赤芍12g,陈皮10g,法半夏12g,茯苓20g,当归尾6g,菟丝子15g,续断12g。6 剂。

三诊:服药后失眠已根治,二月中旬监测到排卵,现已确定早孕,舌淡苔薄,脉滑,重按无力,以升阳益胃汤加菟丝子、熟地、巴戟天,再服 7 剂,以巩固疗效。

随访:已于2018 年 11 月 11 日顺产足月女婴。

(叶俏波案)

按语:卵巢功能早衰,临床多治以填精补髓,养血疏肝。该患者主诉纷杂,但平素易腹胀,便溏,脉滑,重按无力,为中枢不利,不能行气于腑,使腑精神明,留于四脏之故。脾胃为全身气机流通之枢,升阳益胃汤重在补其中,升其阳,且诸风药可畅达气机,以助流通,对于脾胃虚衰日久,导致上下不荣者,尤为合拍,故虽未刻意补肾种子,却能获效甚捷。

七、益气聪明汤

【组成用法】

黄芪半两,人参半两,升麻三钱,葛根三钱,蔓荆子一钱半,芍药一钱,酒炒黄柏一钱,甘草半两。上㕮咀,每服秤三钱,水二盏,煎至一盏,去滓,热服,临卧,近五更再煎服之,得睡更妙。

【原书主治】

《东垣试效方》:"饮食不节,劳役形体,脾胃不足,得内障,耳鸣,或多年目暗,视物不能。"

【用方心法】

益气聪明汤方中人参、黄芪甘温,炙甘草甘缓,均健脾益气,恢复中土运化;升麻、葛根、蔓荆子轻扬升发,鼓舞胃中清阳之气上行达于头目;单用风药辛散则升发太过,容易导致虚阳浮越,用白芍敛阴养肝和血;因脾虚不运,湿浊下注,阴火内生,怫郁玄府,用黄柏以清泻郁热。诸药合用,脾气健运,清阳得升,浊阴得降,郁热得清,则玄府开通,从而九窍通利,目明耳聪。本方通过健脾益气,升阳开窍,具有开窍醒神、聪耳明目、利鼻窍、通络止痛等多种开通作用,在五官科及神经内科中发挥着杰出的疗效。

王老临床应用本方治疗各科疾病,可归纳为以下几个方面:首先是清阳不升,浊阴不降,上干头面,引起诸窍失用所致的暴聋、耳鸣、鼻塞、暴盲等。其次用于脾虚失运,湿聚为痰,蒙蔽神窍,侵扰神机所致的脑鸣、失眠、郁证、痴呆、眩晕等。三是脾气亏虚,气血化生不足,进而气血瘀阻所致的面瘫、神经麻痹、肌肉痉挛等。以上诸证的基本病机均因脾气亏虚,清阳不升,浊阴不降,郁热内蕴,密闭玄府所致,临床上只要因此病机所致的病证,以本方健脾益气,升清降浊,开宣玄府,均可收到良好的疗效。

【验案举例】

(一) 通气过度综合征

袁某,男,15岁,2017年2月24日初诊。主诉:胸闷、阵发性呼吸急促半年。患者近半年来经常感到胸闷,短气,阵发性呼吸急促,自觉口唇麻木,疲乏,头晕。经多地医院西医诊断为通气过度综合征,治疗效果不显,特从贵州来泸州看中医。患者面色苍白,神情抑郁,食少,眠差,舌淡苔薄,脉细缓。诊断:喘证。辨为肝郁肺虚,升降失调,治以补肺疏肝,调节升降。

处方:黄芪30g,党参20g,当归12g,白芍20g,葛根45g,白术12g,枸杞15g,鸡血藤30g,柴胡12g,川芎12g,防风12g,麻黄9g,炒僵蚕12g,土鳖虫12g,炒王不留行20g,红花9g,丹参15g,炙甘草6g。7剂,水煎服。

二诊:诉服药后呼吸急促发作次数减少,精神略有好转,仍觉头晕,时感胸闷。上方黄芪加至45g,党参加至30g。继进7剂,水煎服。

三诊:自述服药后呼吸急促未再发作,精神转佳,头晕好转大半,略有胸闷。续服初诊方3剂。另拟丸药方:黄芪30g,党参30g,当归12g,葛根20g,炒僵蚕12g,土鳖虫12g,白术12g,鸡血藤20g,白芍20g,柴胡12g,酒川芎12g,防风12g,麻黄9g,瓜蒌皮9g,丹参15g,炒王不留行20g,薤白15g,半夏曲12g,石菖蒲 12g,红景天 6g,炙甘草 6g。4 剂,制水丸,5 日 1 剂,每日 3 次。

一个月后家长来电致谢,言病已痊愈。

（王明杰案）

按语: 肝与肺在生理上升降相因,相克互制。肝木之气以升发调畅为贵,肺金之气以肃降通调为顺。两脏协调则气机正常,出入均衡则呼吸平稳。通气过度综合征在中医学中没有相对应病名,从中医理论分析,本例当责之肝肺的升降功能失常,肝郁清阳不升,肺虚失其肃降,因而出现频繁通气过度之症。治疗当补肺疏肝以调其升降。方中重用黄芪、党参等补肺气,当归、枸杞、鸡血藤、白芍等养肝血,更有柴胡、葛根、川芎、防风、麻黄、僵蚕等风药,既能升发肝气,又能相降肺气,辅以土鳖虫、王不留行等活血通络之品,使气血通调,升降复常而诸症自愈。

本案施以益气聪明汤加减,但未用黄柏、蔓荆子,而扩大了虫药、风药的运用。此足太阴、阳明、少阴、厥阴药也。十二经清阳之气,皆上于头面而走空窍,因饮食劳役,脾胃受伤,心火太盛,则百脉沸腾,邪害空窍矣。参、芪甘温以补脾胃;甘草甘缓以和脾胃;葛根轻扬升发,能入阳明,鼓舞胃气,上行头目。中气既足,清阳上升,则九窍通利,不仅耳聪目明,而胸腔也自宽畅。

(二) 脱发

颜某,男,22 岁,2015 年 1 月 13 日初诊。脱发近 1 年,伴耳鸣,形体消瘦,神疲乏力,苔微黄腻,脉细。辨为精血亏虚,玄府萎闭,毛发失养,当补养精血,开玄固发。治以益气聪明汤合五子衍宗丸加减。

处方:黄芪 20g,炙甘草 6g,当归 12g,葛根 30g,酒女贞子 20g,柴胡 12g,蔓荆子 12g,升麻 15g,鸡血藤 30g,白芍 15g,酒川芎 12g,防风 10g,墨旱莲 30g,枸杞子 15g,制何首乌 15g,盐菟丝子 20g,五味子 12g,刺蒺藜 12g,红花 9g,生侧柏叶 15g,山药 25g。2 剂,水煎服。另用上方 4 剂,制水丸服用,每次 10g,一日 3 次。

二诊:脱发有所减轻,上方加山萸肉 20g,生地黄 20g,炒茺蔚子 15g,丹参 15g,三七粉^(冲服)4g,土鳖虫 15g。4 剂,制水丸,服法同前。

二诊:脱发有所减轻,上方加山萸肉 20g,生地黄 20g,炒茺蔚子 15g,丹参 15g,三七粉^(冲服)4g,土鳖虫 15g。4 剂,制水丸,服法同前。

三诊:脱发停止,精神好转,上方继服 4 剂。

四诊:患者自述服药后脱发控制,要求再服一料丸药巩固疗效。上方适当减少用量,加僵蚕 8g,九香虫 5g,4 剂,制水丸。

（王明杰案）

按语: 中医治疗脱发常以补益肝肾精血为主。王老认为,仅仅补益精血还不够,还应考虑头皮玄府闭塞,毛发失养而脱落,适当配伍祛风升阳活血之品以开玄固发。本案患者因肝肾亏虚,精血不足导致脱发,王老选用益气聪明汤合五子衍宗丸加减治疗,一方面补益精血,另一方面开通玄府,取得了满意的疗效。方中黄芪、当归、白芍等补益气血,菟丝子、女贞子、枸杞子、生地黄、何首乌、山茱萸等滋补肝肾,葛根、柴胡、防风、僵蚕等风药味辛质薄,药性升浮,以引方中补益精血之品上达头面,濡养脑之玄府,川芎、红花、丹参、三七、鸡血藤、土鳖虫、九香虫等活血化瘀,以开通玄府瘀滞。补益精血与开玄固发的结合,既能止脱,又助生新,为临床诊治脱发提供了新的思路。

八、柴葛解肌汤

【组成用法】

柴胡、干葛、甘草、黄芩、羌活、白芷、芍药、桔梗(原书未著用量)。水二盏,加生姜三片,大枣二枚,槌法加石膏末一钱,煎之热服。

【原书主治】

《伤寒六书》:"治足阳明胃经受邪,目疼,鼻干,不眠,头疼,眼眶痛,脉来微洪,宜解肌,属阳明经病,其正阳明腑病,别有治法。"

【用方心法】

历来认为,柴葛解肌汤系太阳风寒未解,寒郁肌腠化热入里,波及阳明、少阳,以阳明经表受邪为主,兼有太阳经表证、少阳半表半里证及阳明经里证,故通称三阳合病。

二位教授认为此方以风药柴胡、葛根为君,辅以风药羌、芷、桔、姜发散宣表,配合黄芩、石膏、芍药清里和营,辛温辛凉相伍,温清并用,表里同治,具有卓越的解热退热作用,常作为治疗外感发热的首选方,随证加减,不论伤寒、温病,均可使用,功效显著。

王老之授业恩师陈达夫先生,曾用此方治一继发性视神经萎缩,辨为风邪留滞三阳,干犯三阴,闭塞目中玄府。治宜疏解三阳经风邪,使三阴受干之邪仍从三阳外达,则目中玄府自开。患者前后共服药四十余剂,双眼视力由 0.08 恢复到 1.5,可谓灵活运用该方之典范。

王老认为,诸多眼疾,缘于脏腑精气不能上注于目,神光无以发越,究其原因,一是肾虚精气不足,二是玄府闭塞,精气不能上荣。柴葛解肌汤发散开通,解除玄府闭塞,脏腑精气得以源源上输则目明。王老曾治一女性患者胡某,小学教师,患视疲劳症多年,加重数月,看书报、电视则目胀痛甚,无法正常工作,口服四君、归脾、逍遥、补中益气汤等方加减数十剂乏效。投以柴葛解肌汤去石膏加全蝎、地龙,二剂即觉胀痛锐减,患者服药不到十日,诸症消失,恢复工作。王老在临证中,常运用柴葛解肌汤治疗视神经萎缩、视疲劳、眼干燥症、外障眼病等,且以该方为基础,创制院内制剂"眼舒颗粒"(葛根、白芍、羌活、白芷、柴胡、枸杞子、黄精、黄芪、当归、川芎、地龙、防风),用治视疲劳、眼干燥症等,疗效卓著。

【验案举例】

(一)外感发热

王某,女,35 岁。2011 年 5 月 9 日初诊。自述昨天开始恶寒头痛,体温轻度升高(自测体温 37.9℃),身酸软,自服头孢、感冒灵后头痛稍减,今日头痛复作而来就诊。患者面色潮红,自觉恶风寒,头痛,眼胀痛,周身肌肉酸痛,口鼻干燥,咽喉疼痛,咳嗽咳痰黄稠,测体温 39.5℃,舌红苔薄黄少津,脉浮滑数。予柴葛解肌汤加减。

处方:柴胡 24g,葛根 40g,羌活 12g,白芷 12g,石膏 40g,黄芩 12g,桔梗 12g,白芍 25g,川芎 12g,板蓝根 20g,蒲公英 30g,芦根 30g,冬瓜子 30g,甘草 5g。3 剂,水煎服,日 1 剂。

二诊:服药 1 剂后汗出,头痛减轻,体温降至 38.1℃,再进 1 剂,体温降至 37.2℃。头身痛均缓解,仍觉咽干痛不适,时有咳嗽,大便 3 日未解。改用增液汤合升降散加减:生地黄 20g,玄参 25g,麦冬 20g,僵蚕 12g,蝉蜕 8g,酒大黄 6g,桔梗 12g,板蓝根 20g,蒲公英 30g,芦根 30g,冬瓜子 30g,甘草 5g。3 剂。嘱多饮水,药后病愈。

(黄淑芬案)

按语:本案为典型的三阳合病兼热毒壅盛,咽喉不利。黄老经验,柴葛解肌汤为治疗外感发热的首选方,以发热重,头痛、眼胀痛为辨证之关键;并指出在使用时需注意柴胡、葛根用量往往 20~40g 或以上,尤其在治流行性感冒来势汹汹时,两者剂量可再加大,退热尤速。

(二)单纯疱疹性角膜炎

患者某,男性,30 岁,2007 年 6 月 28 日就诊。患者 1 周前感冒咳嗽咽痛,经治好转,3 天前右眼痒痛,流泪畏光,用妥布霉素眼药水点眼无效,今日症状加重,抱轮红赤,伴头痛身痛,视物模糊。查视力:右眼 0.3。右眼角膜上方树枝状浅层溃疡伴浸润混浊,红汞染色阳性。诊断为单纯疱疹性角膜炎,证属邪犯黑睛,玄府郁闭。治宜祛风泄热,通玄退翳。

处方:柴胡 20g,葛根 30g,羌活 12g,白芷 12g,黄芩 12g,赤芍 15g,蝉蜕 10g,麻黄 10g,蔓荆子 12g,桔梗 12g,蒲公英 30g,甘草 5g。3 剂,水煎服,每日 1 剂。

二诊:目赤涩痛流泪减轻,黑睛溃烂面缩小,上方去麻黄、蔓荆子,加密蒙花 10g,刺蒺藜 10g。3 剂。

三诊:症状消失,角膜溃疡愈合。

(王明杰案)

按语:本案属邪犯黑睛,玄府郁闭,葛根为阳明经主药,长于透阳明之邪,白芷协葛根清透阳明邪热;麻黄、羌活、蔓荆子、蝉蜕祛散太阳之邪;柴胡、黄芩清解少阳,开少阳枢机,透邪外达;桔梗开肺气,芍药甘草汤缓经隧之急,既可透邪外出,又可传输气液精神;蒲公英清热解毒,清利郁热;诸药同用,共奏祛风泄热、通玄退翳之功。

(三) 头痛

陈某,女,57 岁,2014 年 3 月 18 日初诊。主诉:头痛数年。患者经常头痛,怕冷怕风,眼花,尿频,口腻,苔腻,脉缓。此为肺脾气虚、风寒侵袭之头风。治宜补益肺脾,祛风通络,施以玉屏风散合柴葛解肌汤加减。

处方:酒川芎 12g,麸炒白术 12g,防风 10g,桂枝 12g,白芷 10g,柴胡 15g,葛根 30g,白芍 25g,黄芪 30g,舒筋草 20g,木瓜 12g,党参 20g,鸡血藤 30g,酒黄芩 12g。3 剂,水煎服。

二诊:服上方后,怕冷、怕风、头痛缓解,眠差。上方去木瓜、白芷,加用通络止痛较强的细辛 6g,另以炙甘草调中。3 剂,水煎服。

(王明杰案)

按语:患者素体不足,气血亏虚,正虚不足,易招致外邪,故常"怕冷恶风,头痛眼花"。据主症辨为肺脾气虚、风寒侵袭之头痛。此为本虚标实之证。治疗时应扶正祛邪并用,故方用玉屏风散合柴葛解肌汤上达头面,补益肺脾,再加党参加强补气,舒筋草、木瓜、鸡血藤祛风通络。

九、升降散

【组成用法】

白僵蚕(酒炒)二钱,全蝉蜕(去土)一钱,广姜黄(去皮)三分,川大黄(生)四钱。上为细末,合研匀。病轻者,分四次服,每服重一钱八分二厘五毫,用黄酒一盅,蜂蜜五钱,调匀冷服,中病即止。病重者,分三次服,每服重二钱四分三厘三毫,黄酒盅半,蜜七钱五分,调匀冷服。最重者,分二次服,每服重三钱六分五厘,黄酒二盅,蜜一两,调匀冷服。胎产亦不忌。炼蜜丸,名太极丸,服法同前,轻重分服,用蜜、酒调匀送下。

【原书主治】

《伤寒温疫条辨》:"表里三焦大热,其证治不可名状者,此方主之。"

【用方心法】

本方除宣上导下、通利三焦外,还具有退热止痛,开窍通络,利咽开音,聪耳目,通鼻窍,利水消肿,安神解郁,祛风止痒等多种开通作用,历代医家广泛应用于内、外、妇、儿、五官、皮肤等科。

升降散是温病名方,由僵蚕、蝉蜕、姜黄、大黄、米酒、蜂蜜组成,后世以酒性辛烈,易动火生风,而蜂蜜味甘,易致痞满,不利湿热分散,故临床应用时,多去此二味,以其余入药煎汤,以利随证化裁酌用。僵蚕轻化而升阳,能清热解郁,散逆浊结滞之痰,辟一切怫郁邪气;蝉蜕清虚而散火,能祛风胜湿,涤热解毒,二药相伍,宣通玄府,散火清热。姜黄大寒无毒,祛邪伐恶,行气散瘀而辟疫;大黄,上下通行,上抑亢盛之阳,下导蕴结之热邪,此二药合用,行气导滞,开玄府郁结。僵蚕、蝉蜕为气分药,升阳中之清阳,姜黄、大黄为血分药,降阴中之浊阴。四药合用,升降并举,宣畅气血,行气解郁,去邪热通腑气,解邪毒活血络,通利三焦,集宣、清、下诸法于一体以开通玄府。

升降散原治"表里三焦大热,其证治不可名状"的温病,后人总结其主要症状表现为憎寒壮热,或头痛如破,或烦渴引饮,或咽喉肿痛,或身面红肿,或斑疹杂出,或胸膈胀闷,或上吐下泻,或吐衄便血,或神昏谵语,或舌卷囊缩。因方中四味药合用可以宣上导下,通利三焦,可以有效开通因"热气怫郁"所致的玄府闭郁,故升降散现已突破原先温热病的治疗范围,已广泛用于各种玄府病变,正如杨栗山所说,可用以"救大证、怪证、坏证、危证"。其适用的基本病机为外感邪热,内伤火郁。常见的临床表现为发热、大便秘结、小便黄赤、心烦、失眠多梦、口干咽干、纳呆、咽红咽痛、口渴欲饮、头痛,舌红,或舌尖边红或微红,苔黄或黄腻,脉沉弦数或弦滑数。在临床上不论病证如何复杂多变,只要抓着这个共通的病机和临床表现,即可考虑以本方化裁辨治。

【验案举例】

(一)咳嗽变异性哮喘

吴某,女,45岁,2017年10月30日初诊。咳喘反复发作十余年,西医诊断为咳嗽变异性哮喘,近两年来发作更频,症状加重。此次发作已1周,服西药未能控制,阵发性干咳伴喘憋,胸闷,口舌干燥,大便干结,3 日一行,舌红苔薄黄而干,脉细滑。此为火郁三焦,肺失宣降。治宜宣肺开郁,清泄郁火,方用升降散合麻杏石甘汤加味。

处方:僵蚕 10g,蝉蜕 10g,酒大黄 6g,姜黄 10g,麻黄 12g,杏仁 12g,石膏 25g,桔梗 12g,瓜蒌皮 12g,地龙 9g,防风 9g,五味子 15g,甘草 5g。4 剂,水煎服。

二诊:大便通畅,喘憋咳嗽减轻。原方续服 4 剂,咳喘消除停药。

(王明杰案)

按语:顽固咳喘多从正邪交争,痰气互结论治。本案以麻杏石甘汤清肺止咳,更加瓜蒌皮、防风、地龙等疏风化痰,但取效之关键在于以升降散宣降肺气,通利腑气,调肝理脾,使全身气机升降相因,气血调和,而痰、火、气自平,充分体现了《内经》"疏其血气,令其调达,而致和平"的治疗原则。

(二)急性咽炎

周某,男,32 岁,2015 年 3 月 26 日初诊。患者前晚开始微恶风寒,咽喉不适,昨日加重,体温升高(自测体温 38.1℃),在附近诊所取用西药未见缓解。现症:咽喉干燥疼痛,吞咽更甚,发热无汗,头身酸痛,咳嗽,咳黄稠痰少许,纳差,大便干结。查体:咽部充血,体温 39.0℃,舌红,苔黄,脉浮数。证属风热侵袭,表里郁闭,治以疏风透表,清泄热毒。

处方:蝉蜕 6g,僵蚕 12g,姜黄 12g,酒大黄 6g,连翘 15g,蒲公英 30g,牛蒡子 12g,马勃 8g,黄芩 12g,柴胡 24g,板蓝根 20g,桔梗 12g,甘草 6g。2 剂,水煎服。

二诊:发热退,咽已不痛,尚有轻微咳嗽、咳稠痰,口干苦,苔薄黄少津,脉细滑。余热未尽,阴津亏损,改用千金苇茎汤加减善后:芦根 25g,桔梗 12g,冬瓜子 25g,薏苡仁 30g,蒲公英 25g,麦冬 18g,玄参 20g,枇杷叶 10g,甘草 6g。2 剂。

(黄淑芬案)

按语:升降散中僵蚕"散风痰头痛,风热齿痛,咽喉痹痛,风热肿毒",蝉蜕散热清音,为喉科之要药,姜黄行气活血解郁,大黄通腑泄热,推陈致新,全方宣畅气机,清透郁热,为急性咽炎的常用方。本案以升降散与柴胡、黄芩、连翘等疏风解毒之品同用,清伏郁之火,升浮宣透,达邪于外,收效甚捷。

十、八味大发散

【组成用法】

麻黄绒一两或三两,蔓荆子一两,藁本一两,北辛五钱或一两,羌活一两,北防风一两,川芎一两,白芷梢二两。生姜两片,水煎服。

【原书主治】

《眼科奇书》:"凡治男女大小,一切外障眼病,红肿不开,疼痛难忍,羞明怕日,不喜灯火,满目红筋翳肉,多泪,或生翳子。……用四味大发散或八味大发散,看症加减。"

【用方心法】

《眼科奇书》云:"凡外障不论如何红肿,总是陈寒外束所致,用发散药,寒去则火自退。"八味大发散集大队辛温发散药物,用量甚重,宣称发散陈寒。方中以麻黄、羌活、防风、生姜辛温发散风寒,使寒邪以表而解。藁本、细辛、白芷祛风止痛,以川芎行气活血,主疏通寒邪凝滞所致经络郁阻而退赤,蔓荆子疏风明目退赤,对寒邪外来所致外障眼病红肿赤痛,羞明流泪,黑睛云翳等,均可取效,其中麻黄发散之力极强,用治目赤肿痛、流泪、羞明、生眵或生翳膜等外障眼病收效甚捷。以上诸疾,初看一派火热之象,细审却不尽然。正如《古今医鉴》所说:"世谓目病而痛,多由火热及血太过,予窃谓目病固由火热,然外无风寒闭之,目亦不病,虽病亦不甚痛。盖人感风寒则腠理闭塞,火热不得外泄,故上行走窍而目病矣。散其外之风寒,则火热泄而痛自止。"若一见发病急骤,病状急剧,即从风火辨治,而投以祛风解热、清热凉血的苦寒之剂,虽可收一时之效,然使邪气闭郁,助邪伤正,阳损则阴云四起。

此外,八味大发散还可用于风热或风邪客目之外障眼病。盖肝开窍于目,性喜条达而恶抑郁。目赤肿痛之外障眼病因火热或加风之邪客目,郁而不得发者,如用寒凉以阻逆之,恐郁火内敛,不得散矣。八味大发散用药均性温味辛,辛味之药走气而性散,具发散、开窍之功。诸药可使清窍之火发散,又无助火敛火之虑,与"其高者因而越之"有同工之妙。

王老临床常将其应用于眼疾,运用要点为:外障眼病因于风寒外束,郁火内伏者,其证多目赤而紫暗不泽,或眼灼痛而身背恶寒,或眼胞肿胀而涕泪清冷,或舌质红而苔白厚,或服用寒凉之剂而久治不愈。对于此等证候,八味大发散最为合拍;一般情况下,麻黄用9～12g即可,寒闭重者可酌加(15～25g),并配伍桂枝、羌活、细辛、白芷等辛温发散之品,里阳虚者还可加用附子(师麻黄附子细辛汤意),以温散表里之寒。郁热甚者,麻黄用量可酌减(5～8g),并配伍荆芥、防风、蔓荆子、柴胡、连翘、蝉蜕等辛平、辛凉清解之品,或酌加黄芩、栀子、蒲公英等寒凉泄热药物。这种辛温、辛凉发散与苦寒清泄并用之法,辛散而不助火,清泄而不凝滞,安全、稳妥,疗效可靠,适应范围较广,值得提倡。

至于纯热无寒,火邪壅盛之外眼炎症,固以芩、连、石膏、龙胆草及丹皮、赤芍等寒凉清泻为正治,但因火必兼郁,玄府闭塞,气血蕴结,亦需在大队寒凉药中佐以开泄,常以小剂量麻黄加入方中,实践证明能增强寒凉药的清解作用,有助于消肿退赤,散结止痛,可缩短外障消退时间,提高治疗效果。由于麻黄发散力甚强,外障眼病之属风热轻证者不宜使用,以防药过病所。

【验案举例】

(一) 急性结膜炎

患者某,女性,17 岁,2009 年 12 月 23 日就诊。双眼发红 4 天,疼痛刺痒,羞明难睁,晨起多眵胶黏,伴头痛鼻塞,时寒时热,全身不适,已服清热中药、滴消炎眼药效果不显,舌红,苔薄白腻,脉浮紧。诊断为急性结膜炎,证属风寒外束,肺胃郁热,治宜祛风散寒,通玄泄热。

处方:麻黄 10g,细辛 10g,蔓荆子 10g,羌活 10g,白芷 10g,川芎 10g,野菊花 10g,连翘 12g。3 剂,水煎服,日服 1 剂。3 剂后目赤消退,诸症俱除。

(王明杰案)

按语:此案外障眼病治以八味大发散,重在发散风寒而解郁热取效,体现"治火先治风"的思想。

(二) 睑板腺囊肿

颜某,女,3 岁,2017 年 11 月 24 日初诊。患儿一年前患睑板腺囊肿,半年后手术,手术后一月余即复发,曾服中药两月无效。现症:双下眼睑见肉芽肿、色红,余无他症。舌淡苔白,脉缓。中医诊断:外障眼病。辨证为玄府闭郁,气血郁滞,治宜发越玄府,畅通气液。

处方:麻黄 6g,细辛 3g,白芷 6g,川芎 6g,蔓荆子 6g,羌活 6g,防风 6g,芦根 12g,皂角刺 5g,薏苡仁 15g。4 剂,水煎服。

二诊:双下眼睑肉芽肿消退大半,舌尖微红,脉缓,上方加连翘 10g,续服 4 剂。

三诊:双下眼睑肉芽肿已完全消退,双下眼睑无异常。近日外感咳嗽,舌边尖红,脉浮数,拟桑菊饮加减治之。

(叶俏波案)

按语:《眼科奇书》云:"凡外障不论如何红肿,总是陈寒外束所致,用发散药,寒去则火自退。"虽言之太过,但临证中,外障眼病因于风寒外束,郁火内伏者,比比皆是。王老指出,其证多目赤而紫暗不泽,或眼灼痛而身背恶寒,或眼胞肿胀而涕泪清冷,或舌质红而苔白厚,或服用寒凉之剂而久治不愈,对于此类证候,《眼科奇书》所载之八味大发散最为合拍。方中大队风药辛散开玄,行气活血,开经络郁阻,使外寒得散,气液宣通,用治目赤肿痛或生翳膜等外障眼病收效甚捷。

(三) 新生血管性眼病

王某,女,22岁,2019年1月诊,右眼新生血管5年。7年前因急性结膜炎和角膜病毒性疱疹使用地塞米松滴眼液,之后眼睛反复发炎但不影响视力。5年前瞳孔前方出现细小新生血管,2年前起情况恶化,经常发炎,新生血管向外扩张,仅能近距离看清手指,常胀痛不适,西医建议角膜移植,患者希望保守治疗,就诊时满脸痤疮,双目白睛赤红,眼睛分泌物色黄量多,舌尖红苔白润,脉浮疾数,重按滑数。此为新生血管性眼病,为玄府闭塞,郁热壅盛之象,当发散郁热,升降气机。

处方:生麻黄6g,细辛5g,蔓荆子10g,防风6g,川芎10g,白芷6g,羌活6g,生甘草6g,野菊花15g,蝉蜕6g,车前草20g,赤芍15g,酒大黄5g,僵蚕10g。6剂,水煎服。

二诊:服药6剂后新生血管消退明显,眼睛分泌物减少,现仍存右目胀,口干明显,夜间自觉发热。左脉弱,右脉弦细数。舌淡红,苔腻微黄。处方:生麻黄6g,细辛5g,蔓荆子10g,防风6g,川芎10g,白芷6g,羌活6g,藁本6g,酒大黄5g,姜黄10g,蝉蜕6g,僵蚕10g,水蛭粉2g[冲服],赤芍15g,野菊花12g,车前草20g。6剂。

三诊:痤疮已愈,目眵、目胀消失,仅余少量新生血管,视力较前提升,舌淡,寸疾数。处方:熟地15g,薤仁15g,菟丝子15g,楮实子15g,三七粉6g[冲服],细辛2g,生麻黄3g,全蝎粉3g,车前草20g,赤芍15g,茯苓15g,木贼12g。6剂。

患者后到外地攻读研究生,一年后随访,新生血管未再扩张,视力稳定。

(叶俏波案)

按语:新生血管性眼病为眼科常见疾病,其中脉络膜新生血管为其主要类型之一,多表现为视物变形、视力明显下降或者中央暗点,其血管壁通透性较高,容易导致渗出及出血,引起疤痕,是致盲的主要诱因之一。患者曾服用大量清热解毒、活血化瘀或养肝明目之品而困效,看似毫无头绪,但从玄府学说角度考虑,在王老"治热还用热"、黄老"治血先治风"的思想指导下,以八味大发散辛温开宣,启玄活血,收效甚捷,充分体现了玄府方药治疗的优势。

第三节 验方精粹

一、通窍明目饮(王明杰方)

【组成】柴胡 12g,葛根 30g,石菖蒲 12g,远志 6g,全蝎 3g^(研末冲服),当归 12g,黄芪 30g。水煎服。

【功效】益气升阳,开玄明目。

【主治】视神经炎、视神经萎缩、老年性黄斑变性等退行性眼底疾病。

【方解】方中柴胡、葛根同具升发透散之性,可助清阳之气上达于目,而柴胡又为疏肝理气要药,葛根则有一定的活血作用,据实验研究,能增加脑血流量;石菖蒲芳香开窍,除湿化痰;远志化痰利窍,解郁通神;全蝎味甘辛,性平,走窜透窍之力颇强,历代本草虽言其"有毒",实际用之平和安全,通窍明目必不可少;当归素有"和血圣药"之称,又为血中气药,温润辛香,功兼养血活血,治目最宜;黄芪补气升阳,能走善用通,鼓舞元气,推动血脉,促进诸药共臻通窍明目之功。全方表里兼顾,痰瘀同治,气血并调,以通为主而通中寓补,药性偏于辛温而无燥烈之弊,可供眼病患者久服。此为基础方,临证尚可视证情适当加减。

【加减】

1. 瘀血较著,见目珠刺痛、或有外伤、或陈旧出血史者,加红花、茺蔚子、三七粉。

2. 痰湿偏甚,见头重、胸闷,苔腻,眼底检查有渗出、水肿者,加半夏、茯苓、陈皮。

3. 偏热者,去黄芪,加牡丹皮、栀子,偏寒者加肉桂、附子。

4. 兼表邪闭郁,见头痛、眼胀、恶风寒者,去黄芪,加麻黄、细辛、蔓荆子。

5. 兼脾虚气弱,见倦怠、乏力、纳差、便溏者,加党参、白术、甘草。

6. 兼肝肾不足,见头晕、耳鸣、腰膝酸软者,去黄芪,加枸杞、菟丝子、楮实子、五味子。

【验案举例】

视神经萎缩

杨某,男,14 岁,1989 年 5 月 10 日初诊。主诉:双眼视力先后减退半年。

患者约半年前突然左眼视力减退,伴眼珠胀痛,经当地医院检查诊断为视神经乳头炎。使用西药治疗无效,视力继续下降。3个月前右眼又发生视力下降,在武汉某医科大学附属医院住院治疗20余天,炎症消退而视力未能恢复,眼底检查发现已继发视神经萎缩,出院后继续采用中西药物治疗2个月,未见好转,遂来我院诊治。患者发育良好,饮食好,二便调,全身无不适感,眼亦不胀痛,唯觉视物不清。查视力:左远0.1,近0.2;右远0.1,近0.2。

中医诊断属青盲,辨为玄府闭郁,神光不遂,治宜开窍明目。

处方:柴胡12g,葛根30g,石菖蒲12g,远志6g,当归12g,黄芪30g,全蝎3g^(研末冲服)。15剂,水煎服。

二诊:左眼视力0.2,右眼视力0.4。原方加丹参、郁金,30剂。

三诊:视力上升至左远0.7,近1.0;右远0.8,近1.0。

此后视力无进一步增长,一直保持稳定。

(王明杰案)

按语:本案发病急骤,视力迅速减弱并丧失,眼底检查通常视盘边界模糊,以充血水肿为主,晚期视神经继发性萎缩时,视盘颜色淡,动脉变细。患者来诊之时,邪正斗争已不明显,而余战场之破败凋零,故目之玄府衰痿闭塞乃是基本病因病机,故以柴胡、葛根、菖蒲、全蝎以强力开通玄府,黄芪、当归充养气血以荣养目玄府,待目玄府复其形,通其用,而神机自能通达。

二、祛风舒目汤(附:眼舒颗粒,王明杰方)

【组成】麻黄6~12g,葛根30g,柴胡12g,蔓荆子12g,菊花6g,僵蚕10g,蝉蜕10g,黄芪20~30g,当归12g,川芎10g,白芍30g,鸡血藤30g,甘草6g。水煎服。

【功效】祛风活血,通玄舒目。

【主治】视疲劳及眼干燥症。

【方解】方中麻黄、葛根、柴胡、蔓荆子、菊花、僵蚕、蝉蜕祛风通玄,当归、川芎、白芍、鸡血藤养血活血,黄芪、甘草益气和中,共同恢复目中玄府开通,气机条畅则疲劳可消,津液布散则干眼自润,故用于视疲劳与眼干燥症均有良好效果。

【加减】

1. 眼胀痛甚去僵蚕、蝉蜕,加全蝎、蜈蚣。

2. 头痛、目眶痛加羌活、白芷。

3. 白睛红赤生眵加黄芩、栀子、牡丹皮。

4. 咽干舌红少津加北沙参、生地黄、麦冬。

5. 少气乏力加党参、白术。

6. 脘闷苔腻加苍术、石菖蒲。

7. 夜寐不安加龙骨、牡蛎。

【验案举例】

（一）视疲劳

刘某,女,20 岁,大学生,2008 年 3 月 15 日初诊。主诉:双眼胀痛半年。症见:半年来患者双眼胀痛,阅读、上网时加重,痛连前额,眼部灼热干涩,难以坚持正常学习,思想负担沉重。双外眼及眼底未见明显异常,屈光及眼肌检查均正常,西医诊断为神经性视疲劳。曾服用杞菊地黄丸、补中益气丸等药乏效。患者面色不华,舌淡红,边有齿痕,苔薄白,脉缓。西医诊断:视疲劳。中医诊断为肝劳。辨证为脾虚气弱,玄府郁闭。治法为健脾益气,祛风开玄。因煎药不便,予眼舒颗粒(院内制剂)3 盒。

2008 年 3 月 22 日复诊:服药后症状略有缓解,加用全蝎最细粉冲服。

1 周后来诊,言效果明显,能坚持阅读 1 小时以上。考虑患者经济负担,改用祛风舒目汤加减制作丸剂。

处方:麻黄 50g,葛根 150g,蔓荆子 90g,黄芪 120g,党参 120g,白术 90g,川芎 90g,白芍 120g,鸡血藤 120g,羌活 75g,白芷 75g,全蝎 50g,蜈蚣 10 条,僵蚕 50g,蝉蜕 25g,甘草 30g。

上方打粉作丸,一次 10g,温水吞服,每日 3 次。

1 个月后电话告知病已痊愈。

（王明杰案）

（二）眼干燥症

杜某,女,45 岁,2010 年 11 月 2 日就诊。患者 1 年前无明显原因出现双眼发红,伴异物感,干涩不适,易疲劳。经某医院眼科检查后诊断为双眼干燥症,予人工泪液、玻璃酸钠眼药水点眼后症状缓解。近 3 个月复发,干涩不适加重,再用前药效果欠佳。故来院寻求中药治疗。患者双眼结膜轻度充血,视力正常,但不耐久视,夜寐不安,舌红苔薄白腻,脉弦细。诊断为白涩症。辨为风邪郁阻,津液不布。治宜祛风通玄,布津润燥。处方:麻黄 10g,葛根 30g,柴胡 15g,菊花 10g,蝉蜕 10g,黄芪 20g,当归 12g,白芍 25g,石菖蒲 10g,牡蛎 25g,甘草 6g。

服用 3 剂后自觉症状有所减轻,继续治疗半月后病情基本缓解,改用眼舒颗粒调理巩固。

(王明杰案)

按语：王老认为，视疲劳、眼干燥症都存在玄府闭塞的病机。目中玄府郁闭，气血运行不畅则眼胀痛；津液不布则眼干涩，神光发越障碍故不耐久视。如果患者没有明显的全身虚弱证候，治疗重点当是宣通。临床常用自拟"祛风舒目汤"为主治疗，较重者则需加用虫药制作丸散剂，加强搜剔开玄之力。

祛风舒目汤系王老多年来治疗视疲劳的基本方，另有医院制剂眼舒颗粒，亦为王老拟方，功用相近，服用方便。

附：眼舒颗粒(西南医科大学附属中医医院院内制剂)(王明杰)

【组成】 葛根、白芍、枸杞子、黄精、黄芪、当归、川芎、地龙、羌活、白芷、柴胡、防风。

【功效】 祛风活血，通玄舒目。

【主治】 视疲劳，眼干燥症。

【方解】 方中黄芪、当归、白芍益气养血；枸杞子、黄精滋养肝肾；葛根、地龙、川芎、柴胡、羌活、白芷、防风祛风解痉、理气活血、通络止痛；柴胡引药入目。诸药合用，使全身气、血、精、津充足，络脉畅通，肌肉神经得以濡养，调节功能恢复而疲劳症状得消。

【临床观察】 泸州医学院附属中医医院眼科于2008年1月至2009年1月对70例视疲劳患者进行治疗，临床观察结果显示：临床治愈35例，显效21例，有效9例，无效5例，总有效率92.86%[中国中医眼科杂志，2010，20(5)：262-264.]。

西南医科大学附属中医医院眼科2016年10月至2017年10月采用揿针联合眼舒颗粒治疗确诊为眼干燥症的患者90例，随机分为两组，与玻璃酸钠滴眼液(德国 URSAPHARM 公司)对照组观察，能够改善眼干燥症所致的眼部干涩不适，其有效率优于对照组，在泪液分泌功能及泪膜破裂时间的恢复上，都优于对照组[中国现代医药杂志，2018，20(3)：28-30.]。

三、开玄起痿汤(王明杰方)

【组成】 炙黄芪30~60g，党参30g，炒白术12g，当归12g，柴胡12g，葛根30~50g，麻黄9~15g，细辛9~15g，防风12g，白芷12g，炙甘草6g，制马钱子0.3~0.6g(研末冲服)。水煎服。

【功效】 益气补血，祛风开玄，达神起痿。

【主治】重症肌无力眼肌型及全身型。

【方解】本方是补中益气汤以升麻易葛根,再加入麻黄、细辛、防风、白芷及马钱子而成,阳虚者加附片,是王老经多年实践总结的重症肌无力主方。本病属于中医"痿证"范畴,治疗多从大补脾胃之气着手,但效果不尽如人意。王老从玄府理论认识,本病肌肉未见萎缩而软弱无力,其形成不仅在于脾虚气弱,更在于玄府郁闭,神机不遂。仅用补益效果欠佳,关键在于玄府未得开通,神机无从到达。因此治疗不仅需要补,而且需要通。开通玄府,畅达神机,在本病治疗中具有重要意义。

开玄起痿汤正是基于这一治疗思想,集中了风药麻黄、细辛、葛根、白芷发散开玄,马钱子搜剔开玄等多种开通之品(临床常据证伍用附子温通开玄),既能极大地增效黄芪、党参、炙甘草等大补元气,更能通过开通玄府,畅达神机,而使痿软失用的肌肉逐渐恢复功用。这种组方思路在本病的治疗中独具一格,使重症肌无力这一疑难病症的治疗别开生面,值得进一步总结研究。现代药理研究表明,方中麻黄所含麻黄碱对骨骼肌有抗疲劳作用,能促进被箭毒所抑制的神经肌肉间的传导。马钱子中的主要成分士的宁能选择性地提高脊髓兴奋功能,治疗剂量能使脊髓反射的应激性提高,反射时间缩短,神经冲动容易传导,骨骼肌的紧张度增加,从而使肌无力状态得到改善。这些作用或许便是开通玄府的部分药理基础。

【加减】

1. 气虚甚者加红参 10g,紫河车 10g。

2. 阳虚者加制附片 15~30g,桂枝 12g。

3. 阴虚者加生地黄 20g,麦冬 20g,女贞子 30g,西洋参易党参。

【验案举例】

眼肌型重症肌无力

张某,女,17 岁,2009 年 12 月 7 日来诊。患者于 2008 年 6 月无明显诱因出现眼睑下垂,睁眼有疲劳感,视物时抬头皱额,目珠转动失灵。在当地诊断为眼肌型重症肌无力,曾服用补中益气中药及泼尼松、肌苷、维生素 B 等,症状略有缓解,但不稳定,泼尼松已经服至 8 片/d,不能减量。患者双眼平视前方时,上睑缘遮盖瞳孔约 1/3,伴畏寒肢冷,神疲懒言,舌淡苔白,脉细弱。证属阳虚气弱,玄府闭塞,神机不遂。治宜温阳益气,通玄达神,自拟通玄起痿汤加减。处方:炙黄芪 30g,党参 30g,炒白术 12g,当归 12g,制附片 15g,麻黄 10g,细辛 10g,葛根 40g,防风 10g,炙甘草 6g,水煎服。另用炙马钱子粉 0.3g(装胶囊)吞服,每日 1 次。西药照常服用。

1 周后自觉诸症明显有所减轻。遂将制附片加至 20g,麻黄加至 12g,马钱子加至 0.6g。再进 10 剂后,精神好转,食纳增加,双上眼睑略能自主抬起。将麻黄加至 15g,马钱子加至 0.75g,同时嘱其开始逐渐减少泼尼松用量。治疗 3 个月后,眼睑已不遮盖瞳孔,全身症状消除,泼尼松减至 4 片。将汤剂方去附片,加肉桂,制为丸剂,每服 9g,每日 3 次。半年后下垂基本消失,外观与常人无异,目珠转动自如,泼尼松、马钱子俱已停用,未见反弹。后又继续巩固治疗 2 个月,达到临床治愈。2011 年 12 月电话随访,患者不再服药且无复发。

按语:本病中医眼科称为"上胞下垂""睑废",依据五轮学说,本病病位在胞睑,属肉轮,内应于脾,与脾胃有关。由于脾虚气弱,清气下陷,筋脉失养,以致眼肌无力,不能提举。总的病机在于脾胃功能虚弱,气血亏虚,睑部失荣。在治疗上原则以补气升阳为主,补中益气汤为代表方。王老认为,从玄府学说的角度来看,眼肌未见萎缩而无力,要害不在于虚,而在于郁。上胞玄府闭塞,神机无以为用,则眼肌无力,不能提举。仅用补益之所以效果欠佳,关键在于玄府未得开通,神机无从到达。而玄府闭塞的原因,又与风邪入侵有关。《诸病源候论·目病诸候》:"五脏六腑之血气,皆上荣于目也。若血气虚,则肤腠开而受风,风客于睑肤之间,所以其皮缓纵,垂覆于目,则不能开。"明确指出本病系气血亏虚而受风所致,而诸家治疗往往忽略祛风,故收效欠佳。基于上述见解,本病施治的重点当是祛风通玄,达神起痿,以风药配合补益之品协同增效。

四、肾舒胶囊(西南医科大学附属中医医院院内制剂,黄淑芬方)

【组成】黄芪、地黄、石韦、芡实、益母草、苦参、土茯苓、水蛭、蜈蚣、紫苏叶、蝉蜕。

【功效】益气活血,清热除湿,舒络固肾。

【主治】慢性肾炎、隐匿性肾炎、肾病综合征及糖尿病肾病、狼疮性肾炎等原发或继发性肾小球疾病所致蛋白尿的治疗或辅助治疗。

【方解】黄老认为,肾性蛋白尿的基本病机为元气内虚,毒损肾络玄府,清浊相混,封藏失司。治疗关键在于舒解肾络玄府之郁,一要开玄通络,二要解除毒邪,三要扶正补虚,合为舒络固肾之法,方中风药紫苏叶、蝉蜕辛散开玄,舒解抑郁,调畅气机,以利于肾络的开通,虫药水蛭、蜈蚣搜剔开玄,善于搜逐血络中之瘀滞凝痰,对改善肾脏病理变化、控制蛋白尿具有卓效。由于湿热浊毒蕴结是导致肾络郁滞的主要病因,浊毒不去,肾络难舒,故配合土茯苓、苦参、石韦清利解毒;元气亏虚,是邪毒入侵的内在基础,也是精微漏泄的必然结果,培补元气既是本症扶正固本的重点,又是推动血行、疏通络脉的需要,故以黄芪大补元气,生地滋阴养血,共成通补兼施之方。

【临床观察】

泸州医学院附属中医医院肾内科于 1998 年 9 月至 2001 年 12 月运用肾舒胶囊及西药卡托普利治疗轻中度肾性蛋白尿 86 例,并进行分组对照观察,肾舒胶囊总缓解率 58.6%,总有效率 82.8%,优于卡托普利;二药合用具有良好的协同增效作用[中国中西医结合肾病杂志,2003(8):466-468.]。同期对 32 例重度肾性蛋白尿患者在常规激素治疗基础上加服肾舒胶囊,与单用常规激素治疗的 30 例进行对比观察 3 个月,结果显示:肾舒组总有效率 90.6%,1 年复发率 9.1%,不良反应发生率 26.6%;对照组总有效率 73.3%,1 年复发率 40.0%,不良反应发生率 56.7%。两组比较,差异有显著性($P<0.05$)。表明:肾舒胶囊与激素等配合治疗重度肾性蛋白尿具有增强疗效、减少复发及减轻激素不良反应的作用。[中国中医药信息杂志,2003(06):16-17.]。

五、追风逐瘀醒脑汤(王明杰方)

【组成】川芎 30g,防风 12g,白芷 12g,细辛 10g,黄芪 30~60g,当归 15g,生地黄 20g,石菖蒲 12g,生大黄 6~10g,甘草 6g,水蛭 5g,蜈蚣 2 条,全蝎 5g,地龙 10g,土鳖虫 10g(虫药研末冲服用量减半)。水煎服。

【功效】祛风活血,开玄醒脑。

【主治】颅脑损伤,眼外伤,麻痹性斜视等。

【方解】本方系由大黄䗪虫丸、除风益损汤及止痉散化裁而来,经西南医科大学附属中医医院神经外科应用多年,对外伤性颅内血肿、慢性硬膜下血肿、颅脑损伤后综合征的治疗有良好作用。王老认为,治疗中应注意以下几点:

1. **风药的应用** 细辛、白芷、防风、川芎等风药的应用要贯彻始终,如遇外感尚需加重。尤其细辛一味,水煎服需用 10g 以上效果才好。

2. **虫类药物的运用** 水蛭、全蝎、蜈蚣等虫类药物活血通络、攻坚散结、搜剔通透之力甚强,用于脑外伤后遗症瘀血阻络、经脉不通等症,确有良效,但宜适当配伍健脾益气、扶正养阴之品,以免耗损正气、腻胃伤中。

3. **大黄的运用** 大黄为通下开玄之要药,其性味苦寒,走而不守,性降下行,不仅善于涤荡肠腑,收降逆气,而且具有止血而不留瘀、活血而不动血功用,有助于气血平和。临床常见病人通便数次后,脑水肿能明显减轻,血肿吸收加快,有助于促进神志与神经功能恢复。大便不实者可减大黄用量或用熟大黄。

4. 黄芪的运用 黄芪为益气升阳、扶正固本、健运中焦、升清降浊之要药,亦为脑外伤后遗症之良药,但其用量要大,一般用 30g 以上才能取得良好疗效。

【加减】

1. 气血亏虚者加黄芪、人参(或党参)、白术。

2. 肝肾亏虚者加熟地黄、山萸肉、枸杞子。

3. 痰阻清窍者加鲜竹沥、半夏、白芥子。

【临床观察】

泸州医学院附属中医医院神经外科 2006 年 1 月至 2010 年 1 月对外伤性颅内血肿未达手术标准的患者及慢性硬膜下血肿患者 120 例,在常规西医综合治疗基础上运用追风逐瘀醒脑汤,按随机分组方法进行临床对照观察,治疗效果明显优于对照组,差异有统计学意义(P<0.05),表明追风逐瘀醒脑汤对颅内血肿及慢性硬膜下血肿的治疗具有显著的增效作用[现代医药卫生,2010,26(22):3464-3465.][内蒙古中医药,2010,29(11):37-38.]。2008 年 1月至 2010 年 1 月对颅脑损伤后综合征患者 60 例在常规治疗基础上加用追风逐瘀醒脑汤口服与丹红注射液肌内注射对照观察,总有效率(97.5%)显著高于对照组(85.0%)[临床和实验医学杂志,2010,9(14):1051-1052.]。

【验案举例】

左眼外直肌麻痹

曾某,女,38 岁,2010 年 12 月 18 日初诊。主诉:双眼视物成双 7 天。患者7 日来发现双眼视物成双,眼球转动失灵。左眼球外转失灵、疼痛,伴左侧及前额部痛,视力减退。某医院 CT 检查排除颅内病变,诊断为左眼外直肌麻痹,使用三磷酸腺苷、辅酶 A、维生素、肌苷、甲钴胺等治疗 1 周效果不显,故求中医治疗。患者饮食、二便正常,舌淡苔白,脉浮紧。诊断:风牵偏视。辨为风邪犯目,玄府郁闭,治宜祛风开玄,活血通络,方用追风逐瘀醒脑汤加减:川芎 15g,防风 12g,白芷 12g,细辛 10g,当归 15g,白芍 25g,甘草 6g,全蝎 3g^(研末冲服),僵蚕12g,地龙 10g,鸡血藤 30g,蜈蚣 1 条^(研末冲服)。

二诊(12 月 25 日):服药 7 剂后疼痛明显减轻,左眼球外转受限略有好转,守方再进。

三诊(2011年1月8日):患者继续服用上方15剂,眼球转动如常,复视消失,双眼视物清晰。

(王明杰案)

按语:王老认为,本病以外感风邪为主要致病外因,内伤脾胃或肝肾亏损为常见发病内因。风邪入中,闭塞目中玄府,神机不遂,则目珠转动障碍;神光受阻,则视一为二。急则治其标,当以祛风通玄、畅达神光为先。常用自拟追风逐瘀醒脑汤加减治疗。该方系王老为我院神经外科治疗颅脑损伤拟订,已在临床应用十余年,效果确切,并发现该方对于脑外伤合并眼肌麻痹有较好疗效,借用于其他麻痹性斜视亦收到满意效果。

六、七味追风散(王明杰方)

【组成】羌活12g、白芷12g,川芎12g,天麻12g,全蝎6g,僵蚕12g,地龙12g。上药共为细末,或制水丸,每服9g,温开水送服,一日3次。亦可作为汤剂煎服,唯全蝎宜研末冲服。

【功效】疏风散邪,活血通络,利窍醒脑。

【主治】头痛、眩晕、中风、面瘫、痴呆、颤证、癫痫等多种脑病。

【方解】脑居高位,最易受风;脑为清窍,病多生风。脑病过程中,往往既有外风,又有内风,或外风引动内风,或内风兼感外风,内外合邪,相因为患,难以截然分开,从而导致病情的复杂多变及治疗上的困难。脑病的中医治疗,除了常用的补肾填精、益气养血、活血通络、化痰开窍等法外,治风之法尤为重要。

该方是在《太平惠民和剂局方》追风散(川乌、防风、川芎、白僵蚕、荆芥、石膏、炙甘草、白附子、羌活、全蝎、白芷、天南星、天麻、地龙、乳香、草乌、没药、雄黄)基础上筛选精简而成。原方主治偏正头痛,头眩目晕,百节酸疼,脑昏目痛,项背拘急,皮肤瘙痒等症。该方体现前人祛风息风并用、内风外风同治之法,可用于多种脑病的治疗,但方中药味较多,遂删繁就简,保留4味风药与3味虫药作为基本方。方中全蝎、地龙、僵蚕为"虫类药",属于血肉有情走窜之品,具有通经达络、剔透病邪的独特性能;羌活、白芷、川芎、天麻均为风药。风药之发散宣透作用,不仅能开发肌表汗孔以解散表邪,对于全身脏腑经络、玄府窍道,亦能透达贯穿。

王老指出,临证应用本方,还可根据辨证适当加味。如气虚加黄芪、人参、白术,血虚加当归、生地、鸡血藤,肝肾亏虚加首乌、枸杞子、女贞子,脾肾阳虚加附片、干姜、肉桂;痰湿加半夏、南星、石菖蒲,食少脘闷加九香虫、砂仁等。本方略偏辛燥,较长时间运用宜配伍养血滋阴之品,如生地黄、麦冬、沙参、白芍等,即可防止或减轻其弊端。经对长期服用本方病员的追踪观察,未见不良反应发生。

【加减】

1. 头痛加白芍、延胡索,疼痛剧烈者加蜈蚣1条或制马钱子1.5g。

2. 眩晕(脑供血不足)加葛根、土鳖虫。

3. 中风加蜈蚣、土鳖虫、水蛭或制马钱子1.5g。

4. 面瘫加防风、葛根、白附子。

5. 血管性痴呆加麻黄、葛根、水蛭。

6. 老年颤证加蜈蚣、防风、白芍。

7. 癫痫加蜈蚣、胆南星、川贝母。

【验案举例】

中风

蔡某,女,58岁,2011年4月10日初诊。患者今日晨起后出现左侧肢体麻木无力,神疲,头昏,言语模糊不清,饮食尚可,伸舌偏左,舌质暗红,边有瘀斑,苔白厚腻,脉弦滑。查血压145/90mmHg,头颅CT示:右侧基底节区腔隙性脑梗死。中医诊断为中风,辨证为风痰阻络,治以祛风通络,方用七味追风散加味。

处方:羌活12g,川芎12g,葛根30g,鸡血藤30g,天麻15g,当归12g,防风12g,地龙12g,僵蚕12g,全蝎5g^(研末冲服),水蛭3g^(研末冲服),甘草6g。6剂,水煎服,日1剂。

1周后复诊,肢体麻木无力、言语不利明显好转,上方去羌活,加黄芪30g,土鳖虫10g,6剂,制水丸。服用1个月后肢体功能逐渐恢复。半年后因他病来诊,称生活完全自理,已能从事家务劳动。

按语:本方用于中风疗效确切。王老在2013年9月16日《中国中医药报》【名医名方】栏目发表后,收藏应用及转发者甚多,被誉为"中风面瘫痴呆癫痫神方",并有人进行了脑中风病人的临床疗效观察,证实本方不仅能够有效改善神经功能缺损和血液流变学,还能提高生活质量[中西医结合心脑血管病杂志,2017,15(18):2325-2328.]。

七、天虫定眩饮(王明杰方)

【组成】 天麻 15g,土鳖虫 12g,僵蚕 12g,地龙 9g,白芍 18g,防风 9g,羌活 9g,川芎 12g,葛根 30g,黄芪 30g,当归 12g,鸡血藤 30g,炙甘草 6g。水煎服,或数剂合并制水丸服用。

【功效】 益气升阳,祛风通络。

【主治】 椎基底动脉供血不足性眩晕。

【方解】 方中黄芪、炙甘草益气升阳,当归、白芍、鸡血藤养血活血,妙在葛根、天麻、川芎、羌活、防风 5 味风药与地龙、僵蚕、土鳖虫 3 味虫药合用,共臻开通玄府、通络息风之功。王老常以上方为基础,治疗由于脑动脉粥样硬化、颈椎病等原因引起的椎基底动脉供血不足性眩晕。王老从玄府理论的视角分析,认为椎基底动脉供血不足性眩晕病位在脑,病根在于脑络玄府郁闭。发病机制为精气亏虚,玄府萎闭,痰瘀内生,络阻风动。本病好发于中老年患者,年高体衰,精气亏虚,清阳不升,脑部相关络脉之玄府失养而发生萎闭,以致津血渗灌不利,郁滞脉络而形成痰瘀等病理产物堆积,这是导致血管硬化的机理。由于脉道不畅,气血运行受阻,可引起脑络挛急,致卒发风动,出现头晕目眩等症。王老认为,精气亏虚,清阳不升为发病之基础,络阻风动是眩晕发作的直接病机,而玄府闭塞则是病变的关键一环。因此,除了益气升阳、化痰活血外,着力解除脑络玄府的闭塞对于本病治疗具有重要意义,风药、虫类药等开通玄府药物必不可少。

【加减】

1. 脾虚痰湿加白术、半夏健脾化痰。

2. 气虚甚者,加人参或党参。

3. 阳虚者,加附子、肉桂。

4. 肾精亏虚加菟丝子、沙苑子、枸杞补肾填精。

5. 阴虚内热者,黄芪减量,去羌活,加生地黄、牡丹皮、栀子。

6. 兼外寒者,加桂枝、生姜。

7. 痰湿重者,加制南星、石菖蒲。

8. 血瘀重者,加水蛭。

9. 内风重、眩晕甚者,加全蝎、蜈蚣。

10. 颈椎病症状明显者,酌加木瓜、舒筋草等舒筋活络。

11. 脑动脉硬化症状明显者,酌加鳖甲、牡蛎等软坚散结。

【验案举例】

椎动脉型颈椎病

王某,女,59岁,2015年12月3日初诊。主诉:2个月前体位改变时出现眩晕。休息后停止,伴颈项部转侧不利,经某医院MRI检查,颈4-5、5-6椎间盘膨出变性,钩突关节增生,诊断为椎动脉型颈椎病,针灸、理疗后有所缓解。1周前眩晕症状加重,站立不稳,特来中医门诊。自述眩晕发作时有天旋地转感,头重如裹,恶心,伴纳呆,舌淡苔白腻,脉弦滑。诊断:颈痹。辨为痰瘀阻络。治宜涤痰活血,祛风通络。

处方:黄芪30g,葛根30g,白芍30g,羌活10g,天麻12g,防风10g,川芎15g,土鳖虫9g,僵蚕12g,地龙9g,法半夏12g,白术12g,甘草6g。3剂,水煎服。

二诊(2015年12月7日):眩晕颈痛、头重恶心等症状减轻,食欲尚差,上方加白豆蔻^(后下)10g,3剂,水煎服。

三诊(2015年12月12日):诸症基本缓解,颈部活动正常,苔白微腻,改用丸药调理巩固。药用:黄芪20g,当归12g,川芎12g,葛根20g,白芍20g,羌活10g,防风10g,天麻12g,鸡血藤20g,土鳖虫12g,僵蚕12g,地龙9g,半夏曲12g,白术12g,甘草6g。5剂,制水丸,每服10g,一日3次。

1个月后患者电话告知,服用丸药后眩晕完全消除,嘱以上方制水丸继续服用,以调理巩固,服药次数可减为一日2次。

(王明杰案)

按语:本病多见于中老年人,病机特点为本虚标实。一般以脾肾亏虚、气血失和为本,风寒痰瘀停聚为标,病邪阻滞肌肤、肌肉、筋骨、经络玄府,继而引起髓海失养,神机不遂,出现头疼、头晕等症。王老认为治疗宜标本兼顾,而以通为要。常以祛风药、虫类药、活血药、化痰药并用组方,或加入黄芪、当归等补益气血之品。方中两味药值得一提。一是葛根,疏风升阳,活血解痉,善于缓解项背肌肉痉挛,药理研究表明,能使脑血流量增加,血管阻力相应降低,对大脑血供不足所致的头晕、耳鸣、肢麻等症状有一定改善作用,为治疗本病主药,各型均宜,但需重用。虫药中土鳖虫味咸性寒,破血逐瘀,续筋接骨,价廉而作用温和,王老常用作开玄通络之主将,每剂可用9~15g。经多年使用,安全可靠。

八、复方灵仙通络止痛胶囊(西南医科大学附属中医医院院内制剂,黄淑芬方)

【组成】威灵仙、白芍、防己、黄芪、全蝎、蜈蚣、细辛、冰片。

【功效】祛风除湿,活血祛瘀,通络止痛。

【主治】用于风湿闭阻、瘀血阻络所致的痹病。症见关节疼痛、刺痛或疼痛较甚,风湿性关节炎、类风湿关节炎、坐骨神经痛见上述症候者。用于头、胸胁、腰脊、四肢关节疼痛及外伤、术后引起的疼痛、肢体麻木、震颤等。

【方解】该制剂在叶天士通络治痛学术思想指导下,继承叶氏用药经验,黄老结合多年临床实践,反复验证,精心筛选,组合成方。该方选药以风药威灵仙、细辛、防己发散开玄,虫药全蝎、蜈蚣搜剔开玄,冰片香窜开玄,配合黄芪益气,白芍养血,体现辛润宣通为主,虫蚁搜剔为辅,通补结合,寒热平调的用药法度,着重解除络脉阻滞不通的病变症结,兼顾多种痛证不同属性的治疗需要,温而不燥,通而无损,适应面广。

【临床观察】

自 1994 年 11 月至 1997 年 4 月泸州医学院附属中医医院病房与门诊运用复方灵仙通络止痛胶囊治疗多种痛证,并同期与西药盐酸奈福泮进行随机对照观察,收治对象为头、胸、胁、腰与四肢等部位以神经、肌肉、筋骨、关节疼痛为主症者,包括血管神经性头痛、脑外伤综合征、胸膜炎、肋间神经痛、坐骨神经痛、腰肌劳损、软组织损伤、骨质增生症、类风湿关节炎、创伤及手术后疼痛等,共观察 340 例痛证患者,结果显示总有效率达到 95.5%,止痛效果优于盐酸奈福泮;对轻、中、重度疼痛均有较好疗效,其中以头痛、胸痛最佳;对寒痛、热痛、实痛、虚痛均有良好止痛效果,各型之间无显著性差异。仅 6 例反映吞服胶囊后咽部有烧灼感,3 例有胃脘烧灼不适感(时间短暂,10min 内可自行消失),此外无不良反应发生。本方可通用于不同部位、不同证型的多种痛证,具有止痛效果好、维持时间长、无成瘾性等优点,对某些顽固、重症疼痛,包括癌性疼痛亦有缓解作用,是一种较理想的通用型中长效中药止痛剂[中国中医药科技,1998,5(3):179-180.]。

九、羌鳖开痹汤(王明杰方)

【组成】羌活 12g,土鳖虫 12g,地龙 9g,葛根 30g,川芎 12g,白芷 12g,细辛

6g,桂枝 6g,黄芪 20,党参 20g,当归 12g,炙甘草 6g。水煎服。

【功效】益气养血,开玄通痹。

【主治】冠心病心绞痛。

【方解】冠心病的病机演变是一个动态发展过程,起始环节是心脉玄府闭塞,终末环节是心之玄府闭塞。病机过程可概括为"正气虚—玄府闭—痰瘀生—心脉阻—气血郁—玄府闭"。气血津液输布障碍为其基本病机,而玄府闭塞是其病机形成的关键所在。

本方在黄芪、党参、甘草、当归益气养血基础上,集中运用羌活、葛根、川芎、桂枝、白芷、细辛 6 味风药与土鳖虫、地龙等虫药开通玄府闭塞。经现代药理研究证实,虫类药物对心血管具有明确的药理作用,对冠心病有针对性或联合性的疗效。诸药合用,标本兼顾而以通为主,开通力量强而无伤正之虞。

【加减】

1. 气虚甚者,加人参。

2. 阳虚者,加附子、干姜。

3. 阴虚内热者,黄芪减量,去羌活、桂枝,加生地黄、麦冬、丹皮。

4. 痰浊重者,加瓜蒌、半夏。

5. 疼痛剧烈者加全蝎 3g、蜈蚣 1 条。

【验案举例】

冠心病

赵某,男,57 岁,2005 年 3 月 8 日初诊。患冠心病 5 年,平素常感心前区闷痛,上坡或运动后加重,伴头晕、恶心,速效救心丸可缓解症状,长期服用复方丹参滴丸、单硝酸异山梨酯等药物。一周前感冒后胸部闷痛症状加重,服速效救心丸无明显缓解。现诉心悸,胸部闷痛,偶向左肩部放射,乏力疲倦,舌淡苔白腻,脉弦细。中医诊断:胸痹。辨为心气亏虚,痰瘀阻滞。治宜开玄通痹,补虚燥湿。

处方:羌活 9g,葛根 30g,川芎 12g,白芷 9g,细辛 9g,桂枝 6g,法半夏 12g,黄芪 20g,茯苓 15g,甘草 6g,土鳖虫 10g,全蝎 3g^(研末冲服),蜈蚣 1 条^(研末冲服)。2 剂,水煎服。

二诊:上方服 2 剂后,胸闷心痛减轻,发作频次降低,尚感心悸神疲,纳差。上方加党参 25g,白术 12g。3 剂。

三诊:患者诸症悉减,身体恢复如平时。二诊方去法半夏,加丹参 15g,6

剂,由医院制剂室加工制水丸,每服9g,1日3次,同时停用其他治冠心病药物。

患者1个月后告知,症状完全缓解,胸部闷痛未有发作。此后一直以此方作为基本方加减制水丸服用至今,十余年来病情一直稳定。

(王明杰案)

按语:羌鳖开痹汤以风药、虫类药为主,治疗冠心病力专效宏,作用肯定。该例患者坚持服用该方加减丸药已逾10年,病情一直保持稳定且未发生任何毒副作用的临床表现,证明了风药、虫类药长期服用的安全性。

十、软脉开闭散(王明杰方)

【组成】全蝎6g,水蛭3g,地龙10g,土鳖虫10g,白芷10g,独活10g,细辛2g,威灵仙12g,川芎12g,血竭3g,王不留行12g,红花6g,当归12g,赤芍12g,乳香12g,没药12g。共研细末,或水泛为丸(此为5日量,一般以6～10倍量为一料制作),每服1小袋(9g),一日3次。

【功效】开通玄府,软脉通闭。

【主治】下肢动脉硬化闭塞症。

【方解】本方含4味虫药、5味风药与7味血药。王老认为,全蝎、水蛭、地龙、土鳖虫为"血肉有情"之虫药,开通玄府之功尤著。现代实验表明,水蛭、地龙具有抗炎、镇痛、止痉、降脂等作用,可有效地防止血栓形成及动脉粥样硬化发生发展;全蝎除有镇痛作用外,还可调节全身的糖代谢,土鳖虫具有抗凝血和对纤维蛋白溶解的作用。白芷、细辛、川芎、独活、威灵仙为风药,轻扬升散之性,善于开通玄府,调畅血脉。现代药理研究证明,风药具有良好的解除血管痉挛、扩张血管、改善脑微循环、降低毛细血管渗透性作用。近年还有报道指出,多种解表药的活性成分具有良好的降脂作用,能够减少斑块内脂质含量和张力,减轻炎症,同时改善血栓形成和纤溶活性之间的平衡,从而有效防治动脉粥样硬化。血竭、当归、红花、赤芍、乳香、没药、王不留行等血药,养血活血,散瘀定痛。

王老经验,风药、虫药、血药并用,有良好的协同增效作用。共臻开通玄府、软脉通闭之功。临证常以此作为基本方,结合患者证情灵活加减。方中虫药及血竭、乳香、没药等均不宜水煎,丸散剂有利于充分发挥药效,且便于患者长期服用。常用加减法:

1. **寒凝血瘀** 表现为患处苍白发凉,患肢喜暖畏寒,麻木疼痛,遇冷加重,夜晚加剧,步履不利,多行则疼痛加剧,稍歇则缓。舌质淡,苔白滑,脉沉细或沉滑。加麻黄、桂枝、干姜、吴茱萸各3g,散(丸)剂服用;或另用当归四逆汤合四逆汤水煎,送服软脉开闭散。

2. **瘀热互结**　表现为肌肤枯槁萎缩,趾(指)甲增厚变形,肢端出现干性坏死,伴有烦热、口干苦,舌红苔黄而干,脉滑数或弦数。加生地、赤芍、黄柏、丹皮各5g,散(丸)剂服用。或另用犀角地黄汤(犀角用水牛角代)加黄柏、栀子、金银花、蒲公英、玄参水煎,送服软脉开闭散。

3. **瘀阻特甚**　表现为患肢疼痛剧烈,彻夜不能入寐,患处皮肤暗红,干燥,趺阳脉消失,酸胀刺痛,下垂位明显,抬高立见苍白,小腿有游走性红斑、结节或条索,舌质暗红,脉弦或细。加蜈蚣1~2条,制马钱子2g,散(丸)剂服用。

4. **气血亏虚**　表现为神情倦怠,面容憔悴,畏寒肢凉,萎黄消瘦,坏死皮肉脱落后,患处久不生肌收口,颜色晦暗,舌质淡,苔薄白,脉沉细无力。加红参、炙黄芪、当归各5g,散(丸)剂服用;或另用十全大补汤水煎送服本方。

【验案举例】

下肢动脉硬化闭塞症

李某,女,88岁,2014年11月25日初诊。近1年来出现下肢酸胀麻木,双脚烧灼痛,夜间尤甚,难以安睡,皮肤干燥脱屑,色紫暗,趾(指)增厚变形,肌肉萎缩,右足踇趾及二、三趾变黑,踇趾头约1/3面积已形成干性坏疽,无法步行(坐轮椅就诊),双侧足背动脉搏动几近消失,形体消瘦,口苦咽干,大便秘结,舌质暗,苔黄燥,脉细涩。西医诊断为下肢动脉硬化闭塞症,服用多种中西药物乏效。患者拒绝住院医治,故来中医门诊。辨证属瘀热互结,血脉闭阻,治以清热化瘀,开闭通脉。

处方:水蛭45g,全蝎45g,地龙60g,土鳖虫100g,白芷30g,细辛30g,川芎60g,乳香60g,没药60g,桃仁90g,红花45g,血竭30g,生蒲黄90g,丹皮90g,黄柏45g,生地90g,火麻仁90g,酒大黄30g,莱菔子90g,赤芍90g,青蒿90g,甘草30g。制水丸,每服9g,每日3次,温水送服。

二诊(2015年1月9日):患者服用水丸后诸症均有缓解,大便畅通,睡眠得到改善。效不更方,继续制作丸药(2月量)服用。

五诊(2015年8月14日):患者由女儿搀扶步行前来就诊,自述一直坚持服用丸药,下肢症状大为减轻,已能步行一二十分钟。观其精神明显好转,左足趾头坏疽消除,皮损修复,色泽如常,双侧足背动脉搏动虽弱但已能触及,惟双脚尚感烧灼不适。王老认为病情已得到控制,但仍需服药巩固,前方去细辛、独活、白芷,加秦艽、豨莶草,水丸改为每日 2 次服。随访至今,患者坚持服药丸,病情一直稳定,生活能够自理。

按语:患者年事已高,已出现坏疽,证属阴虚血燥,基本方加入丹皮、黄柏、生地等滋阴清热,火麻仁、酒大黄及莱菔子润肠通便,标本兼顾,局部病变与全身状况均得到明显改善,体现了中医药治疗本病的优势。

第六章 从风论治验案选录

中医临证,"辨证论治"乃医者功夫一大正宗。然老师独能于疾病"证中""证外"着意搜寻"玄府"郁闭之征兆,无论痰、湿、风、瘀、毒等邪气缠绵,或是气、血、津液、精、神等运行障碍,皆为一"郁"所致。譬如阴阳,天地中自足,所乖者,道路堵塞故尔,故清浊升降失序,刚柔润燥失职。

王老能够领悟先贤所谓天地万物有此"玄府"窍道,且"郁"乃其病根,而黄老亦能体会出风药之生升舒展,恰能解临床肾病、喘病等虚中有实、补泻两难之困局,不畏风药之激烈鼓荡,不守"虚喘忌麻黄"之陈见,于风瘀兼具之杂症,力倡"治血先治风,风去血自通",大胆利用风药如风之性,治风之能,勇敢专攻,大有"以无入于有间"之妙。临床之寒温错杂,虚实并见,二老格物析理,于此茫茫临证中勘破迷障,认出"玄府"郁闭之要害,故放胆运用风药、虫药及血药、温药之利刃,着意开通玄府,则升降出入复常而邪自除,正自复,阴阳和调,乃为圣度。

"风药未必尽祛风,升散透泄用无穷","虫药走窜性灵动,搜剔钻透有奇功"。二者在临床各科多种顽急症中屡建功勋,它们或单用,或合用,或重用,或轻用,于"开通玄府"却是不能不用。诚如王老在《究玄府》一诗中云:"出入升降塞则病,怫郁结滞通为先。"下面介绍二位老师的部分从风论治验案,并穿插少许编者独立临证医案,用以体现学术传承。

一、脑外伤

谢某,男,44 岁,1995 年 4 月 22 日初诊。患者因车祸伤及头部及肢体多处有短暂昏迷,被送医院急救。诊断为脑挫伤、颅内血肿,行硬膜外血肿清除术后,剧烈头痛持续多日,依赖盐酸哌替啶镇痛,眼部肿胀消退后发现视物重影,诊断为眼肌麻痹,使用神经营养剂未效,故请中医诊治。患者头缠纱布,双目红赤,向右侧斜视,眼球运动障碍、睑裂变窄,头痛耳鸣,入睡困难,四肢乏力,精神萎靡,舌紫暗,脉弦数。

诊断:脑外伤。

辨证:瘀血阻络。

治法:活血化瘀,祛风通络。

处方:通窍活血汤合止痉散加减。

药物:桃仁 12g　　　红花 10g　　　赤芍 30g　　　川芎 20g

当归 12g　　　羌活 12g　　　白芷 12g　　　细辛 12g

地龙 10g　　　土鳖虫 10g　　　全蝎 6g^(研末冲服)

蜈蚣 1 条^(研末冲服)　三七粉 3g^(研末冲服)

3 剂,水煎服用,一日 3 次。

二诊(1995 年 4 月 25 日):患者服药后头痛明显减轻,当晚即停用盐酸哌替啶,改用盐酸奈福泮已能缓解头痛。续用上方 3 剂。

三诊(1995 年 4 月 29 日):头痛缓解,已停用盐酸奈福泮,眼部充血消除,眼位趋正,眼球恢复活动,复视减轻,精神好转。上方去羌活、细辛,加生地20g,赤芍、川芎减为 12g,5 剂。

四诊(1995 年 5 月 8 日):头痛完全解除,眼球可自如转动,复视消除,改用归脾丸善后调理。

（王明杰案）

按语:脑外伤后患者虽经硬膜外血肿清除术,然离经之血谓之瘀,肉眼或仪器可见之瘀血、血肿虽可清除,但脑及耳目诸清窍玄府之损伤以及络脉残存之瘀血却非手术可解,故双目红赤、斜视、耳鸣、头痛剧烈。此时仅仅凭活血化瘀难以为功,非风药之轻扬而莫能引之上,非虫药之钻透而莫能入其里,故血药、风药、虫药并用而瘀化血行,窍通神宁。

又按:通窍活血汤中麝香一味,为通窍开玄、畅达神机之要药,然市面上极难购得真品,影响疗效。王老继承先师陈达夫教授用药经验,临证常以虫药全蝎、蜈蚣,和/或风药细辛、白芷等代替,经多年实践观察,效果甚佳。

二、中风

姜某,男性,50 岁,2003 年 9 月 18 日初诊。患者于当年 2 月间患左侧内囊区出血,复查头颅 CT 示血肿基本吸收,可见软化灶。现遗右侧半身不能动,右下肢远端肌力 I 级,自汗,头痛,舌强语謇,舌暗红,脉弦滑。

辨证:风中经络,络脉痹阻。

治法:搜剔祛风,化瘀通络。

处方:大秦艽汤加减。

药物:秦艽 10g　　　羌活 10g　　　防风 10g　　　黄芩 15g

　　　生地 15g　　　葛根 30g　　　地龙 12g　　　三七^(冲服)6g

　　　红花 3g

患者服上方 4 剂后,自觉舌体渐软,语言较前流利,头痛稍减,惟右侧肢体活动仍不利。在上方基础上加黄芪 30g,继续服用 10 剂。右下肢能扶杖走10~20 步,右手指能屈伸活动。继以上方作成丸药服用。后随访患者右侧肢体功能恢复较好,能独立行走,生活基本能自理。

(王明杰案)

按语:本例所用处方以风药为主,配合益气活血通络之品。风药发散宣通、轻清流动之性能开通玄府,激发人体之阳气,激活脑神之功能,且可引药直达病所,使脑窍开通,神机畅达,气血复行,配合功能锻炼,则偏瘫得以康复。

三、痴呆(血管性痴呆)

程某,男,66 岁,2011 年 12 月 12 日初诊。有脑动脉硬化病史 5 年,多发性腔隙性脑梗死 2 年,近半年逐渐出现沉默少言,反应迟钝,记忆力明显减退,多寐,头昏,气短,乏力,畏风,腰膝酸软,舌苔薄白腻,脉沉细。脑 CT 检查显示:脑萎缩。经某医院确诊"老年血管性痴呆",西药治疗数月,血压控制正常,痴呆症状改善不明显。

辨证:肾气亏虚,脑窍郁阻,神机不遂。

治法:温肾益气,祛风通窍。

处方:麻黄附子细辛汤合七味追风散加减。

药物:羌活 12g　　　白芷 12g　　　石菖蒲 12g　　　川芎 12g

　　　细辛 9g　　　麻黄 9g　　　葛根 30g　　　肉桂 9g

　　　僵蚕 12g　　　制附片 15g^(先煎)　全蝎 5g^(研末冲服)

　　　日 1 剂,水煎服。

7 剂后,精神好转,心悸、气短、头晕目眩大减。以此方去附片,制水丸,调服 3 月余,精神转佳,记忆力有所好转,头昏气短诸症消失,睡眠正常。

(王明杰案)

按语:血管性痴呆是指发生在脑血管病基础上的获得性智能障碍综合征,

以记忆、认知、语言、视空间能力和人格等精神方面的缺损为主要表现,属于中医"呆病""痴呆""善忘"范畴。传统认为多由精气亏损、清窍失养或痰浊蒙蔽神明所致,多从填补精气、豁痰开窍着手施治。王老认为,本病基本病机在于脑中玄府郁闭,神机失用,临床治疗应以风药、虫药开通玄府、畅达神机为基本出发点,在此基础上根据疾病所处的不同时期、不同证型选方用药。本例使用王老经验方七味追风散加减收到良好效果。

四、郁病(抑郁症)

【案1】李某,女,39 岁,2010 年 11 月 25 日初诊。近半年来神情忧郁,少言寡语,对日常生活丧失兴趣,在外院诊断为抑郁症,曾服西药抗抑郁药及多种中药效果不明显,特来诊治。就诊时患者面色无华,目光呆滞,少言懒动,反应迟钝,自述头晕胸闷,不思饮食,困倦多寐,腰膝酸软,下肢发凉,大便稀溏。舌质淡,苔白腻,脉弦滑无力。观其前所服处方,多系逍遥散、二陈汤之类加减,收效不佳。

诊断:郁证。

辨证:肝郁脾虚,痰湿阻滞,神机不畅。

治法:疏肝健脾,化痰除湿,开玄畅神。

处方:柴胡 12g　　香附 12g　　白术 15g　　半夏 12g
　　　陈皮 9g　　　茯苓 20g　　石菖蒲 12g　麻黄 12g
　　　桂枝 12g　　细辛 9g　　　羌活 12g　　白芷 12g
　　　炙甘草 6g

5 剂,自加生姜 10g,水煎服。

二诊:服药后上述症状减轻,饮食稍增。自述有时觉得提不起气。上方去柴胡、香附,加红参 9g,黄芪 30g,继服 5 剂。

三诊:服药后精神明显好转。嘱患者抗抑郁西药逐渐减量,上方加减继续服用。

两个月后来电告知已停用西药,症状基本消除,改用中药制作丸剂调理。

(王明杰案)

按语:观患者既往所服处方,多系逍遥散、二陈汤之类加减,收效不佳,王老基于玄府理论,提出玄府郁闭、神机失运为抑郁症的基本病机,以开通玄府、畅达气机为治疗基本原则。在药物选用上,使用风药组方,发挥风药调畅气机、开发郁结、引经报使、宣导百药的多种性能,可以辛散通阳,开通玄府,增强疗效。通过开通玄府,实现治疗时的多靶点、多途径的综合性作用。从"玄府理论"的新视角认识抑郁症的病因病机,为抑郁症的治疗提供了新思路。

本例取效的关键在于加用麻黄、桂枝、细辛、羌活、白芷、生姜等风药。风药气味轻薄,轻扬宣通升散,可内可外,如春木之生发特性,开宣郁结、调畅气机作用显著。与其他理气药相比,风药辛散走窜,能开启玄府、开发郁结,苏醒脾胃,通畅三焦之气机,振奋全身之阳气,使津液通达,营卫和调,血流畅行,神机运转,在抑郁症的治疗中能发挥独特的作用。

【案2】杨某,男,36岁,2017年7月7日初诊。近5年来因工作压力,精神萎靡,情绪低落,四处求医,经华西、军区总医院等诊断为"抑郁症",服用多种抗抑郁药物均未见明显好转,难以坚持工作。经人介绍专程从凉山来泸州就医,自述有颈椎病、慢性胃炎病史,多年未愈。刻诊:精神疲惫,终日头晕头痛,四肢乏力,汗多,眠差,多梦心烦,纳差脘痞,苔黄白相兼,脉弦细滑。

诊断:郁证。

辨证:心脾两虚,神机不遂。

治法:补益心脾,开玄达神。

处方:归脾汤合天虫定眩饮加减。

药物:
黄芪25g	当归10g	茯苓30g	麸炒白术15g
灵芝12g	柴胡12g	党参20g	炒酸枣仁20g
炙甘草6g	白芍25g	酒川芎18g	蔓荆子12g
羌活10g	白芷10g	葛根25g	土鳖虫12g
地龙10g	炒僵蚕12g	全蝎5g	醋延胡索15g
蜜远志5g	牡丹皮12g	炒栀子12g	红景天6g

5剂,制水丸服。

另用:舒肝解郁胶囊7盒,每服2粒,一日3次。

二诊(2017年7月28日):诉服药后病情缓解,因距离较远,来泸不便,希望医院制水丸代为邮寄。遂续用上方7剂。

三诊(2017年10月3日):诉头晕痛减轻,睡眠改善,精神好转,苔白微腻,脉弦细。上方去远志、栀子,加蜈蚣1条,水蛭3g。12剂,制水丸服。

四诊(2017年12月19日):服完丸药身体已基本康复,能够胜任纷繁的日常工作,要求继续用药调理巩固。近来胃脘痞闷隐痛,望处方兼顾。遂以上方去丹皮、水蛭、地龙、蔓荆子,另将黄芪、党参、酸枣仁、川芎均减为12g,加乳香

10g,苍术12g,厚朴12g,木香10g,九香虫8g。10剂,制水丸服。

(王明杰案)

按语:本案处方药味甚多,然井然有序:在参、芪、归、术、茯苓、酸枣仁等调养心脾气血基础上,施以诸风药发散开玄、虫药搜剔开玄,使玄府开通,气血畅行则头晕头痛可消,神机畅达则抑郁可解。从中可见郁证之治,非独疏肝一法。王老指出,初诊用虫药的初衷主要是针对头晕头痛,患者服药后不仅晕痛减轻,抑郁症状亦得到改善,促使我们从开通玄府、畅达神机的角度去认识其中机理。三诊刻意加入蜈蚣、水蛭,收效更为显著。

五、眩晕

陈某,男,44岁,2015年7月7日初诊。眩晕6年,晨起为重,长期服用中西药物乏效,精神疲倦,四肢酸软无力,短气,便溏,畏寒,口腻,苔薄白,脉沉细。

诊断:眩晕。

辨证:脾肾阳虚。

处方:补中益气汤合桂附理中汤加减。

药物:

黄芪30g	炙甘草6g	党参25g	当归10g
葛根40g	柴胡12g	白术15g	白芍20g
羌活10g	防风10g	炒僵蚕10g	土鳖虫10g
干姜10g	桂枝12g	红景天6g	制附片15g^(先煎)

5剂,水煎服。

二诊(2015年7月24日):症状减轻,时有脑鸣。上方制附片加至30g,另加石菖蒲15g,法半夏12g。5剂,水煎服。

(王明杰案)

按语:本案患者素体脾胃亏虚,日久脾肾阳虚,清阳不升,发为眩晕六年。"脾宜升则健",治疗上,不仅要补益脾气,同时要升举脾之清阳,上达头面,则眩晕自除。故治疗时,王老选用补中益气汤为主加减。方中黄芪补气升阳,为升举脾中清阳之要药,柴胡与黄芪相伍,能增加黄芪升举之力。王老常以葛根易升麻,认为此药既可助黄芪升举清阳,又可改善便溏,还能活血化瘀,配合风药羌活、防风、桂枝与虫药僵蚕、土鳖虫促进头部血运。红景天有一定的抗疲劳作用,亦能活血。王老常将其与补气药配合使用,对气虚血瘀者尤为适宜。

144

六、头风（偏头痛）

【案1】李某,女,36 岁,2011 年 11 月 17 日初诊。主诉:头痛缠绵不愈近 20 年。患者 20 年来因头痛,屡用中西药物、针灸等治疗,仅能暂时缓解,无法根治,每年发作数次,某三甲医院神经内科诊断为偏头痛。近几年来疼痛程度加重,持续时间延长,需在该院住院治疗数日方能控制。此次已头痛两日,右侧尤甚,右颞侧连及目眶、耳后刺痛、跳痛,遇冷风加剧,服西药镇痛只能缓解三四小时,睡卧不宁,烦躁不安,口干不欲饮,饮食、二便正常,舌暗红,苔薄白腻,脉弦细。

诊断:头风。

辨证:风邪阻络,寒凝血瘀。

治法:祛风散寒,温经通络。

处方:八味大发散合麻黄附子细辛汤、止痉散加减。

药物:川芎 30g　　羌活 12g　　细辛 15g　　麻黄 12g

白芷 12g　　延胡索 12g　　蔓荆子 12g　　防风 12g

葛根 45g　　白芍 30g　　附片 15g^(先煎)　　蜈蚣 1 条^(研末冲服)

全蝎 3g^(研末冲服)

3 剂,水煎服。

二诊(11 月 20 日):2 剂后头痛明显减轻,已停用止痛西药,睡眠改善。上方川芎减为 15g,细辛减为 9g,续用 3 剂。

三诊(11 月 24 日):头痛缓解大半,每日仅有一两次小发作。改用丸剂调理巩固。

药物:川芎 15g　　羌活 12g　　细辛 6g　　乳香 12g

延胡索 12g　　蔓荆子 12g　　白芷 12g　　防风 12g

葛根 20g　　白芍 20g　　黄芪 20g　　全蝎 6g

蜈蚣 2 条　　地龙 12g　　僵蚕 12g　　当归 12g

鸡血藤 20g　　丹皮 12g　　甘草 6g

4 剂,制水丸,每服 9g,一日 3 次。

患者 1 个月后来电致谢,言丸剂服完,头痛已愈。嘱停药观察,保持联系。随访 2 年,未见发作。2014 年 3 月来院门诊,称头痛复发,但程度较前为轻。仍以丸药方加减 4 剂,服用后病情很快控制。追踪观察至今,头痛未见发作。

按语:偏头痛临床多见,其久痛不愈者中医称为"头风"。本例病程 20 年,风寒之邪入络,瘀血阻滞,头痛发作剧烈,非大剂温散难以祛其久羁之邪,非强力搜剔难以开其久闭之结,撼其混沉之瘀。故大剂风药(如羌、葛、芷)、虫药(蜈、蝎)及热药(附子)多管齐下,获得佳效。王老认为,中医对疼痛的认识是"不通则痛",治疗思想是"通则不痛",与纯属治标的西医止痛不同,不仅有优良的缓解疼痛作用,而且由于解除了引起疼痛的"不通"病根,因而能使疼痛不再发作。本案 20 年顽疾,中药 10 剂,得以根除,充分体现了中医治疗痛证的优势。

【案 2】张某,女,45 岁,2019 年 10 月 28 日初诊。主诉:经期头痛甚十余年。于 2003 年"非典"时受惊后头痛时作,2008 年因颈椎病行小针刀松解术后仍头痛,后颈畏寒、恶风甚如浸冷水中,须着高领衣物、围巾保暖;且经期头痛(右侧为甚),伴干呕、心烦,腰冷腰酸,小腹坠胀甚,得温或平卧休息方减。经色紫黯,有血块,经后伴头晕、神差数日。平日胸烦热易怒,腰、胁肋疼痛,口干不喜饮,上颚时感灼痛,舌淡红,苔薄白,脉弦紧涩。

诊断:头风。

辨证:血虚肝旺,枢机不利,风邪阻络。

治法:调补肝肾,和解枢机,祛风通络。

处方:柴胡桂枝汤合九味羌活汤、二至丸加减。

药物:羌活 15g　　白芷 15g　　葛根 40g　　地龙 10g
　　　土鳖虫 10g　酒女贞子 25g　墨旱莲 10g　桂枝 15g
　　　细辛 10g　　盐杜仲 15g　盐菟丝子 30g　柴胡 12g
　　　醋香附 10g

3 剂,自加生姜 5 片,水煎服。

二诊(2019 年 11 月 3 日):仍畏寒恶风、头痛、口苦、口黏、喜饮热水,入睡难,易惊醒,舌淡红,苔薄白,脉弦。上方去白芷、土鳖虫、细辛、杜仲、菟丝子,加黄芩 15g,黄连 3g,党参 20g,首乌藤 40g,百合 20g,川楝子 8g,全蝎粉(冲服) 5g。2 剂,自加姜片 5 片,水煎服。

三诊(2019 年 11 月 9 日):服药后气色转佳,肩颈发凉好转,仍有侧睡半小时后手麻,肩骨缝痛,右侧更重,平卧则舒,口苦口黏减轻,仍上颚灼痛,舌边尖红,苔薄白微腻。上方去羌活、女贞子、墨旱莲,加法半夏 9g,鸡血藤 25g,生黄芪 25g,醋香附 10g,盐巴戟天 12g,姜黄 12g,炒僵蚕 10g。2 剂,自加姜片 5 片,水煎服。

四诊(2019 年 11 月 17 日):本次经期头痛、腹痛明显减轻,仅轻微肩、颈椎牵掣不适,后项部、腰心发凉感,眠转佳,夜间和晨起时口苦减轻,仍有发燥、黏腻之感,特别怕烫,舌边尖红,苔薄白微腻。

药物:

(1)内服汤药

法半夏 9g	炙甘草 6g	桂枝 30g	白芍 15g
黄连 2g	葛根 30g	全蝎 3g	首乌藤 40g
鸡血藤 25g	生黄芪 30g	盐巴戟天 20g	茯苓 25g
山茱萸 15g	红参片 5g	陈皮 10g	鹿角霜 25g
土鳖虫 8g	当归 15g		

2 剂,煎法同前,睡前 20min 服药 1 次,白天分 2 次温服。

(2)丸药处方

桂枝 60g	炙甘草 20g	大枣 16g	黑顺片 20g
细辛 12g	干姜 16g	羌活 20g	制水蛭 2g
全蝎 6g	土鳖虫 20g	鸡血藤 50g	威灵仙 20g
防风 20g	生白术 20g	炙黄芪 60g	红参 12g
当归 30g	山茱萸 30g	山药 30g	泽泻 20g
巴戟天 30g	百合 40g		

制水丸,待汤药服完后用,一日 2 次。

(江花案)

按语:患者有明显受惊所致"恐则精却"的病史,脑为髓海,精不足无以养窍,不荣则痛,然后因手术、外感风寒、经行不畅等因素确有痰瘀夹杂,留滞于经络、清窍,导致不通则痛,郁而化火,故治疗需通补兼施,以通带补,尤重血肉有情之虫药以钻透挛急之经隧玄府,兼以温清并用,"神伤则心怯,火伤则畏水",患者怕风、怕冷尤为突出,故以温为主。

七、面风痛(三叉神经痛)

温某,男,67 岁,2017 年 4 月 7 日初诊。患者右侧面颊部阵发性闪电样剧痛,经某医院神经内科诊断为三叉神经痛,病程 2 年余,时作时止,服卡马西平可暂时缓解。此次因劳累后饮酒而复发十余天,疼痛发作频繁且程度加重,西药效果不满意,故求中医治疗。刻诊:神情焦虑,右侧面颊灼热不能触碰,畏风,溲黄便干,苔黄腻,脉弦数。

诊断:面风痛。

辨证:风痰阻络,肝火冲逆。

治法:祛风通络,清肝泻火。

处方:七味追风散加减。

药物:
川芎 15g	白芷 12g	羌活 12g	黄芩 5g
酒黄连 10g	法半夏 12g	柴胡 15g	白芍 45g
丹皮 15g	延胡索 20g	炒没药 10g	醋乳香 10g
生蒲黄 15g	滑石 20g	甘草 6g	人工天竺黄 15g
地龙 12g	僵蚕 15g	全蝎 3g^(研末冲服)	

全蝎 3g(研末冲服)

7剂,水煎服。

二诊(2017年5月2日):服药后疼痛缓解,已停用卡马西平,嘱续用上方汤药7剂,然后改为丸剂调理。

药物:
黄芩 15g	酒黄连 10g	半夏曲 12g	酒川芎 15g
白芷 12g	郁金 12g	白芍 45g	牡丹皮 15g
延胡索 25g	地龙 15g	柴胡 15g	全蝎 3g
僵蚕 15g	炒没药 12g	醋乳香 12g	生蒲黄 15g
火麻仁 20g	甘草 6g	人工天竺黄 15g	

6剂,制水丸服。

三诊(2017年6月11日):疼痛基本消除,要求再用丸药巩固。遂予二诊丸药方5剂。

四诊(2017年12月3日):三叉神经痛控制半年,近日因吹冷风略有复发,出现较轻面痛,家中尚有丸药,服后有所缓解,要求照原方再制作5剂备用。

(王明杰案)

按语:三叉神经痛有"天下第一痛"之说,又称痛性抽搐。中医学认为,面风痛的发病与外邪有关,盖头面部为一身阳经之会,足三阳经筋结合于颃(面颊部),手三阳经筋会于角(头角部)。若风寒风热等外邪侵袭手足三阳之络,闭阻经络,气血郁滞,不通则痛;风为阳邪,善行而数变,故疼痛乍发乍止、举发不时。

本案中针对面部三阳经络之热痰瘀阻,采取分而治之策略,用诸虫药咸辛入络豁痰,息风止痉而祛痛;苦味芩、连、柴胡寒凉直清上部冲逆之肝火;半夏、羌活辛味开透经络之积热,更以重剂芍药酸收平肝风木之郁火;川芎、乳没之属活血行气以止痛;用天竺黄清热豁痰,凉心定惊,平肝泻火;用滑石、甘草导热下行水道,从下窍而解。可见,在临证中辨证准确,恰当运用虫类药可以起到事半功倍的疗效。

八、面风(面肌痉挛)

谢某,女,45岁,1981年11月12日初诊。主诉:右眼睑及颜面部阵发性抽动1年。患者1年前无明显诱因出现右上眼睑跳动,未作治疗,随后从右下眼睑到右口角、侧面部均出现阵发性抽动,无法自制,影响到日常工作与生活。病情逐渐加重,曾四处求医,服用多种中西药物无好转,抽动发作日益频繁。来诊时见其右侧面部阵发性抽动,面容痛苦,舌苔薄白腻,脉弦滑。

诊断:面风。

辨证:风痰阻络。

治法:祛风化痰,活血通络。

处方:正容汤合止痉散加减。

药物:僵蚕12g　法半夏12g　蝉蜕9g　制白附子12g^(先煎)

　　　木瓜15g　羌活10g　防风10g　制南星12g^(先煎)

　　　当归12g　白芍30g　甘草6g　鸡血藤30g

　　　全蝎5g^(研末冲服)　蜈蚣1条^(研末冲服)

3剂,水煎服。

二诊(1981年11月18日):服药后抽动发作次数减少,程度减轻,未有不良反应。效不更方,上方继续服用。

三诊(1981年12月1日):面部抽动消失,喜形于色,特来致谢。言总共服药10剂,经年顽疾,一朝痊愈。随访2年,病未再发。

(王明杰案)

按语:本案面肌痉挛,经年顽疾,乃风痰阻络,以"风药"之动,"虫药"之通,利用药之"动"性制病之"动"症,诚妙矣。

九、多寐

刘某,女,42岁,2016年6月30日初诊。主诉:多寐嗜睡1月。患者每天睡眠时间(包括午眠)超过10小时仍然感到疲倦,全身乏力,饮食无味,二便如常,舌边齿痕,苔白腻,脉濡缓。

诊断:多寐。

辨证:脾虚湿困。

治法:健脾除湿,祛风胜湿。

处方:平胃散加味。

药物：苍术 12g　　　厚朴 12g　　　陈皮 12g　　　炙甘草 6g

黄芪 30g　　　石菖蒲 12g　　　麻黄 10g　　　柴胡 12g

羌活 10g　　　荆芥 12g　　　防风 12g　　　当归 12g

红景天 6g

上方 3 剂，水煎服，一日 3 次。

二诊（2016 年 7 月 4 日）：症状明显减轻，精神好转，苔薄白腻，脉缓。上方黄芪减为 20g，麻黄减为 6g。3 剂，水煎服。

（王明杰案）

按语：本例多寐病机为脾虚湿困，清阳不升。王老除以黄芪、红景天益气健脾，平胃散、石菖蒲运脾燥湿外，加用麻黄、柴胡、羌活、荆芥、防风等祛风之品，一则风能胜湿，二则增效补虚，三则升发清阳，流通气血，患者窍开神清而多寐之困自解。

十、胸痹心痛

李某，女，64 岁。有"冠心病"史 5 年。平素常感心悸胸闷，自服"硝酸甘油"能缓解症状。近两日因外出受凉后自觉心悸胸闷加重，胸膺部时时有刺痛之感，服用"硝酸甘油"缓解不明显，并伴身重乏力，舌暗淡，有瘀点，苔薄中根部略黄，脉沉细弦。王老认为，该病人素有气血津液在心之玄府的运行不畅，加之外感风邪，风寒之邪入里，进一步影响了气血精微物质的流通，导致玄府闭塞，气滞血瘀，心失所养。此时选用常规活血化瘀的药物只针对病理产物，对此产生的深层次矛盾——玄府闭塞难起疗效，应选用"风药"以开通玄府、解郁行滞，方能事半功倍。

处方：河间防风汤加减。

药物：防风 10g　　　麻黄 4g　　　桂枝 3g　　　　葛根 30g

当归 10g　　　茯苓 12g　　　蜈蚣 1 条^(研末冲服)

全蝎 3g^(研末冲服)　甘草 6g

2 剂，水煎服。

二诊：服药后患者微微汗出，自觉身重减轻，胸闷略减，胸膺部发作刺痛的次数减少。原方加减，加大虫类药的应用。

药物：防风 10g　　　羌活 10g　　　桂枝 3g　　　　葛根 30g

当归 10g　　　茯苓 12g　　　蜈蚣 2 条^(研末冲服)

全蝎 3g^(研末冲服)　甘草 6g

4剂,水煎服。

三诊:患者自觉诸症减轻,唯稍动则感汗出,爬楼后感胸闷不适。心气不足之证明显,原方加强补益心气之品。

药物:羌活10g　　　　葛根30g　　　　当归10g　　　　茯苓12g

蜈蚣2条^(研末冲服)全蝎3g^(研末冲服)太子参20g　　　甘草6g

5剂,水煎服。

四诊:患者已基本痊愈,且"硝酸甘油"用量也较以前减少。

（王明杰案）

按语:在本案的诊治过程中,王老没有按照常规依靠活血化瘀之品,而是抓住了"玄府不利"这一关键,以防风汤为基础,着重运用疏散外风和虫类药开通玄府,收到很好的疗效,为临床诊治心系疾病开辟了新路径。

十一、术后顽痛

【案1】付某,男,64岁,2014年8月15日初诊。主诉:前列腺手术后出现阴茎疼痛8年。患者8年前做前列腺手术后出现阴茎疼痛,中西药物内外治疗无效,一直依靠镇痛药减轻疼痛,近年来病情加重,镇痛药效不佳,常常痛不欲生,已做了轻生打算,留下遗嘱。经人力荐抱着最后一试想法来院就诊。患者痛苦面容,神情萎靡,纳差少寐,伴尿频、尿急、尿痛,肛门会阴坠胀不适,舌淡苔黄腻,脉弦数。

诊断:术后顽痛。

辨证:湿热内蕴,瘀血阻络。

治法:清热化湿,化瘀通络。

处方:二妙散合止痉散加味。

药物:黄柏12g　　　麸炒苍术12g　　蜈蚣4条　　　　全蝎5g

川牛膝15g　　　炒栀子12g　　　炒乳香10g　　　土鳖虫12g

炒没药10g　　　牡丹皮12g　　　白芍30g　　　　醋延胡索15g

乌药12g　　　　琥珀6g　　　　　白芷12g　　　　生蒲黄15g^(包煎)

细辛5g　　　　龙血竭5g　　　　炒王不留行20g

3剂,共研细末,每服10g,温开水冲服。

二诊(2014年8月29日):自述服药后疼痛有所减轻,近日因饮食不慎出现腹泻,脘腹痞满,纳差,头晕,动则汗出,舌红苔黄腻,脉弦滑。

辨证:脾胃湿热阻滞。

处方:葛根芩连汤合平胃散加减。

药物:葛根 30g　　酒黄芩 9g　　酒黄连 8g　　法半夏 12g

茯苓 15g　　广藿香 12g　　石菖蒲 10g　　薏苡仁 30g

陈皮 10g　　紫苏梗 12g　　麸炒苍术 12g　　姜厚朴 12g

防风 12g　　砂仁 6g^(后下)

2 剂,水煎服,每日 1 剂;同时继续服用初诊散剂。

三诊(2014 年 9 月 26 日):患者服完散剂后又以原方在院外自制 2 剂,现亦服完。目前阴茎疼痛及小便症状均有减轻,肛门略有坠胀,舌淡苔黄腻,脉弦数。上方略予调整:

药物:土鳖虫 12g　　生蒲黄 12g　　白芍 30g　　丹皮 15g

水蛭 4g　　全蝎 4g　　蜈蚣 2 条　　地龙 10g

延胡索 15g　　乳香 12g　　没药 12g　　血竭 5g

三棱 15g　　莪术 20g　　白芷 12g　　乌药 12g

甘草 5g　　肉桂 9g　　黄柏 12g

上方 3 剂,研细末,温水冲服,每次 10g,每日 3 次。

四诊(2014 年 10 月 31 日):阴茎疼痛及小便症状基本控制,肛门坠胀减轻,苔黄腻,脉弦。

药物:麸炒苍术 12g　　黄柏 12g　　全蝎 5g　　蜈蚣 2 条

川牛膝 15g　　炒栀子 12g　　炒乳香 10g　　炒没药 10g

土鳖虫 12g　　牡丹皮 12g　　白芍 30g　　醋延胡索 15g

生蒲黄 15g　　乌药 12g　　白芷 12g　　炒王不留行 20g

细辛 5g　　琥珀 6g　　龙血竭 5g　　炒莱菔子 20g

3 剂,研细末,服法同前。

一个月后来诊室致谢,神清气爽,称疼痛已完全消除,饮食、二便正常。嘱少食辛辣,多运动。追踪观察,迄今已 5 年,疼痛未再发作。

（王明杰案）

按语:患者因前列腺手术不当致尿路损伤,阴茎疼痛 8 年难消,百药乏效,堪称顽症。久痛不愈,络脉瘀阻,玄府闭塞无疑,诊见"尿频、尿急、尿痛,肛门会阴坠胀不适,舌淡苔黄腻,脉弦数"考虑兼有湿热内蕴。处方二妙散清热除湿,合止痉散加风药、血药搜风通络,化瘀止痛。症状略有缓解,三诊以滋肾通关丸与止痉散合用加减,尤其是加用水蛭、地龙、全蝎、蜈蚣、土鳖虫等虫类药,增强活血通络止痛之功。此案体现虫药、风药、血药并用在痛证治疗中的卓越功效。

【案2】杨某,男,67 岁,2014 年 10 月 19 日初诊。主诉:会阴疼痛 20 年,加重 5 年。患者双侧输精管结扎术后 20 余年,会阴部一直疼痛不适,近 5 年来日益加重,用过多种中西药物乏效,只能靠服止痛药暂时止痛。面色晦暗,口苦口腻,小便微黄,苔薄黄腻,脉弦细。

西医诊断:双侧输精管结扎术后顽痛。

中医诊断:痛证。

辨证:瘀血阻络。

治法:行气活血,通络止痛。

处方:四逆散合活络效灵丹加减。

药物:白芍 50g　　醋延胡索 15g　　柴胡 12g　　当归 10g

　　　白芷 12g　　　酒川芎 15g　　　郁金 15g　　炒王不留行 15g

　　　细辛 10g　　　牡丹皮 10g　　　炒栀子 10g　麸炒苍术 12g

　　　姜厚朴 12g　　炒乳香 9g　　　　鸡血藤 30g　炙甘草 6g

　　　土鳖虫 12g　　乌药 10g　　　　麸炒枳壳 12g

　　　上方 3 剂,每日 1 剂,水煎取汁 500ml,分 3 次服。

二诊(2014 年 10 月 24 日):服药后症状略有缓解。嘱续服上方 2 剂,水煎服。另加丸药处方:

药物:白芍 30g　　醋延胡索 20g　　羌活 10g　　当归 10g

　　　白芷 12g　　　酒川芎 15g　　　郁金 15g　　炒王不留行 15g

　　　细辛 10g　　　牡丹皮 10g　　　烫水蛭 5g　生蒲黄 15g[包煎]

　　　地龙 6g　　　　炒乳香 15g　　　炒没药 15g　炙甘草 6g

　　　土鳖虫 12g　　乌药 10g　　　　麸炒枳壳 12g　全蝎 3g

　　　上方 3 剂,制水丸,每服 10g,每日 3 次。

三诊(2014 年 11 月 4 日):自述服药后症状大为缓解,丸药单用有效,加汤剂疗效更佳。

药物:白芍 50g　　醋延胡索 15g　　生蒲黄 10g[包煎]　当归 10g

　　　白芷 12g　　　酒川芎 15g　　　郁金 15g　　王不留行 15g

　　　细辛 10g　　　牡丹皮 10g　　　炒栀子 10g　麸炒苍术 12g

　　　鸡血藤 30g　　炙甘草 6g　　　　土鳖虫 12g　乌药 10g

　　　麸炒枳壳 12g　威灵仙 15g

　　　4 剂,水煎服(丸药继续服用)。

四诊(2014 年 11 月 9 日):诸症基本消除,嘱继续服用丸药巩固善后。此后追踪观察 1 年,疼痛未再发作。

(王明杰案)

按语:患者亦为术后痛证。由于双侧输精管结扎术后导致气血运行不畅,瘀血阻滞,故患者多年来一直感觉会阴部疼痛不适。据诊见"面色晦暗,小便微黄,苔薄黄腻,脉弦细"考虑气滞血瘀证。王老由此处方四逆散行气止痛,合活络效灵丹行气活血,加王不留行、延胡索、郁金、鸡血藤、土鳖虫、乌药、枳壳增强行气止痛之功;患者有热象,故加丹皮、栀子清热,苍术、厚朴燥湿;再加风药细辛、白芷开玄止痛。服 5 剂后,加水蛭、地龙、全蝎等虫类药通络增效。多年顽痛,得以解除。

十二、顽泻

【案 1】裴某,男,37 岁,2013 年 12 月 22 日初诊。慢性结肠炎病史,近 1 年来经常腹胀,进食尤甚,故不能多食,大便日 3~4 次,溏而不爽,夹有黏液,舌苔黄腻,脉弦滑。

诊断:泄泻。

辨证:脾虚气滞,湿热内蕴。

治法:健运脾气,清化湿热。

处方:葛根芩连汤合胃苓汤加减。

药物:葛根 30g	酒黄芩 12g	酒黄连 10g	炙甘草 5g
木香 10g	麸炒苍术 15g	姜厚朴 12g	薏苡仁 30g
桂枝 10g	茯苓 15g	乌药 12g	山药 25g
防风 12g			

4 剂,水煎服。

二诊(2013 年 12 月 27 日):服药后腹胀缓解,进食增加,大便次数减少,肛门下坠不爽感减轻。续用上方 3 剂水煎服,另予下方:

药物:葛根 30g	酒黄芩 12g	酒黄连 12g	炙甘草 5g
木香 10g	麸炒苍术 15g	姜厚朴 12g	薏苡仁 30g
茯苓 15g	乌药 12g	山药 25g	防风 12g
炒槟榔 10g	半夏曲 12g	炒莱菔子 20g	建曲 12g
麸炒白术 12g	麸炒枳壳 12g		

6 剂,制水丸,每次服 9g,一日 3 次。

一个月后来电言服用后病情控制,大便恢复正常。

(王明杰案)

按语:慢性结肠炎患者往往呈现虚实错杂、湿热胶结的证情,王老治疗本病多寒温并用,通补兼施。尤其着意风药的运用。如本案中之葛根、防风、桂枝,既能升发清阳,助脾气健运;又可宣畅气机,促湿热分消,从而增强治疗效果。

【案2】康某,女,45 岁,2004 年 5 月 22 日诊。主诉:腹泻 3 月余。患者 3 个月前患急性胃肠炎,经治疗缓解后,一直胃纳欠佳,大便时溏时泻,每日 2~3 次不等,饮食不当时加重。曾服用参苓白术散等中药及多种西药,均无显效。目前患者形体消瘦,面黄无华,少气懒言,倦怠乏力,舌淡苔白润,脉弱。

辨证:脾虚气弱。

治法:健脾升阳。

方剂:七味白术散加减。

处方:
黄芪 20g	党参 20g	山药 20g	葛根 20g
白术 12g	茯苓 12g	羌活 10g	防风 10g
木香 6g	甘草 6g		

5 剂,水煎服。

二诊:倦怠乏力明显好转,大便成形。原方去羌活、防风,加生谷芽、生麦芽各 20g,更进 5 剂,食欲增加,大便恢复正常,自觉精力充沛如常。

(王明杰案)

按语:七味白术散以葛根等相伍四君,健脾作用得到增强,为王老所习用。"脾宜升则健",本例病情迁延,处方在其基础上,加强了补气健脾(黄芪、山药)与风药升阳(羌活、防风)两方面的力量,二者相得益彰,不仅腹泻迅速控制,脾气虚弱证候亦得以治愈。

十三、老年顽固性便秘

赵某,男,67 岁,退休人员。2010 年 11 月 12 日初诊。病史:反复便秘 5 年,每 3~5 天一次,经多方医治乏效,屡用番泻叶或开塞露等,虽能暂时缓解,停药后排便更难。症见:大便艰涩难出、虚挣努责,面白少华,神疲乏力,气短,畏寒肢冷,时有咳嗽,舌淡边有齿痕,苔白微腻,脉细弱。

诊断:便秘。

辨证:脾肺气虚。

治法:健脾益气,宣肺通便。

处方:三拗汤合补中益气汤加减。

药物:蜜麻黄 10g　　杏仁 12g　　黄芪 30g　　当归 12g

　　　党参 12g　　升麻 10g　　白术 20g　　枳壳 12g

　　　陈皮 12g　　干姜 10g　　莱菔子 30g　　肉苁蓉 15g

　　　炙甘草 5g

　　　3 剂,水煎服。

二诊:3 剂后便软易排,余症减轻,以上方化裁 5 剂后症状基本消失。偶有便秘,气短乏力,嘱其服补中益气丸善后,多食蔬菜、水果、易消化食物,随访 3 个月,无复发。

(黄淑芬案)

按语:患者因年迈体弱,脾肺气虚,运化失职,大肠传导无力,而致大便艰涩难出、虚挣努责。以补中益气汤化裁,方中黄芪、白术、党参、甘草峻补脾肺之气,麻黄、杏仁宣肺通便,升麻升举下陷之清阳,当归补血润肠,干姜、肉苁蓉温阳润肠通便,陈皮、枳壳、莱菔子理气化痰。全方通降不伤正,补益又寓通,标本同治,诸症自除。黄老认为由于肺与大肠相表里,肺气虚肃降无权,气滞于下,有便意而不得肺气下降鼓舞导致的便秘,妙在补益肺脾之品中加入麻黄,宣肺肃降,调畅气机,大便自通,体现风药增效益气补虚之功。

十四、腰痛(腰椎间盘突出症)

杨某,男,68 岁,于 2015 年 11 月 12 日初诊。主诉:反复左侧腰腿痛 2 年。患者腰痛 2 年来,服用舒筋活血中成药有所缓解,遇劳累加重,休息后减轻。半月前腰部疼痛加剧伴左下肢放射性疼痛、麻木。经 MIR 检查显示 L3-4、L4-5 椎间盘左后突出,硬脊膜明显受压,诊断为腰椎间盘突出症。因不愿手术,故请中医诊治。见患者精神疲乏,睡眠不佳(与疼痛有关),饮食、二便尚可,舌淡苔白,脉沉细。

诊断:腰痛。

辨证:肾虚骨弱,瘀血阻络。

治法:补肾壮骨,活血通络。

处方:独活寄生汤加减。

药物:独活 12g　　桑寄生 20g　　杜仲 15g　　牛膝 15g

　　　细辛 9g　　秦艽 12g　　桂枝 12g　　防风 12g

　　　川芎 12g　　甘草 6g　　当归 12g　　白芍 30g

鸡血藤 30g　　　　土鳖虫 10g　　　　延胡索 15g

3 剂,水煎服,同时配合理疗及功能锻炼。

二诊(2015 年 11 月 16 日):症状略有缓解,仍感腰腿痛麻不适。考虑上方药力不足,需加用虫类搜剔之品制丸剂服用。

药物:全蝎 6g　　　　蜈蚣 1 条　　　　地龙 10g　　　　三七 5g

　　　土鳖虫 15g　　　骨碎补 20g　　　续断 20g　　　　当归 15g

　　　鸡血藤 20g　　　独活 12g　　　　细辛 6g　　　　桂枝 12g

　　　川芎 15g　　　　白芍 20g　　　　川牛膝 15g　　　血竭 5g

　　　制马钱子 3g　　甘草 6g

5 剂,制水丸,每服 10g,一日 3 次。

三诊(2015 年 12 月 17 日):患者服完一料丸药(理疗七天后停止),腰腿痛减轻大半,精神转佳。上方去马钱子,续用 5 剂水丸。

四诊(2016 年 1 月 21 日):腰腿痛基本控制,近日感冒咳嗽来诊。暂停制作丸药,嘱避免过度劳累,坚持功能锻炼,防止腰痛复发。

(王明杰案)

按语: 肾主骨,肝主筋,腰为肾之府。腰椎间盘突出症者,多系年高肾虚。其所突出之处,压迫神经组织而疼痛麻木,筋骨之玄府闭塞可知,故以风药(独活、桂枝、细辛、马钱子)、虫药(全蝎、蜈蚣、地龙、土鳖虫)、血药(川芎、三七、当归、川牛膝、鸡血藤、血竭)配合补肾养血之品(骨碎补、续断、当归、白芍),共臻玄府开通、气血流畅、筋柔骨壮之功。

十五、尪痹(类风湿关节炎)

江某,男,67 岁,2019 年 2 月 12 日初诊。患者自述患类风湿六年余,现手足关节疼痛,手指弯曲变形,面色萎黄,食少,眠差,精神稍差,自觉心悸,二便正常,脉缓弱,苔微黄腻。

西医诊断:类风湿关节炎。

中医诊断:尪痹。

辨证:气虚血瘀,风湿阻络。

治法:补气活血,搜风通络。

处方:黄芪桂枝五物汤合止痉散加减。

药物:黄芪 25g　　　　桂枝 12g　　　　白芍 30g　　　　当归 12g

　　　党参 20g　　　　全蝎 3g　　　　蜈蚣 1 条　　　　土鳖虫 15g

地龙 10g	乳香 15g	没药 15g	川牛膝 15g
酒川芎 15g	鸡血藤 20g	独活 15g	白芷 15g
徐长卿 20g	细辛 5g	防己 15g	威灵仙 15g
红毛五加皮 20g	伸筋草 12g	姜黄 15g	半夏曲 15g
儿茶 15g	骨碎补 18g	续断 20g	

中药 4 剂,制水丸,每日 3 次,一次 10g。

二诊(2019 年 3 月 15 日):患者自述症状减轻,现手足活动疼痛,颈痛,诊见舌质暗苔灰黄腻,脉弦。上方加秦艽 15g,豨莶草 20g,海桐皮 20g,续用 4 剂,制水丸服。

三诊(2019 年 5 月 3 日):患者自述症状减轻,望继续治疗。诊见舌质淡,苔微黄腻,脉弦。续用上方 4 剂,制水丸服。

一个月后随访,患者诉疼痛缓解,病情稳定。

(王明杰案)

按语:"痹"是闭阻不通之义,日久正气亏虚,病邪深入经髓骨骼,疼痛较剧,缠绵不愈,以至关节畸形废用,称为尪痹,治疗颇为棘手。王老治疗此类顽症常以风药、虫药、血药并用,适当配伍补益之品,制丸药长服缓图。此案正体现了王老的用药特色。

十六、消渴病肾衰(糖尿病肾病、慢性肾衰)

徐某,女,52 岁,2016 年 8 月 8 日初诊。患者 5 年前发现糖尿病,同时发现尿蛋白(++),使用胰岛素治疗。但未正规使用,加之饮食控制不好,致血糖常波动在 9.0 ~ 16.0mmol/L。今日复查血糖 9.8mmol/L;肾功能:尿素氮 11.34mmol/L,肌酐 228μmol/L;尿常规:蛋白(++),隐血(++)。面色苍白,头昏心悸,疲乏腿软,怕冷怕风,短气食少,下肢水肿,大便干结,数日 1 次,舌淡红,苔白,脉沉细。

西医诊断:糖尿病肾病,慢性肾衰。

中医诊断:消渴,肾衰。

辨证:脾肾阳虚,水湿停聚,浊毒内蕴。

治法:温补脾肾,利水泄浊。

处方:补中益气汤、苓桂术甘汤、大黄附子汤加减。

药物:党参 30g	黄芪 30g	柴胡 12g	升麻 12g
桂枝 12g	当归 12g	茯苓 15g	炒白术 12g

| 生大黄 8g | 炒枳壳 12g | 巴戟天 12g | 车前子 15g |
| 泽泻 15g | 制附片 20g^(先煎) | | |

泽泻 15g　　　制附片 20g^(先煎)

10 剂,水煎服。

另用:肾舒胶囊 4 瓶,每次 4 粒,每日 3 次。

二诊(2016 年 9 月 5 日):头昏心悸、疲乏腿软、怕冷怕风、短气等临床症状明显好转,下肢水肿消失,大便干,1~2 天 1 次。蛋白尿(+)、隐血(+),血糖 7.47mmol/L,肌酐 242μmol/L,尿素氮 14.7mmol/L。上方减去利水之品,加入活血化瘀药物:

党参 30g	黄芪 30g	茯苓 20g	淫羊藿 12g
肉桂 6g	川牛膝 12g	山茱萸 12g	巴戟天 12g
当归 12g	白术 12g	生大黄 12g	地龙 12g
三棱 12g	枳壳 12g	制附片 20g^(先煎)	

5 剂,水煎服。另加肾舒胶囊 4 粒,每日 3 次。

西药:苯磺酸左旋氨氯地平片 2.5mg,上午服;缬沙坦分散片 80mg*7 片/盒,80mg,睡前服;胰岛素根据情况调整剂量。

三诊(2016 年 10 月 31 日):患者经近 2 个月治疗,头昏心悸、疲乏腿软、怕冷、大便干结等临床症状消失。蛋白尿明显减少;血糖已控制正常,大便 1 日 2 次。今日复查尿常规:蛋白尿(±),血糖 6.4mmol/L;唯肾功能无改变,时有小动:尿素氮 9.6mmol/L、肌酐 210μmol/L。

上方去附片、肉桂、茯苓,加枸杞子 15g,土茯苓 15g。

西药治疗:同前。

四诊(2017 年 1 月 12 日):患者治疗 4 个月以后,病情稳定好转,无不适。尿常规正常,血糖 6.214mmol/L,肌酐 194μmol/L,尿素氮 8.7mmol/L。续用上方加减。

西药:停用缬沙坦分散片;苯磺酸左旋氨氯地平片 5mg,睡前服。

患者在此后半年多时间里病情稳定,无不适,尿常规正常,蛋白尿持续(-),肌酐 170~200μmol/L,虽未控制到正常,但较前有所改善,指标一直稳定。以后间断服中药或中成药,并坚持必需的西药治疗。治疗 2 年余后,蛋白尿因多种因素时有轻度反复,但坚持规范治疗,均可恢复。最近 4 次复查尿常规均正常。

(黄淑芬案)

按语:糖尿病肾病肾衰竭是糖尿病最严重的并发症之一,预后甚差。本例黄老在胰岛素控制血糖基础上,以中药为主,配合降压药,中西医结合治疗,收到较好效果。中药在改善患者临床症状,延缓病情,提高生存质量等方面,起到不可忽略的作用。黄老以大黄附子汤温下排毒,补中益气汤补气升阳,苓桂术甘汤健脾利水,肾舒胶囊通络固肾,消尿蛋白。二诊加入降压药,有助于减少尿蛋白漏出。方中重用黄芪补气升阳,可防止血压过低,同时是消蛋白尿的有效中药。

十七、消渴病痹证(糖尿病周围神经病变)

李某,女,57 岁。2019 年 3 月 14 日初诊。患者咳嗽黄痰、咳痰不爽,口干饮水 1 周。糖尿病病史 10 余年,血糖一直未控制正常,今日空腹血糖 12mmol/L。手指麻木,全身刺痛 2 个月,舌红苔少,脉细。西医诊断为 2 型糖尿病合并周围神经病变。

诊断:咳嗽(肺热郁阻)。

消渴病痹证(气血瘀阻,经脉失养)。

治法:清肺化痰,益气活血,祛风通络。

处方:麻杏石甘汤合补阳还五汤加减。

药物:麻黄 12g	杏仁 12g	枳壳 12g	石膏 30g(先煎)
黄芩 15g	茯苓 15g	法半夏 12g	甘草 5g
黄芪 30g	地龙 10g	土鳖虫 12g	三棱 12g
酒川芎 12g	莪术 10g	当归 12g	鸡血藤 30g

7 剂,每天 1 剂,水煎。

同时配合降血糖西药(略,下同)。

二诊(2019 年 4 月 7 日):咳嗽、咳痰不爽等症状消失。手指麻木、全身刺痛明显减轻。复查血糖 6.8mmol/L。治以益气养阴,活血通络。

药物:黄芩 15g	桔梗 12g	天花粉 15g	生地黄 30g
黄芪 30g	地龙 10g	土鳖虫 12g	酒川芎 12g
三棱 12g	莪术 10g	当归 12g	鸡血藤 30g
白芍 20g			

10 剂,每天 1 剂。

三诊(2019 年 4 月 24 日):手指麻木、全身刺痛等症状全部消失,血糖 6.4mmol/L 左右。上方略予加减:

药物:北沙参 30g	黄芪 30g	当归 12g	生地黄 30g

| 天花粉 15g | 桃仁 12g | 地龙 10g | 鸡血藤 30g |
| 酒川芎 12g | 三棱 12g | 白芍 20g | 枸杞子 15g |

10 剂,两天 1 剂。

(黄淑芬案)

按语: 此病糖尿病合并周围神经病变。糖尿病控制血糖以西药为主,并发症则以中药治疗为优。中医认为本病的病机为消渴日久,气阴两虚,气虚推动乏力而致血脉瘀阻,经络不畅,从而出现四肢麻木、刺痛等症状。黄老治以益气养阴、活血通络之法,方中虫药地龙、土鳖虫是其亮点。

十八、内伤发热

【案 1】 莫某,男,76 岁,2015 年 5 月 1 日初诊。主诉:夜间潮热 3 个月。患者有帕金森综合征病史,近 3 个月来夜间全身潮热,纳差,大便不成形,小便黄,口干,舌苔白腻,脉浮大无力。

诊断:内伤发热。

辨证:脾胃气虚,湿热郁滞,阴火内生。

治法:补中升阳,佐以清热化湿。

处方:补中益气汤加减。

药物:黄芪 30g	党参 20g	当归 10g	白术 12g
陈皮 6g	柴胡 15g	升麻 10g	葛根 30g
茯苓 12g	地骨皮 15g	黄柏 8g	青蒿 10g^(后下)
石菖蒲 12g	法半夏 12g	炙甘草 6g	

2 剂,水煎服。

二诊(2015 年 5 月 3 日):服药后症状好转,夜间发热明显减轻,精神状态差,纳差,小便黄,苔薄白腻,脉浮大。上方续用 3 剂。

三诊(2015 年 5 月 8 日):全身发热解除,唯下肢略有发热,咽喉咳痰不爽,流清口水,乏力,脉缓。上方去青蒿、黄柏、地骨皮、升麻,加桔梗 12g,盐益智仁8g,桂枝 10g,防风 9g,秦艽 12g。2 剂,水煎服。

(王明杰案)

按语: 本例属气虚发热,阴火为患,补中益气汤原为正治。但因兼夹湿热为患,故配合清热化湿之黄柏、青蒿、法半夏等品,收到较好效果。王老认为,阴火虽然源于脾胃气虚,但其生成在于因虚致郁,因郁生火,治疗中除以补中益气为主,略佐寒凉清泄外,尚需配合风药开郁,方能奏效。方中升麻、柴胡、葛根、秦艽、防风等品功不可没。

【案2】牟某,男,12岁,2018年5月12日初诊。主诉:全身发热出汗,胸闷灼热如火,食少乏力2个月。在西南医科大学附属医院做了全面检查,均未发现异常。以后在当地服中药治疗1月余,多采用青蒿鳖甲汤加减无效,经当地医生介绍来我院治疗。见患者忧郁不安,形体消瘦,食少乏力,口干口苦,不欲饮水,舌红,苔黄腻,脉细数。

诊断:内伤发热。

辨证:湿热郁阻,气机不畅。

治法:宽胸理气,清热除湿。

处方:蒿芩清胆汤合瓜蒌薤白半夏汤加减。

药物:柴胡12g　　青蒿12g　　黄芩12g　　栀子10g
　　　法半夏12g　　茯苓10g　　苍术10g　　枳壳10g
　　　草豆蔻10g　　郁金12g　　桔梗12g　　薤白12g
　　　砂仁^(后下)8g　　瓜蒌皮10g　　党参20g

3剂,每天1剂,水煎,取汁500ml分3次服。

二诊(2018年5月14日):见胸闷,口苦口干好转。全身发热出汗,胸部灼热如一团火,不欲饮水,舌红,苔黄腻。遂以上方加知母12g,生石膏6g^(先煎),3剂,每天1剂,水煎,取汁500ml分3次服。

三诊(2018年5月17日):症见胸闷,全身发热出汗,口苦口干消失。但胸部灼热不适不减。上方继服3剂。

四诊(2018年5月21日):诉唯胸部灼热如一团火不减。经过一段时间治疗,采用了养阴清热、清热除湿、清胃热等方法,发热均未解决,考虑从气虚发热治疗一试。

处方:补中益气汤合蒿芩清胆汤加减。

药物:党参20g　　黄芪20g　　柴胡20g　　葛根15g
　　　法半夏12g　　白术10g　　淡豆豉10g　　知母10g
　　　防风10g　　升麻10g　　青蒿15g　　酒黄芩12g
　　　薄荷10g　　生石膏20g　　甘草5g

3剂,每天1剂,水煎,取汁500ml分3次服。

五诊(2018年5月27日):患者胸部灼热不减,病人及家属焦虑不安。无汗,厌油,舌红,苔白,脉细数。考虑郁火闭郁不宣,从宣通发散而发。综合以往方药,合麻黄汤加减治疗。

药物:银柴胡 15g   青蒿 15g   酒黄芩 12g   茯苓 12g

　　　麸炒苍术 10g   淡豆豉 12g   知母 10g   生地 30g

　　　薄荷 10g   麻黄 12g   桂枝 10g   醋鳖甲 15g

　　　黄芪 30g   地骨皮 12g   生石膏 20g   甘草 5g

3 剂,每天 1 剂,水煎,取汁 500ml 分 3 次服。

1 月余以后,患者母亲来开休学证明,询问其病情后了解到,患者在服最后开具处方时,服药 2 剂后,出现全身大汗淋漓的现象,自此之后,胸部灼热如火症状完全消失,患儿到处玩耍,跳跳蹦蹦,如同常人。患儿觉得病好了,拒绝再服药。停药半个月后,因活动量太大,发热有轻微反复。照原方服用 2 剂,再配合火罐治疗后,恢复正常,至今未复发。

(黄淑芬案)

按语: "实火可泻,虚火可补,郁火可发",世所公认之理,然临证辨别又何其困难?前医用青蒿宣透不足,而鳖甲却又滋填太过,故患儿舌苔厚腻,口干口苦不欲饮水,后改用清宣化浊,寒温并用,逐渐回归开通宣发,畅达郁结,用麻黄汤与其他药物配合,强力开散玄府之郁结,户牖洞开,火热自无由以积,且各路药物各归其途,各司其职,故获良效。李时珍云:"麻黄汤虽太阳发汗重剂,实为发散肺经火郁之药也。"诚哉,斯言!

十九、绝经前后诸证

周某,女,48 岁。合江县马街中学教师。2019 年 8 月 5 日初诊。自述自觉怯冷,尤其肩背部冷,手足心冷,腿转筋,月经量少,纳眠可,舌淡红,苔白,脉弦细。

西医诊断:更年期综合征。

中医诊断:绝经前后诸证。

辨证:肾阳虚证。

治法:温阳化气,补肾通络。

处方:黄芪桂枝五物汤加减。

药用:黄芪 20g   桂枝 12g   白芍 25g   防风 10g

　　　粉葛 20g   当归 12g   淫羊藿 15g   鸡血藤 25g

　　　菟丝子 20g   川牛膝 15g   伸筋草 15g   舒筋草 15g

　　　木瓜 15g

中药免煎颗粒 14 剂,每日 1 剂,调水服。

二诊(2019 年 8 月 23 日):自觉肩背部冰冷不适较前稍缓解,但仍觉怯冷,便秘,诊见舌淡红,苔白,脉弦细。上方去伸筋草、舒筋草,加独活 12g,酒川芎12g,附子 12g,免煎颗粒 14 剂,调水服。

三诊(2019 年 9 月 15 日):自觉全身症状缓解。但后背发凉,口干口苦,诊见舌红苔薄白,脉细缓。上方续用 14 剂。

四诊(2019 年 10 月 13 日):自觉全身症状缓解。后背发凉好转,现易疲倦,口干口苦,诊见舌红苔薄白,脉细缓。上方续用 14 剂。

半月后,患者微信告知,背部发冷症状基本消失,未再复诊。

(王明杰案)

按语:更年期综合征,中医称"绝经前后诸证"。临床所见多为肾阴虚证,如患者潮热盗汗,心烦易怒,两颧潮红,手足心热,口干咽燥,舌红少苔,脉细数。本例症状迥异,明显偏寒,如自觉怯冷,后背发凉,手足心冷,舌淡,苔白,脉细等,都符合肾阳不足,阳虚失于温煦之象。治宜温阳化气,补肾通络。王老选用黄芪桂枝五物汤,配合附子、菟丝子、淫羊藿等温肾补肾,再加当归、川芎、鸡血藤、川牛膝等活血化瘀,防风、葛根、伸筋草、舒筋草等祛风通络。本案体现绝经前后诸证的肾阳虚型证治。

二十、青盲(视神经萎缩)

【案1】刘某,女,20 岁。自述因产后失血过多,加之情志不和,一年前开始双眼视物昏蒙,经西医眼科诊断为视神经萎缩,长期使用中西药物治疗无效,视力日益下降,现左眼已失明,右眼视力亦甚差。查视力:左光感,右 0.08。伴肢体酸软,多寐神疲,心悸气短,两眉宇间时感胀痛,舌淡苔白,脉细弱。

诊断:青盲。

辨证:气血亏虚,玄府萎闭,清阳不升。

治法:补气养血,通窍升阳。

处方:益气聪明汤合当归补血汤加减。

药物:	柴胡 12g	葛根 15g	党参 25g	黄芪 25g
	当归 15g	石菖蒲 12g	远志 6g	肉桂 6g
	全蝎 3g^(研末冲服)			

患者服药 20 剂后来信,言全身状况改善,左眼视力升至 0.2,除略感咽干外,余无不适。上方去肉桂,加丹参 20g,地龙 10g,寄去处方,嘱继续服用30 剂。

3个月后,患者继服药22剂,视力续有增长,后因故外出,煎药不便,遂以全蝎一味研末吞服,每日3g,共服用单味全蝎60g。经当地医院检查视力:左眼前数指,右0.8。此后通信随访,视力一直稳定。

(王明杰案)

按语:本例辨证气血亏虚无误,但既往屡用补益无功。王老以通窍明目饮加减数十剂取效,其中柴胡、葛根、肉桂、石菖蒲、远志等开通玄府药物,尤其是全蝎的走窜开玄起到了重要作用,体现了玄府理论的临床指导价值。

【案2】杨某,女,44岁,2019年2月19日初诊。患者高血压病史12年余,慢性肾衰竭(尿毒症期)史4年,2018年6月在我院诊断为"肺结核",服用抗结核药物(异烟肼+乙胺丁醇+利福平胶囊)治疗,同年11月开始出现视物模糊,逐渐加重,日常生活受到影响,前往某三甲医院眼科就诊。眼底检查及头颅CT、MRI未见明显异常,查视力:右眼0.02,左眼FC/30cm,眼底检查:黄斑区团片状黄白色渗出。黄斑OCT提示:黄斑区RPE团状高反射。予以抗血管内皮生长因子治疗(雷珠单抗玻璃体腔注药)。视力无改善。进一步考虑抗结核药物所致视神经病变,嘱停用乙胺丁醇,予营养神经治疗2个月,患者视力仍无改善。此次来我院治疗肾衰,经肾病科介绍来王老工作室诊治。刻诊:患者神疲乏力,下肢麻木,食少,眠差,舌暗淡,脉缓。

诊断:青盲。

辨证:气虚血瘀,玄府郁闭。

治法:益气活血,通窍明目。

处方:通窍明目饮加减。

药用:

黄芪25g	当归12g	白术12g	甘草6g
石菖蒲12g	赤芍15g	桃仁12g	红花9g
丹参15g	川芎12g	柴胡12g	葛根20g
羌活10g	白芷12g	麻黄9g	全蝎6g
僵蚕12g	水蛭4g	地龙12g	土鳖虫10g

5剂,制水丸,每服10g,每日3次。

二诊(2019年3月29日):视力较前明显改善,日常生活已无障碍,但不能阅读及写作,双下肢仍感麻木。上方加蜈蚣2g,鸡血藤15g,川牛膝18g,王不留行15g,威灵仙15g。中药5剂,制水丸服。

三诊(2019年4月28日):视力进一步恢复,读写尚感费力,下肢麻木消除,纳差,眠差。上方去麻黄、柴胡、红花、石菖蒲、僵蚕、赤芍,加酸枣仁20g,柏子仁 15g,五味子 15g,灵芝 12g,白芍 20g。中药 5 剂,制水丸服。

四诊(2019 年 10 月 23 日):患者诉视力基本恢复,读写恢复正常。查视力右眼 1.0,左眼 0.8。停药观察 3 个月,电话随访未见异常。

(王明杰案)

按语:本例为乙胺丁醇中毒性视神经病变,停药 2 个月视力仍然无法恢复,西医缺乏有效治法,一些患者因此失明。王老投以通窍明目饮加减开通玄府,畅达神光,效果满意,充分彰显了中医药治疗此类视神经病变的优势。王老治疗内障眼病,习用中药制作丸剂,一是便于患者长期服用,二是方中虫药如全蝎、蜈蚣、水蛭等,均不宜水煎,入丸散剂功效乃著。

二十一、视瞻昏渺(瞳孔对光反射迟钝)

向某,男,65 岁,2018 年 11 月 6 日初诊。头昏,眼胀,畏光,视物模糊 1 年余,无法驾驶车辆,苔微黄腻,脉弦滑数。眼科检查瞳孔对光反射迟钝,磁共振显示双侧额顶叶、侧脑室体旁及半卵圆中心多发缺血灶及腔梗灶,大脑前交通动脉结节状隆起,提示大脑前交通动脉动脉瘤可能。西南医科大学附属医院神经外科建议做介入治疗,患者不愿意。经本院眼科介绍来工作室诊治。

诊断:视瞻昏渺。

证型:风邪阻络,玄府郁闭,神光不遂。

治则:祛风活血,开玄通络。

处方:柴葛解肌汤合升降散加减。

药物:柴胡 20g	葛根 30g	羌活 12g	酒黄芩 12g
白芍 30g	酒川芎 12g	木瓜 15g	鸡血藤 30g
当归 12g	蝉蜕 6g	炒僵蚕 12g	土鳖虫 10g
桃仁 12g			

4 剂,水煎服。

二诊(11 月 13 日):服药后自觉眼胀,畏光有所减轻,仍头昏,视物模糊,略厌油,苔微黄腻,脉弦滑数。继以上方加紫苏梗 12g,广藿香 12g。4 剂,水煎服。

三诊(11 月 17 日):眼胀缓解,畏光消除,可不戴眼镜,视物较前清晰,舌红苔微黄腻,脉弦滑数。予前方 3 付煎服,并制水丸缓调。

| 处方:柴胡 12g | 葛根 30g | 羌活 12g | 防风 12g |
| 黄芩 12g | 白芍 30g | 半夏曲 15g | 酒川芎 12g |

鸡血藤 20g	当归 12g	桃仁 12g	木瓜 15g
炒僵蚕 12g	土鳖虫 12g	蝉蜕 6g	全蝎 4g
蜈蚣 1 条	地龙 9g		

3 剂,制水丸服用,5 日 1 剂。

此后因感冒、咳嗽等证,时有汤药变化加减,但所治目疾之丸药终未间断,又分别于 2019 年 1 月 18 日、2019 年 2 月 19 日前来就诊,共服用丸药 8 剂。自觉视物模糊症状解除,已开始在市内驾车行驶。检查瞳孔对光反射基本正常。此后每月前来开丸药一次(加入水蛭),从未间断服药。于 2019 年 8 月 28 日脑部增强 CT 复查,以前的诸种多发性缺血性腔梗及大脑前交通动脉隆起均未见。

(王明杰案)

按语:本例瞳孔对光反射迟钝,西医考虑颅内视神经传导通路异常所致,拟行介入治疗。中医认为,三阳经脉皆系目窍,灌溉气血。若三阳经脉郁闭,则气血涩滞,目窍失养,可致眼胀畏光、视瞻昏渺。王老以柴葛解肌汤疏解三阳经脉郁滞,使气血津液正常上达头目,加大队虫药搜剔经络玄府瘀滞,丸剂缓图半年余,使脑窍、目窍得通,诸症皆除。

二十二、睑废(眼肌型重症肌无力)

罗某,男,52 岁,2014 年 6 月 24 日初诊。双眼睑下垂 1 年余,睑裂变窄,午后明显,劳累后加重,略感疲乏,饮食、二便正常,舌淡红,苔薄白,脉弦缓。眼科诊断为重症肌无力眼肌型,服用溴吡斯的明后症状明显缓解,但停药不久便复发,故寻求中医治疗。

诊断:睑废。

辨证:中气不足,风邪阻滞。

治法:补中升阳,祛风开玄。

处方:补中益气汤加减。

药物:黄芪 30g	炙甘草 6g	红参 6g	当归 12g
陈皮 6g	升麻 6g	柴胡 10g	白术 15g
葛根 30g	酒川芎 12g	白芍 25g	鸡血藤 25g
党参 20g	木瓜 15g	红景天 12g	制马钱子 2g

3 剂,研细末,温水冲服,每次 6g,一日 3 次。

二诊(2014 年 8 月 22 日):眼睑下垂症状减轻。续用前方去红参,制马钱子加至9g,另加防风12g,羌活10g。3剂,并嘱逐渐减少溴吡斯的明用量。

三诊(2014年10月24日):眼睑下垂症状缓解,已停用溴吡斯的明。在二诊方基础上,黄芪由30g加至45g,更加麻黄12g,细辛6g,续用3剂,用法同前。

患者于2015年9月7日来院复诊,言服完上方后眼睑下垂症状消除近一年,近日有所复发,睑裂略有缩小,要求继续服用中药散剂,乃予三诊处方3剂。此后患者每年来诊1~2次,均以上方出入调治,迄今病情稳定。

(王明杰案)

按语:《诸病源候论·目病诸候》:"五脏六腑之血气,皆上荣于目也。若血气虚,则肤腠开而受风,风客于睑肤之间,所以其皮缓纵,垂覆于目,则不能开。"明确指出本病系气血亏虚而受风所致,而诸家治疗往往忽略祛风,故收效欠佳。本例王老以补中益气汤加葛根、川芎、羌活、防风、麻黄、细辛及马钱子等风药补益气血,祛风开玄,达神起痿,收到了停用西药、控制病情的效果。

二十三、风牵偏视(麻痹性斜视)

江某,女,11岁,2019年8月30日初诊。右侧眼睑下垂2个月,右眼球转动范围受限,已去华西等医院就诊,诊为麻痹性斜视,病因不明,西药治疗症状无明显缓解。视物重影,无头痛、头涨、眼干、眼胀。纳眠可,二便调,舌淡红,苔薄白,脉弦细。

中医诊断:风牵偏视。

辨证:风邪阻络,气虚血瘀证。

治法:活血行气,祛风通络,补气升阳。

方药:四物汤合补中益气汤加减。

药物:
羌活12g	防风9g	当归12g	白芍25g
川芎15g	土鳖虫12g	僵蚕15g	鸡血藤20g
葛根15g	地龙12g	枳实12g	全蝎9g
蜈蚣5g	王不留行20g	黄芪25g	柴胡10g
胆南星15g			

4剂,制水丸,5日1剂,一日3次,一次10g。

再配合院内制剂灵仙通络胶囊2盒。

二诊(2019年10月1日):患者自述症状稍有缓解,但不明显。现诊见舌淡红,苔薄白,脉弦细。

药物:制天南星 12g^(先煎)　制白附子 12g^(先煎)　木瓜 12g　白芍 40g

　　　川芎 15g　　　　　伸筋草 15g　　　舒筋草 15g　鸡血藤 20g

　　　葛根 45g　　　　　当归 12g　　　　柴胡 12g　　白芷 10g

　　　麻黄 6g　　　　　僵蚕 12g　　　　防风 8g

6 剂,每日 1 剂,水煎服。

配合院内制剂灵仙通络胶囊 2 盒。

三诊(2019 年 10 月 13 日):患者自述症状改善:右侧眼睑下垂缓解,右眼球转动范围受限缓解,视物重影缓解。诊见舌淡红,苔薄白,脉弦细。

药物:制天南星 12g^(先煎)　制白附子 12g^(先煎)　木瓜 15g　白芍 40g

　　　酒川芎 12g　　　　伸筋草 15g　　　舒筋草 15g　鸡血藤 20g

　　　葛根 45g　　　　　当归 12g　　　　柴胡 12g　　白芷 10g

　　　麻黄 10g　　　　　炒僵蚕 12g　　　防风 8g　　　桂枝 10g

8 剂,每日 1 剂,水煎服。

配合院内制剂灵仙通络胶囊 4 盒。

半月后,微信回访患者母亲,诉眼部症状已解除,视物恢复正常。

(王明杰案)

按语:麻痹性斜视中医眼科称为风牵偏视,以眼珠突然偏斜,转动受限,视一为二为临床特征。《黄帝内经》云:"故邪中于项,因逢其身之虚,其入深,则随眼系以入于脑,入于脑则脑转,脑转则引目系急,目系急则目眩以转矣。邪其精,其精所中不相比也,则精散,精散则视歧,视歧见两物。"认为本病是由于体虚邪中,精散不能集中视物所造成,病变主要在脑。王老治疗本病以疏风通络为主,善用风药及虫药组方。方中选用大队风药虫药,如防风、羌活、川芎、葛根、柴胡、白芷、麻黄、桂枝与僵蚕、地龙、全蝎、蜈蚣、土鳖虫等,同时配伍当归、川芎、鸡血藤、王不留行等血药及黄芪补气升阳,收效显著。

二十四、白涩症(眼干燥症)

【案1】刘某,女,62 岁,2013 年 10 月 27 日初诊。主诉:双眼干涩不适 3 年。患者 3 年来双眼干涩不适、视物模糊、易疲劳,眼科诊断为眼干燥症,长期使用玻璃酸钠眼药水、人工泪液等滴眼,伴潮热汗出,口干,夜尿频,苔薄白少津,脉弦细。

诊断:白涩症。

辨证:阴虚燥热。

治法:滋阴清热,布津润燥。

处方:柴胡清骨散加减。

药物:柴胡 12g　　　　知母 12g　　　　生地黄 20g　　　　炒栀子 12g

　　　牡丹皮 10g　　　连翘 12g　　　　蔓荆子 12g　　　　地骨皮 20g

　　　青蒿 12g　　　　秦艽 15g　　　　升麻 15g　　　　　生牡蛎 30g

　　　酒黄芩 12g　　　忍冬藤 20g　　　鸡血藤 30g

　　　3 剂,水煎服。

二诊(2013 年 11 月 2 日):症状略有减轻,要求制作膏方服用。

药物:知母 12g　　　　生地黄 20g　　　鸡血藤 30g　　　　忍冬藤 20g

　　　炒栀子 12g　　　牡丹皮 10g　　　天冬 20g　　　　　炒蔓荆子 12g

　　　地骨皮 20g　　　秦艽 15g　　　　当归 15g　　　　　烫骨碎补 20g

　　　菊花 10g　　　　麦冬 20g　　　　墨旱莲 20g　　　　酒女贞子 25g

　　　白芍 40g　　　　桑叶 10g　　　　盐车前子 15g^(包煎)

　　　4 剂,加蜂蜜制膏,每服 10g,每日 2 次。

三诊(2014 年 1 月 17 日):服药后症状缓解,停药一月余又发,眼干涩,不耐疲劳,口干,舌麻,睡眠差,苔薄黄干,脉细滑。建议用丸剂便于长期缓调。

药物:知母 12g　　　　生地黄 20g　　　鸡血藤 30g　　　　威灵仙 20g

　　　炒栀子 12g　　　牡丹皮 10g　　　地肤子 30g　　　　炒蔓荆子 12g

　　　地骨皮 20g　　　秦艽 15g　　　　当归 15g　　　　　盐车前子 15g

　　　青蒿 30g　　　　炒乳香 20g　　　墨旱莲 20g　　　　酒女贞子 25g

　　　骨碎补 20g　　　白芍 40g　　　　桑叶 10g　　　　　土鳖虫 15g

　　　防己 25g

　　　7 剂,制水丸服。

患者服药后病情减轻。此后一直来王老处诊治,长期服用丸剂,病情得到缓解。

(王明杰案)

按语:中医眼科称眼干燥症为"白涩症""神水将枯症"。西医眼科以局部用药滋润为主,属于治标之法。中医眼科通常以滋阴生津,养肝明目为治则。王老认为,还应考虑目中玄府闭塞以致津液敷布障碍的因素,从玄府理论来看,干眼的成因,往往不仅在于津液的匮乏,而且在于津液的不布。由于目中玄府闭塞、津液敷布受阻,以致目失濡润而干涩;同时由于营血运行不畅,眼部筋脉失养而拘急,神光发越不利,因而往往伴有眼胀痛、眼部充血及视物模糊等视疲劳表现,治疗宜适当伍用宣通之品以开玄布津液润燥。尽管患者出现许多干燥症状,却仍然离不开辛散的风药,祛风开玄,布津润燥。这就是《内经》"辛以润之"之理。

【案2】唐某,女,22岁,2018年4月19日初诊。主诉:眼干数月,无泪,自觉口干,饮水不解其渴,疲惫,自幼便溏,近来纳差,月经先期,痛经,脉弦细滑有力,舌淡白,苔白略腻,舌体瘦小。

诊断:白涩证。

辨证:肝郁脾虚证。

处方:逍遥散加减。

药物:

炙甘草 10g	当归 15g	茯苓 20g	白芍 12g
白术 10g	柴胡 12g	薄荷 8g (后下)	炒青葙子 10g
芦根 30g	法半夏 15g	干姜 5g	黄柏 6g
荆芥 10g	防风 10g	炒王不留行 10g	

3剂,水煎服。

二诊(2018年5月17日):服药后大便成形,白带多,痛经改善,眼干改善,停药后复发。跑步后口干加重,大便不规律,脉弦,右寸浮,舌淡红,苔薄腻。

药物:

炙甘草 10g	当归 15g	茯苓 20g	白芍 12g
麸炒苍术 10g	柴胡 12g	薄荷 8g (后下)	炒青葙子 10g
芦根 20g	法半夏 10g	干姜 5g	川牛膝 8g
荆芥 10g	炒王不留行 10g	防风 10g	炒冬瓜子 15g

3剂,水煎服。

(江花案)

按语:患者熬夜伤神,久视伤血,素体脾弱,过思脾虚更甚,脾胃生化气血、布散津液不力,故眼干长达半年,迁延难愈,且患者少阳枢机不利,肝失疏泄之征易察。故本案不可过用滋填,恐碍脾运,宜用风药柴胡、薄荷、荆芥等品清疏玄府,畅达气血津液升降之道路,脏腑生化荣养之功方达。

二十五、小儿目劄

赵某,女,3岁5个月,2019年12月1日初诊。家长诉患儿喜眨眼,眼睛充血,大便2~3天一次,纳少,睡眠不实,夜间汗多,舌红苔薄黄,脉细数。

中医诊断:小儿目劄。

辨证:风邪阻络证。

治法:祛风通络。

方剂:祛风舒目汤加减。

药物:柴胡 6g　　　粉葛 10g　　　炒僵蚕 6g　　　蝉蜕 3g

　　　当归 6g　　　川芎 6g　　　白芍 10g　　　防风 6g

　　　钩藤 6g　　　地龙 5g　　　鸡血藤 10g　　　炒蒺藜 6g

　　　6剂,每日1剂,调水服。

二诊(2019年12月8日):患者家长述症状缓解,但仍经常揉眼,睡眠不实,大便稍干。舌红,苔薄黄,脉沉细。上方加生龙骨 10g,石决明 10g。中药免煎颗粒6剂,调水服。

后其家长告知,患儿服药后目劄已除。

(王明杰案)

按语:小儿目劄之症,是以胞睑频频眨动、不能自主控制为主要表现的外障类疾病。俗称"鬼眨眼"。多属虚风为患,风邪侵目,玄府闭塞,目失濡养,筋肉拘挛不能自控,故出现频繁眨眼。本例辨为肝经风热,以辛苦祛风热,甘凉、重镇合用以息风,以甘酸柔养胞睑筋脉。方中柴胡、蝉蜕、僵蚕、防风、刺蒺藜等祛风通络,钩藤、龙骨、石决明息风,鸡血藤、当归、白芍养血活血,收效良好。

二十六、唇风

林某,女,43岁,2017年10月28日初诊。夏秋之交,嗜食海鲜后,口唇开裂,疼痛,出差离开泸州即加重,且吃阿胶、大枣、枸杞后灼口感加重,大便不畅,月经稍延迟。脉弦滑有力,舌淡红,苔薄白。

西医诊断:灼口综合征。

中医诊断:唇风。

辨证:脾阴不足,兼脾经积热。

处方:参苓白术散合清胃散加减。

药物:山药 30g　　　北沙参 15g　　　白术 10g　　　甘草 10g

　　　柴胡 12g　　　白芍 20g　　　牡丹皮 15g　　　白茅根 30g

　　　生黄连 3g　　　茯苓 15g　　　党参 15g　　　升麻 10g

　　　葛根 10g　　　淡竹叶 10g

　　　3剂,每天1剂,水煎,取汁450ml分3次服。

二诊(2017年11月1日):口唇灼热干裂较前有好转,基本不用搽蜂王浆缓解,诉既往大便不畅,月经稍延迟。2个月之前曾发肾结石。现脉弦滑数,右寸、关明显。舌淡红,苔薄白,大便较前成形。

药物:山药30g　　北沙参15g　　白术15g　　甘草10g

柴胡12g　　白芍20g　　牡丹皮15g　　白茅根30g

生黄连4g　　茯苓15g　　党参15g　　升麻10g

葛根10g　　淡竹叶10g　　炒白扁豆15g

3剂,每天1剂,水煎,取汁450ml分3次服。

(江花案)

按语:夏秋之交,暑热尚未尽退,病人不能"节满意之食,省爽口之味",导致脾经积热,胃肠腑气不通,灼热循经上传,挟口环唇,而脾阴不足,导致口唇灼热干裂疼痛,故以甘淡之品以实脾益气,甘寒之品以养胃阴,另以酸苦以泄其热,以升麻、葛根等风药辛散开玄以散郁火。

二十七、白疕(银屑病)

谢某,女,70岁,2015年2月27日初诊。主诉:患银屑病6年。患者罹患银屑病6年,曾用多种中西药物治疗,病情时轻时重,反复发作。诊见:胸背、上下肢均有斑块状皮损,色泽暗红,上覆白色、银白色鳞屑,时时瘙痒,夜寐不安,神疲,口干苦,舌质红,苔薄黄,脉弦细。

诊断:白疕。

辨证:血热蕴毒,壅滞玄府。

治法:凉血消斑,开玄解毒。

方药:麻黄20g　　防风50g　　独活30g　　白芷30g

苍术50g　　蝉蜕30g　　僵蚕50g　　全蝎10g

乌梢蛇25g　　水牛角60g　　黄芪100g　　当归50g

桃仁50g　　丹参50g　　生地黄60g　　玄参60g

赤芍60g　　丹皮50g　　苦参60g　　栀子50g

黄柏50g　　地肤子80g　　白鲜皮60g　　甘草30g

上方药物制水丸,每次9g,一日3次。

二诊(2015年3月28日):瘙痒减轻,皮损逐渐消退,鳞屑减少,有散在轻度色素沉着。上方去水牛角(因缺药),加蒲公英60g,制水丸继续服用。

2个月后来院致谢,称丸药服完,皮损全消,一身轻松,不再用药。

2017年11月4日再次来院,言停药后银屑病控制了2年多,近日有所复发,但病情较轻,要求再制丸药,遂以上方减量制水丸一料与服。

(王明杰案)

按语:王老认为,银屑病同样存在玄府郁闭、开阖失司的基本病机,以致血毒内伏,不得宣泄,发为白疕。治疗不仅需要清解热毒,凉血消斑,尤其需要开通玄府,透达表里,开郁达闭,方中麻黄等风药与全蝎等虫药配合清热解毒、凉血活血之品,共奏开玄消斑之效。

二十八、脱疽(下肢动脉硬化闭塞症)

杨某,男,72 岁。主诉:双下肢乏力、冷痛,日渐加重 2 年。患者 2 年前无明显原因出现双下肢乏力、冷痛,日渐加重,行走不到 10 分钟就需坐下休息片刻才能继续行走。2012 年 5 月在我院疼痛科住院治疗未见好转。后转到血管外科,经血管彩超等检查诊断为下肢动脉硬化闭塞症。入院行介入治疗后病情有所减轻,出院数月又复发如故。同年 12 月 20 日再次入住血管外科。西医予前列地尔、灯盏花素静脉滴注及阿托伐他汀钙片等治疗。王老会诊查房,见患者双足发凉,夜间疼痛,右侧较甚,且大脚趾外 4 个趾头皮色紫暗,双侧足背动脉搏动明显减弱。神疲乏力,语声低微,舌暗淡,脉沉细。

辨证:阳气虚弱,寒凝血瘀。

治法:温阳散寒,化瘀通络。

处方:当归四逆汤合黄芪桂枝五物汤加减。

药物:

桃仁 10g	鸡血藤 15g	当归 10g	生地 10g
川芎 6g	桂枝 12g	赤芍 10g	川牛膝 10g
细辛 6g	王不留行 10g	独活 10g	黄芪 10g
土鳖虫 10g	甘草 3g		

3 剂,水煎服。

另用:水蛭最细粉、炮山甲最细粉、三七最细粉冲服,每次各 1g,一日 3 次。

患者用药后诉下肢疼痛稍减,上方继服 12 剂。

2013 年 1 月 11 日查房,病情有所缓解,准备次日出院,改用丸剂:

药物:

水蛭 3g	全蝎 5g	地龙 12g	土鳖虫 12g
白芷 8g	细辛 6g	川芎 15g	独活 12g
肉桂 5g	威灵仙 15g	黄芪 15g	赤芍 20g
川牛膝 15g	王不留行 20g	白芥子 8g	

8 剂,制水丸服。

2013 年 3 月 9 日门诊:患者回家服用丸药 2 个月后,下肢疼痛逐渐消失,双足发凉减轻,要求继续制作丸药。遂以 1 月 11 日方 10 剂,制水丸服。

此后一直坚持服用此丸药方(视病情略有加减)。半年后左脚趾头皮色逐渐恢复正常,疼痛完全解除,每次能步行约 15 分钟。追踪观察至今已逾 3 年,患者一直服用丸药,病情得到控制,每日步行 1 小时以上。

(王明杰案)

按语:下肢动脉硬化闭塞症是由于下肢动脉粥样硬化斑块形成,引起下肢动脉狭窄、闭塞,进而导致肢体慢性缺血的一种疾病,多发于老年人,后期可出现溃疡、坏疽,往往导致截肢。中医认为本病病位在血脉,多以活血化瘀治疗,效果不尽如人意。王老运用玄府学说来认识本病,中老年人脏腑虚衰,气化失常,容易引起血脉玄府失养而萎闭;玄府闭塞则津血渗灌不利,可造成痰湿脂浊等病理产物逐渐堆积脉体,日久则血管硬化,脉道不畅,气血运行受阻。因此,痰浊瘀滞,血脉不通,肢体失荣的关键一环在于血脉玄府闭塞。临床上不能单纯从血瘀的表面征象出发,一味活血化瘀,必须着力解除血脉玄府的闭塞。本例介入治疗未效,证候属于阳虚寒凝,故基本方中加入肉桂、黄芪温阳益气,通阳散寒,配合风药、虫药与血药强有力地冲开玄府,疏通经络,收效甚佳。

二十九、骨蚀(股骨头坏死)

肖某,男,30 岁,2018 年 1 月 30 日初诊。因病服用泼尼松后导致左髋关节疼痛 2 年,经某骨科医院磁共振检查诊断为"左侧股骨头坏死",给予中西药物治疗,收效不大,疼痛逐渐加重,起立下蹲受限,跛行,拄拐行走。行走时明显疼痛,休息后减轻。饮食、二便正常,苔白,脉缓。

诊断:骨蚀。

辨证:肾虚血瘀。

治法:补肾养血,活血通络。

处方:自拟软脉开闭散合独活寄生汤加减。

药物:王不留行 20g　　鸡血藤 20g　　川生膝 15g　　酒川芎 15g

　　　赤芍 15　　　　白芷 10g　　　威灵仙 15g　　土鳖虫 15g

　　　盐杜仲 15g　　　独活 10g　　　红花 10g　　　当归 12g

　　　地龙 10g　　　　水蛭 3g　　　　桃仁 12g　　　牡丹皮 12g

　　　血竭 3g　　　　骨碎补 20g　　　盐补骨脂 12g　　续断 20g

炒乳香 15g　　　醋没药 15g　　　细辛 6g

4 剂,制水丸,每次服 10g,每日 3 次。

二诊:服药后疼痛有所减轻,余无异常,要求继续制水丸服用。上方加黄芪 20g,熟地黄 20g,8 剂。

六诊(2019 年 3 月 5 日):患者服用上述丸药方加减 1 年,左髋关节疼痛明显缓解,可拄拐行走 1 千米以上。今年赴新疆工作,病情有所反复,要求继续制作水丸服用。

药物:炒桃仁 15g　　川芎 15g　　　川牛膝 20g　　白芍 20g

鸡血藤 20g　　醋乳香 15g　　醋没药 15g　　三七 9g

儿茶 12g　　　龙血竭 5g　　　土鳖虫 20g　　蜈蚣 1 条

全蝎 5g　　　地龙 8g　　　　制水蛭 5g　　　乌梢蛇 10g

黑蚂蚁 10g　　独活 12g　　　威灵仙 12g　　续断 20g

骨碎补 20g　　补骨脂 12g　　生黄芪 30g　　当归 20g

山茱萸 20g　　菟丝子 20g　　巴戟天 20g

5 剂,制水丸,每次服 10g,每日 3 次。

此后患者网上复诊 2 次,均以上方出入制作水丸,坚持服用约半年后电话告知,左髋关节疼痛消失,左腿活动基本恢复正常,可不拄拐行走。嘱禁烟酒,避免患肢过度劳累,停药观察至今未复发。

(王明杰案)

按语:股骨头坏死为骨科难治病之一,由于内在或外在的因素致股骨头的血循环障碍,使骨小梁发生萎缩消失,严重者股骨头塌陷变形,目前尚无令人满意的解决方法。中医学认为该病以肝肾亏虚为其本,瘀血痹阻为其标,治以补肾活血之法,效果不尽如人意。王老据玄府理论分析,认为骨玄府闭塞而气血精津失养是其坏死的要害所在,且玄府不得开通则诸药亦无以通达病处,故治疗应以通为主,以通为补。本案先以大队虫药、风药、血药强力开通骨玄府流通气血,随之加入适量的补肾填精、益气养血之品,使精血互化而养骨,坚持丸剂缓图而顽疾得瘥。

第七章　医话选载

　　近40年来，基于临床教学与带习、授徒的需要，二位教授根据自身用药心得，撰写了不少医话，多系有别于传统认识的独到见解，或书本上未见明确论述的切身体会，对后学颇有助益。在此精选与治风有关的部分文稿，其中大多数曾在公开出版物上发表，少数由编者整理老师讲授而成。

一、血压高未必忌麻黄

　　麻黄古称"发表第一药"，近世以来运用范围却日趋缩小，究其原因，当与禁忌日渐增多有关。"血压高忌用麻黄"，即为其中有代表性的一条。理由是：麻黄的主要成分麻黄碱经药理实验证实，有收缩血管、升高血压的作用，高血压忌用麻黄碱已为世界所公认，中医岂能再将麻黄用于血压高的病人？此说看来证据确凿，毋庸置疑，但证之中医临床实践，却颇有商讨之必要。

　　例如急性肾炎初起，多属中医"风水"范畴，宜用越婢加术汤、麻黄连翘赤小豆汤一类方剂，但此时往往伴有血压升高，于是有人主张方中麻黄应改用荆防之类代替。然而后者不仅发表力量薄弱，更乏宣肺利水之功，用之效果较差。个人多年来治疗这类病人，均按原方使用麻黄，剂量一般为6～12g，未见有不良反应，相反，其血压常随水肿消退而逐渐下降。可见此种高血压仅是病之标，风遏水阻方为病之本，麻黄配合方中诸药，通过祛除风邪、疏通水道，即可消除导致高血压的原因，从而有助于血压降低。

　　至于素有高血压病之人，若患当用麻黄之证，个人认为亦当遵《内经》"有故无殒"之训，大胆使用麻黄。1982年夏，尝治42岁女性患者李某，因感冒风寒咳嗽,经中西药物治疗已三月余,病情有增无减。现咳嗽频频,痰涎清冷,咳痰不爽,全身畏寒,尤以咽部与背部为甚,头痛目胀,纳食极少,倦怠乏力,步履艰难,舌质暗红,苔白,脉沉细。证属寒邪束表不解,少阴阳气内虚,饮邪上逆犯肺,法当外解表寒,内温少阴,兼化寒饮,拟用麻黄附子细辛汤合真武汤化裁。但患者自述不能服麻黄,以其有高血压病史,近来血压甚高。对此用药颇感为难,然考虑再三,外感数月不愈,应责之于表散不力。处方:麻黄6g,附片20g,细辛5g,茯苓20g,白术12g,生姜10g,桂枝10g,五味子6g,半夏12g,甘草6g。一剂。为万全计,嘱患者先试服一煎,如无不适,再服完一剂,以观动静。隔日复诊,患者言服药后感觉良好,咳嗽、畏寒、头痛诸症均减。询问患者并未服用降压西药(因服中药后自觉舒适)。遂照前方加白芥子12g与服。六剂后,患者诸症均已控制,精神、食欲明显好转,血压正常。个人认为,"血压高忌用麻黄",应限定于阴虚阳亢、肝火上炎之类无麻黄适应证的患者,未可一概而论。

(黄淑芬 原载《长江医话》)

二、虚喘用麻黄

麻黄为平喘要药,其功用已为历代医家临床实践及现代药理实验所证实。由于喘证有虚实之分,历来传统认为麻黄适用于实喘而禁用于虚喘。迄今高等医药院校《中药学》各版教材中均明确规定:"气虚喘咳不宜用""喘咳由于肾不纳气者忌用"。但据笔者多年实地考察,上述禁条似非定论。临床上某些虚喘单用补肺纳肾之品乏效时,酌情配伍适量麻黄,常可收到较为明显的疗效,而未见不良反应发生。兹举二例以资说明。

例一:朱某,男,58岁,1989年10月25日初诊。有慢性咳嗽史22年,近7年来加重,伴心悸、喘息。两月前因受凉咳喘增剧,入本单位职工医院治疗。西医诊断:慢性支气管炎,肺气肿,肺心病。住院期间因发生输液反应,一度病势垂危,经中西医结合救治后病情缓解,咳痰减少而出院,但喘促、心悸持续不已,服用多种中西药物无效,遂邀余出诊。见患者端坐床上,形体消瘦,精神疲惫,虽靠氧气袋输氧,仍感呼吸困难,喘促心悸,动则尤甚。诉病史语声震颤,时断时续,大有气不够用之状。问其呼气难还是吸气难,答曰"吸气难"。自觉胸闷气紧,心慌难忍。时有咳嗽,咳痰色白黏稠,量不多。唇口晦滞,舌淡紫,苔薄白微腻,脉细数无力,两尺尤弱。证属肺肾两虚,气不归原,治以补益肺肾,纳气平喘,方用大补元煎化裁。药用党参 30g,熟地 25g,当归 12g,黄芪 25g,山药 25g,枸杞 15g,五味子 10g,紫苏子 12g,炙甘草 6g。另用红参 10g,胡桃肉 20g,浓煎代茶随时饮用。

二诊(10 月 28 日):服药二剂后,精神略有好转,但喘促依然,言咳痰不爽,咳时喘急尤甚,心累不堪。考虑此证固以肺肾气虚为主,但也存在肺气宣降功能障碍的问题,补益摄纳不效,当参以宣肃肺气。上方中加入麻黄 6g,杏仁 12g,并以葶苈子 20g 易紫苏子。

三诊(11 月 1 日):上方连服三剂后,喘咳、心悸均明显减轻,精神转佳,已能下床活动。嘱停用红参、胡桃肉,守原方续服二剂。

四诊(11 月 4 日):喘促基本缓解,静坐时一如常人,活动则仍感气短、心悸,但程度较前大减,能外出步行 1km 左右,遂改用人参养荣汤加减调理巩固。

例二:见第五章第一节"六、麻杏石甘汤"下秦某案

按:《景岳全书》谓:"虚喘者,慌张气怯,声低息短,惶惶然若气欲断,提之若不能升,吞之若不相及,劳动则甚,而惟急促似喘,但得引长一息为快。"例一的证候表现,与景岳所描述相同,辨证为虚喘,初诊使用培补摄纳并无错误,但未见效果,后加入少量麻黄等品,收效较著。例二为虚中夹实之喘,发作期固然需用麻黄治其标实,缓解期却仍然离不开麻黄,否则单用补益之品,反令咳喘胸闷转甚。此中机理何在,值得认真推究。

喘证是气机升降出入失其常度的一种表现,其病变部位在肺。肺气一主宣发,一主肃降,二者相辅相成,共同实现吐故纳新的正常生理活动。不论虚喘实喘,总与肺的宣降失调相关。实喘系邪壅肺气而宣降不利,虚喘为肺虚不足而宣降无力(甚者尚有肾虚失纳的因素)。其治疗手段虽有祛邪扶正、泻实补虚的差别,但调理肺气以复其宣降的目标却是共同的。宣肺肃肺之品,对于实证固然是必不可少,对于虚证也同样有用武之地,尤其是那些单用补法无效的病例,更是如此。因为补益药虽有改善衰弱状态、增强低下功能的作用,却缺乏直接调节肺气宣降活动的能力,在肺气上逆、喘促不已的情况下,往往显得缓不济急。此时配伍适量的宣降之品,不仅是对症治标的需要,而且有助于恢复肺气的正常生理功能,因而能明显提高疗效。即使缓解期中,某些患者也需赖此调理。

宣肺平喘,首推麻黄。其性味辛苦而温,既善于宣通肺气,又长于降逆平喘,被誉为肺经专药。麻黄与泻肺降气的葶苈子、杏仁相伍,辛宣苦降,调畅肺气,止咳平喘,功效卓著。个人实践体会,不仅可以用于实证,而且可以用于虚

证,关键在于配伍得当,用量适宜。笔者用治虚喘,生麻黄一般用量为 3~6g,麻绒及炙麻黄用量尚可略为增加,凡自汗出者用量减轻,并尽可能用炙麻黄,必要时改用麻黄根。经多年来临床使用,从未偾事。主要用于以下情况:本虚标实、上盛下虚者;培补摄纳乏效者;正虚而不受纯补者;正虚而未至气脱者。通常认为虚喘忌用麻黄,无非是惧其辛散耗气、过汗亡阳或温燥伤阴。事实上,少量麻黄与党参、黄芪、熟地、五味子等大队补益固涩药物同用,远不至于造成上述危害。实践证明,这种寓通于补、动静结合、刚柔相济的配伍法度,有助于提高虚喘的治疗效果。由于麻黄的优良平喘作用为他药所难以取代,因此放宽使用限制,扩大适应范围,是很有必要的。个人认为,虚喘忌用麻黄之说,只能是就单味药而言,复方配伍不应受此限制。

(黄淑芬 原载《中医杂志》1990 年第 12 期)

三、眼科良药——麻黄

麻黄微苦而辛温,气味俱薄,轻清而浮,不仅功擅发散解表以除寒热,而且能通九窍,调血脉,利水道,开玄府,用广效宏。昔人誉为"疗伤寒解肌第一药",笔者认为其于眼科亦大有用武之地,多年来广泛用于内外障多种眼病,效果颇佳。兹简介如下:

1. **发散祛邪** 麻黄发散之力极强,用治目赤肿痛、流泪、羞明、生眵或生翳膜等外障眼病收效甚捷。或疑麻黄辛温燥烈,而外障多属火热为患,用之是否有抱薪救火之虞?据个人临床所见,外障眼病因于风寒外束、郁火内伏者不少,其证多目赤而紫暗不泽,或眼灼痛而身背恶寒,或眼胞肿胀而涕泪清冷,或舌质红而苔白厚,或服用寒凉之剂而久治不愈。对于此等证候,应宗《眼科宜书》所说:"当用发散药物散其陈寒,寒去则火自退。"该书创制四味大发散与八味大发散作为主治方。二方均以麻黄为主药,且用量极重,令后学望而却步,其应用范围受到很大限制,余以为司其意,宗其法即可,临证运用时不必拘泥原书用量及其配伍,而应因时因地因人因证制宜。

个人经验,一般情况下,麻黄用 9~12g 即可,寒闭重者可酌加(15~25g),并配伍桂枝、羌活、细辛、白芷等辛温发散之品,里阳虚者还可加用附子(师麻黄附子细辛汤意),以温散表里之寒。郁热甚者,麻黄用量可酌减(5~8g),并配伍荆芥、防风、蔓荆子、柴胡、连翘、蝉蜕等辛平、辛凉清解之品,或酌加黄芩、栀子、蒲公英等寒凉泄热药物。这种辛温、辛凉发散与苦寒清泄并用之法,辛散而不助火,清泄而不凝滞,安全、稳妥,疗效可靠,适应范围较广,值得提倡。至于纯热无寒,火邪壅盛之外眼炎症,固以芩、连、石膏、龙胆草及牡丹皮、赤芍等寒凉清泻为正治,但因火必兼郁,玄府闭塞,气血蕴结,亦需在大队寒凉药中佐以开泄,常以小剂量麻黄加入方中,实践证明能增强寒凉药的清解作用,有助于消肿退赤,散结止痛,可缩短外障消退时间,提高治疗效果。由于麻黄发散力甚强,外障眼病之属风热轻证者不宜使用,以防药过病所。

2. **利水消肿** 麻黄既能祛风,又能利水,为内科风水浮肿主药,余移用于治疗眼底视网膜水肿一类眼病,亦有良效,如中心性浆液性脉络膜视网膜病变黄斑部水肿期,视力减退,视物变形,眼易疲劳,久视则眼胀、头痛,或眼睑乏力,常欲闭垂,均可在辨证选方基础上适当加用麻黄,以开玄府,利水道,对消退眼底水肿、缓解疲劳症状、恢复正常视力有较好效果。尤其本病初起兼有风寒表邪或因外感诱发者,法当表里兼顾,肺脾同治,麻黄更是必不可少,方如麻杏苡甘汤、麻黄连翘赤小豆汤之类,用之得当,效果卓著。

3. **降压息风** 中医眼科所称绿风内障、青风内障,即今之青光眼。其病多因气火上逆,或浊阴上泛,致目中玄府窍道闭塞,神水瘀滞不畅而出现虹视、雾视、头痛、眼胀、瞳孔散大、眼压升高等种种"风"象。前人治疗本病多注重平肝息风,疗效不尽如人意。个人认为尚需配合通窍利水之品。麻黄具辛散宣透之力,功擅开发玄府,通利水道,能使神水流畅、气血通利而收息风之效。实践证明,该药用治青光眼,不仅有缓解头眼胀痛之功,而且有一定降眼压作用,不论急性、慢性、开角、闭角,均可在治疗中酌情加用。如闭角型急性期可用绿风羚羊饮或龙胆泻肝汤之类加麻黄,亚急性发作期或慢性进展期可用石决明散(石决明、决明子、青葙子、栀子、赤芍、麦冬、木贼、荆芥、羌活、大黄)去大黄加麻黄,或用沈氏息风汤(沙参、黄芪、天花粉、生地黄、当归、钩藤、防风、麻黄、蛇蜕)。至于慢性开角型则以麻黄加入五苓散或柴胡疏肝散一类方中,对稳定眼压、缓解症状均有一定作用。

4. **开玄明目** 麻黄强有力的开通玄府作用,对于目中玄府闭塞所致暴盲、青盲均有发越神光、明目增视之效。因本品功擅发表散寒,故于因风寒之邪侵袭,闭塞目中玄府而目视不明者尤为适宜。素体阳虚者,麻黄可与附子、肉桂等同用,成方如麻黄附子细辛汤;内有郁热者,麻黄可与石膏、黄芩等同用,成方如麻杏石甘汤。以上二方用于视神经炎初起常有良效。至于视神经萎缩这类眼病,一般病程较长,病情较重,虽无表寒见证,亦常需借助麻黄开通目中玄府。其证多虚实夹杂,余常以麻黄与全蝎、石菖蒲等通窍之品同用以增强开通之力,配合驻景丸加减方、补中益气汤等补益方药,通补兼施,共臻明目益视之功。

(王明杰 原载《中医眼科全书》)

四、辛苦酸甘并用治顽咳

咳嗽是临床常见疾患,一般治疗不难,但也有一些久治不愈,诸方不效的顽固病例,治疗甚为棘手。黄老在多年实践中总结出一套辛苦酸甘并用的施治方案,对于某些顽固性咳嗽,尤其是外感引起的久咳,具有良好的效果。

1. 久咳不愈,病机错杂 据临床所见,凡久治不愈的顽固咳嗽,其病理机制往往较为复杂,与一般单纯的寒咳、热咳不同。询问病史,多有受凉感寒的起因,初起失于治疗,未能及时宣散外邪,或误用寒凉、收敛之品,以致邪气被遏,肺气郁闭,出现咳嗽加剧、咳声不扬、咳痰不爽、胸闷气紧等症。此时即使投以一般轻清宣肺方剂(如桑菊饮之类),也未必能够使之宣通,若再误投苦寒泻热或柔润补敛之品,更会进一步造成邪气留恋不解,肺气宣降紊乱,因而咳嗽缠绵不愈。迁延日久还可以引起一系列病理变化,诸如:寒郁变热,气火上炎;肺气耗损,肺津受损;卫外无力,复感外邪等,从而形成内外合邪、虚实相兼、寒热错杂等复杂局面,这是本病难于治愈的主要原因。

2. 辛苦酸甘,杂合以治 鉴于顽咳的上述病机变化,治疗时如果采用单一的宣肺、肃肺、敛肺、补肺之法,显然都不相适合,于是从肺的生理病理特点出发,摸索出一种辛散、苦降、酸收、甘缓并用的多向综合调节的治疗方法,从各类治肺药中筛选出以下十味组成治疗顽咳的基础方:麻黄 6~10g,细辛 6~8g,桔梗 10~12g,瓜蒌壳 10~12g,枳壳 10~12g,杏仁 10~12g,五味子 6~12g,罂粟壳 6~10g,南沙参 10~20g,甘草 3~6g。

此方由三拗汤加味而成,因顽咳的主要矛盾在于邪气闭郁于肺,所以首先选长于宣通肺气的三拗汤为基础,方中麻黄辛散,杏仁苦降,甘草甘缓,相互配合,透达邪气,宣畅卫气,降逆止咳,功效卓著。

黄老认为,凡是肺气闭郁之证,不论病程长短,表证有无,汗出与否,麻黄均为不可缺少之药,但需视病情确定用量轻重、炮制品种及其配伍。细辛辛温发散,善于透泄久伏之陈寒;桔梗辛平升浮,长于开提闭郁的肺气,用于方中更能增强麻黄宣肺透邪之力。枳壳辛平,瓜蒌壳甘寒,均以理气宽胸散结见长,既能助麻黄开肺郁,又能助杏仁降肺气。咳嗽日久,恐肺气耗散不收,故配伍五味子、罂粟壳之酸收,以敛肺止咳,并防麻黄、细辛发散太过。通常,咳嗽痰多或有外邪者忌用收敛之品,以免恋邪。黄老以为这是指单用而言,复方配伍不应受此限制,张仲景的小青龙汤中用五味子即是先例。另外考虑到久咳伤肺,故再用甘淡平补肺气肺阴的南沙参驾驭共中。方中麻黄与罂粟壳,一散一收;细辛与五味子一开一合;桔梗与枳壳,一升一降;南沙参与瓜蒌壳,一补一泻。诸药相伍,协同实现对肺的气机活动的多向性综合调节,恢复其宣发肃降的生理功能。因此,用于多种顽固性咳嗽能收到较好的治疗效果。

上方以宣散开泄为主,肃降补敛为辅,临证时尚可根据证情适当加减,以调整辛散、苦降、酸收、甘缓的比例及全方的寒热属性,使之更符合患者的具体情况。常用加减法:若口渴,舌红有热象者,加石膏、鱼腥草清泄肺热;鼻塞流涕者,加苍耳子、辛夷祛风通窍;咽喉不利、咳痰困难者去罂粟壳加牛蒡子、前胡宣肺利咽;咳嗽痰多加法半夏、白芥子、陈皮燥湿祛痰,或浙贝母、冬瓜仁、黄芩清热化痰;兼肺阴不足而口干咽燥、干咳无痰或痰少者,加麦冬、百部、款冬花润肺止咳;凡汗出者,麻黄减量或用麻绒,同时加重五味子用量,或佐适量的石膏,均可减弱麻黄发汗作用,经多年使用,未见不良反应。

（黄淑芬　原载《泸州医学院学报》1984 年第 4 期）

五、风痰论治一得

风痰为临床常见的痰证之一,宋元以来,一直列为五种痰证之首。但有关风痰的病机及证治,历来认识颇不一致。有谓因风生痰者;有谓因痰动风者。个人认为既称风痰,当是有风有痰,风与痰合邪为患,而究其形成的机理,则离不开经络受病。一方面,风邪伤人,必是客于经络,方能阻碍津液运行,使之停聚为痰;另一方面,痰浊内停,也必阻塞经络,才能造成筋脉失养而动风。可见经络郁滞,尤其是络脉闭阻不通的病理变化,在本证中具有十分重要的意义。

风痰的临床表现甚为多样,但总以风动症状和痰饮症状并见为特征,其常见证型可归为以下四种:如以眩晕、头痛、呕吐痰涎为主者,为风痰上逆;以腿脚酸软、漫肿疼痛为主者,属风痰下注;以肢体麻木、震颤、痿废及口眼㖞斜为主者,为风痰外阻;以卒然昏仆、惊痫搐搦为主者,属风痰内蒙。其表现形式虽各不相同,但风痰闭阻经络窍道的病理基础则一,无非是风痰停留部位的不同而已。

风痰的治疗较一般痰证困难。正如冯楚瞻《冯氏锦囊秘录》所说:"若夫寒痰、湿痰、热痰则易治,至于风痰……则难治也。"究其难治原因,个人认为主要是风痰不同于一般痰饮之停留于胃肠、脾肺,而是留滞于经络窍道之中,故一般化痰之品难于取效。朱丹溪对此颇有体会,故《丹溪心法》说:"凡风痰病,必用风痰药,如白附子、天麻、雄黄、牛黄、片芩、僵蚕、猪牙皂角之类。"笔者认为,由于风痰的形成存在痰壅、络阻、风动三个环节,治疗亦当综合化痰、通络与搜风三法。一般所谓风痰药,其实就是兼有搜风、通络作用的祛痰药,但单凭风痰药毕竟力量有限,应与祛风、通络药物配合运用收效更捷。古代不少治风痰方均具有这一特点。笔者临床常以《局方》青州白丸(生南星、白附子、生半夏、生川乌)与牵正散(白附子、僵蚕、全蝎)二方合化为基础(其中生川乌一般不用,加白芥子),即以生南星、白附子、生半夏、全蝎、僵蚕、白芥子六味作为治风痰的基础方。

方中生南星、白附子二味,历来被誉为风痰专药。祛痰、通络、搜风三大作用俱备,而尤以走窜经络见长,故为治风痰必用之品,非一般祛风化痰药所能取代。然人常畏其有毒而不敢使用,笔者认为,二药之毒性反应主要出现于咬食生药后,如将生药久熬 1～2 小时,则毒性完全消失。此二味药笔者常用剂量为 10～15g,按上法煎服,从未发生过中毒现象。据个人体会,二药用于祛风痰宜生用,经炮制后毒性虽减,但走窜之力亦大为削弱,用于风痰轻症尚可,重症则嫌力不足。另有胆南星则以清热化痰见长,祛风通络则较次,唯风痰兼热者宜之。至于方中半夏一味,本为"治痰圣药",不过习惯上认为半夏专走肠胃,不似天南星之专走经络。实际上如半夏生用(宜久煎),其辛散之力甚强,加上辛窜利气豁痰的白芥子,能协同天南星、白附子更好发挥祛痰作用。僵蚕、全蝎二药,均具祛风止痉作用,尤以全蝎止痉力强,与天南星、白附子配合能缓解各种动风症状;而二药又属虫类通络之品,能领祛痰药深入经隧络脉以搜剔隐伏留阻之痰浊。以上六味药相伍,祛风痰作用甚强。对于用导痰汤或半夏白术天麻汤等一般风痰方药难于取效的顽固病症,改用本方常可收到较好效果。

本方药性略偏温燥,以"寒则涩而不流,温则消而去之",风痰顽症,非辛温无以散其凝滞。据笔者临证所见,风痰患者以偏寒或无明显热象者居多,投以本方,一般不会出现燥热之弊。如遇寒盛者尚可加入制川乌或制附片以增强温经散寒之力;遇热象明显者,则用胆南星易生南星,竹沥或天竺黄易白附子,地龙易全蝎,再酌加清热之品;兼虚者选加益气养血扶正之品以助祛邪之力。同时,还应根据病情随证加减:如风痰上逆者,加旋覆花、代赭石等降逆化痰;风痰下注者,加木瓜、防己等利湿化浊;风痰外阻者,加川芎、鸡血藤、牛膝等活血通络;风痰内闭者,加远志、菖蒲等豁痰开窍。

笔者以本方广泛用于风痰所致的各种病症,疗效甚为满意。如患者代某,男,54岁,长期眩晕,动则头昏眼花,不能自持,中西药治疗数月不效。病情逐渐严重,消瘦、食少、夜难安寐,常呕吐大量痰涎或清水,苔白腻,脉濡滑。查前所服中药多为除湿祛痰、健脾益气或温阳化饮之品,既不效,故试从风痰治疗,用上述基础方去全蝎加代赭石、旋覆花、白术、桂枝、茯苓,服二剂后,呕吐痰涎清水、食少等明显好转,上方加干姜再进四剂后,头昏明显减轻,痰涎大量减少,饮食正常,精神好转,已能安睡。后上方加党参继服十余剂,诸症均除,随访两年多未再发。

又如患者牟某,男,48岁,数月来头昏甚,脚软无力,常行走不远即摔倒,倦怠乏力,口腻,舌质偏红微暗,苔白腻而厚,脉弦滑。长期使用清热除湿、祛痰、益气健脾之品无效。故从风痰论治,试用基础方加党参、黄芪、茯苓、苍术、枳壳、竹茹,二剂后头昏减轻,顽固之厚苔开始脱退。此方稍加减十余剂后,行走数十里也不头昏、摔倒。患者治疗一月余,诸症已除,故未继续治疗。数月后患者突然右侧半身不遂,项强,舌强语謇,头昏头痛,舌红微暗,苔白厚腻,脉弦滑。此为风痰未能除根,积蓄复发,仍用基础方加川芎、牛膝、黄芪、桂枝、木瓜、鸡血藤、白芍,服六剂后,项强、舌强、下肢瘫软基本恢复(配合针灸治疗),右上肢稍能活动,因略见舌红口燥,故将生南星改为胆南星,加黄芩继服。半月后患者能起床行走,一月后基本痊愈,至今未再复发。

此外,本方对于某些顽固性头痛,肩关节疼痛,亦有良好效果。

总之,风痰一证,实为临床所常见,尤其一些常法治疗不效的顽固怪症,改从风痰论治,常有意想不到的效果,故值得进一步加以研讨。笔者一孔之见,仅供参考,错误之处,请予指正。

注:本文中所用白附子,系指正品——天南星科植物禹白附(四川均用的是禹白附),另有一种关白附,为毛茛科植物,毒性较大,使用宜慎。

(黄淑芬 《原载《泸州医学院学报》1984 年第 4 期)

六、全蝎明目琐谈

全蝎用治某些眼病,常有奇效。下面谈谈个人体会。

1. **通窍明目** 全蝎明目,为诸家本草所未载。据个人临床观察,将全蝎加入补益剂中,能增强补益药的明目作用,有时单用全蝎一味,亦有恢复视力之功。如刘某,女,双眼视力下降一年,西医诊断为视神经萎缩,中医辨证属气血亏虚,清阳不升,目中玄府萎闭。治以补中益气汤为主补气养血升阳,加全蝎 3g 研末吞服以通窍明目,服药十余剂后视力开始上升,全身状况亦有所改善。后因条件所限,遂单用全蝎研末吞服。数月后视力已由最初 0.08 提高至 0.8。全蝎对于肝肾不足、目视昏蒙者,笔者常以杞菊地黄丸或驻景丸加减方(《中医眼科六经法要》)加全蝎,收效亦佳。

2. **疗目胀痛** 全蝎以止痛见长,用于眼目胀痛,亦有卓效。如青光眼眼压升高时,常有目珠胀痛,甚者胀痛欲脱,连及目眶、额颞、掣痛难忍。中医称“五风内障”,认为多属肝胆风火夹痰上攻头目,目中玄府闭塞,气滞血瘀,神水阻滞,治疗除清热泻火、凉肝息风、化痰降逆外,尚须注重开玄府、消瘀滞。全蝎性善走窜,能开玄府,利神水,息肝风,止疼痛,对此病颇为相宜。笔者常于各型方中加入全蝎 3~5g 研末吞服,经多年临床观察,不仅缓解头目胀痛效果甚佳,且有助于降低眼压。

头目胀痛如发生于久视之后,多为远视、近视、散光等屈光不正所致视疲劳症,全蝎亦有较好效果。按中医辨证,本病多属肝血衰少或脾虚气弱,但养血柔肝、健脾益气方药疗效较缓,若加入全蝎常可增强疗效。尝治一女性患者,患视疲劳症多年,加重数月,看书报、电视则目胀痛甚,无法进行正常工作,已服用四物、归脾、补中益气等方药数十剂无效,余投以柴葛解肌汤去石膏加全蝎、地龙,二剂即觉胀痛锐减。患者服药不到十日,诸症若失,恢复工作。

3. **止痉息风** 胞轮振跳(俗称眼皮跳),甚者同侧面部口鼻肌肉亦同时抽搐掣动,西医称面肌痉挛,治疗较困难。此证多属虚风为患,笔者经验,不论阴虚、血虚所致,均可酌加全蝎 2~3g 于四物、六味、归脾等方中,收效甚捷。另有小儿劄目之症,俗称“鬼眨眼”,亦系肝经风邪为患,在辨证基础上加入全蝎、僵蚕治疗，也有良效。

（王明杰　原载《中医杂志》1991 年第 12 期）

七、另类风药话黄芪

黄芪为"补药之长"（李时珍语），却与治风之品关系十分密切，老师认为可称作补药中的风药，或者说是风药中的另类。理由有四：

1. 黄芪治风　早在《神农本草经》中记载："黄芪……主痈疽久败疮，排脓止痛，大风癞疾。"此后《名医别录》谓："主妇人子脏风邪气，逐五脏间恶血。"明代本草名著《本草汇言》更称黄芪为"驱风运毒之药"。老师指出，黄芪治风最具代表性的方剂首推《验方新编》四神煎（生黄芪半斤、石斛四两、怀牛膝三两、远志三两、金银花一两）。此为治鹤膝风之名方，重用黄芪为君，针对气血不足、三阴亏虚、风湿侵袭、痰瘀痹阻所致膝关节肿大有奇效。岳美中教授经验："历年来余与同仁用此方治此病，每随治随效，难以枚举。"（《岳美中医话集》）

近代名家张锡纯为善用黄芪的大师，以黄芪为主组方，创制了诸多以黄芪为主药的名方，广泛运用于临床各科，屡起沉疴痼疾。其中用于治风者不少。《医学衷中参西录》中论黄芪："《本经》谓主大风者，以其与发表药同用，能祛外风；与养阴清热药同用，更能息内风也。"曾治一妇人，因夏令夜寝当窗，为风所袭，致半身麻木不遂，将成偏枯。辨为风袭经络，致其经络闭塞不相贯通。认为不早祛其风，久将至于痿废。疏方黄芪二两，配伍当归、羌活、乳香、全蝎、蜈蚣等，煎服一剂即见轻，又服数剂痊愈。此即书中"主中风抽搐，口眼㖞斜，及破伤后受风抽掣者"的名方逐风汤。分析二位老师的多首经验方（见前），重用黄芪与风药、虫药、血药配合治风的组方格局如出一辙，张氏学术思想影响显而易见。

2. 黄芪走表　黄芪具有与风药类似的作用于体表部位的性能。《长沙药解》称其"善达皮腠，专通肌表"。一般多以玉屏风散为例，认为黄芪固表止汗，与风药解表发汗作用相反，这是不够全面的。老师指出，黄芪长于走表充养卫气，对于卫气虚表不固而汗出者可起到止汗作用，卫气虚邪留恋不去者则有助汗之功。无汗能发，有汗能止，具有双向调节作用。正如《本草正》所说："因其味轻，故专于气分而达表，所以能补元阳，充腠理，治劳伤，长肌肉，气虚而难汗者可发，表疏而多汗者可止。"《验方新编》四神煎方后注云："服后觉两腿如火之热，即盖暖睡，汗出如雨，待汗散后，缓缓去被，忌风。"正是言黄芪发汗祛邪功用。黄老常以黄芪桂枝五物汤加减治疗虚人外感,收效甚著。

3. **黄芪性升**　由于黄芪补气之功突出,张元素《医学启源》进行药物分类时将黄芪列入"湿化成"一类,而未归于"风生升"中。老师认为,黄芪生发、升举之力胜过许多风药。古今名方补中益气汤、升阳益胃汤、升陷汤等均为黄芪与风药搭配,而黄芪在方中是主药,升、柴等风药均是依附于黄芪而发挥升提作用。前人云"高巅之上,唯风可到",风药在头面五官病症的治疗中诚为首选,临床运用时往往离不开黄芪配合。王老治脑供血不足的经验方天虫定眩饮,治青盲目暗的经验方通窍明目饮,治视疲劳及眼干燥症的经验方祛风舒目汤与眼舒颗粒等,虽然是以风药、血药、虫药相伍升阳活血通络为主,却均配伍有大剂量的黄芪。经多年临床运用观察到,加用黄芪与疗效呈正相关,黄芪的升阳作用在方中具有十分重要的意义。

4. **黄芪善通**　黄芪与人参同为补气要药,其补益力量逊于人参,但应用范围却广于人参,原因是黄芪既能补,又能通。《长沙药解》称其"陷者发之,郁者运之,阻者通之"。老师认为,黄芪不同于一般的补益药,除了补气之外,还有着与风药相类似的鼓舞气机,激发气化作用,具通利水道、通畅血脉之功,是一味通补兼备的药物,补中有通,通中有补,与风药、虫药配伍最为相宜。古今名方如黄芪桂枝五物汤、黄芪建中汤、防己黄芪汤、益气聪明汤、补阳还五汤等均为代表。黄芪在上述方中的作用,不仅取其补,而且取其通。王清任补阳还五汤中黄芪用至四两,亦不用人参相助,应是这个道理。

基于上述,老师认为黄芪可以看作是一味具有补益作用的特殊风药,并常与风药相须为用,协同增效。东垣曾经称"黄芪得防风其功愈大",其实也可以反过来说:风药得黄芪收效更速。黄芪与风药、虫药的配伍关系,值得进一步探索。

(江玉整理)

八、开玄良药马钱子

马钱子首载于《本草纲目》,又名番木鳖,性味苦寒,有大毒,入肝脾二经。功能清血热,通经络,止疼痛,散结消肿。其药性峻猛毒烈,功擅通络开闭。《串雅补》云:"此药走而不守,有马前之名,能钻筋透骨,活络搜风,治风痹遍身骨节疼痛,类风不仁等证。"近代名医张锡纯盛赞其功效说:"其开通经络,透达关节之力,实远胜于他药也。"又谓其"能睄动神经,使之灵活",故被视为治疗中风痿躄等神经系疾患之佳品。王老认为马钱子有很好的开通玄府作用,可用于各种顽固性疼痛、中风、骨病及视神经、视网膜疾患,尤其是对于重症肌无力和外伤性病症有独特功效。但其中毒剂量和有效剂量非常接近,故应该严格注意炮制方法及用法用量,防止中毒。

马钱子用法:选择中药饮片厂已炮制的马钱子,或者自行炮制,砂炒至外表黑褐色、内心黄褐色为佳。每日用量应控制在 0.5 ~ 0.75g,一般不宜超过 0.9g,以免发生毒副反应。王老常采用小剂量递加法,即首次给病人开具较小剂量(通常可给 0.25 ~ 0.3g),然后视病人药后反应而逐步增量,通常以服药后精神转佳,而无头晕舌麻、口唇发紧、胸闷憋气、抽搐痉挛等症状出现为最佳剂量。病情重者,每日早晚各服 1 次,但每次用量不能超过 0.45g,且两次用药应间隔 12 小时;病情较轻者,每日只服 1 次,于晚临睡前服(可减少副作用)。剂型一般宜采用胶囊剂,即将制马钱子去毛,研极细末,然后按每粒 0.25g 或 0.3g 的规格分别装入胶囊备用,以便于根据病情灵活增减用量。亦可入丸散中使用。疗程一般 1 个月,可连续服药或采用每周连服 5 天、休息 2 天的服药方法。部分病情较重者,可用药 2 ~ 3 个疗程,一疗程结束后休息 3 ~ 5 天,再继续下一疗程,以免积蓄性中毒。

(王明杰 原载"川派中医药名家系列丛书"之《王明杰 黄淑芬》)

九、丸剂应用体会

膏丹丸散是传统的中药剂型,为王老临床施治所常用,其中尤其是水丸剂,运用最多。多年来,王老以丸散剂为主,治愈了不少病程冗长、缠绵难愈的顽症痼疾,从中总结出以下四大优势。

1. **性缓效长** 《汤液本草·东垣先生用药心法》云:"丸者,缓也,不能速去之,其用药之舒缓而治之意也。"缓者用丸,丸剂在胃肠道中缓慢崩解,逐渐释放药物,吸收显效迟缓,缓攻缓补,作用持久。慢性难治病多为沉疴痼疾,非一朝一夕所能奏效,唯有慢病缓图,故丸剂颇为相宜。他如久病体虚、病后调理,不能求速效,丸剂亦为合适剂型。

2. **减毒增效** 《苏沈良方·论汤散丸》云:"汤散丸各有所宜……无毒者宜汤,小毒者宜散,大毒者须用丸。"丸剂不仅能缓和药物的峻猛之性,而且对毒、剧药物可延缓释放与吸收,减少毒性和不良反应。王老使用马钱子时,常采用丸剂,可达到平稳持久的疗效。使用虫类药时,亦常采用丸剂,用意不在于减毒,而在于增效。如水蛭、全蝎、蜈蚣等均水煎效差,研末冲服又较麻烦,制为丸剂服用能充分发挥药物疗效,且有助于消除一些患者对虫类的畏惧心理。

3. 简便易行 水丸制作、携带、服用、保存均十分方便,大多数患者乐于接受。尤其是需要长期服药的一些慢性顽固性病症,每日水煎甚是麻烦,患者往往难以坚持正规服药,从而影响治疗效果。王老临床对于中风、偏头痛、脑供血不足、颈椎病、腰椎间盘突出症、视神经萎缩、慢性青光眼等治疗十分强调有方有守,持之以恒,一般每次以4~6剂为一料制水丸,服用一月左右,患者基本上都能坚持服用。外地患者每月复诊一次,甚感方便。

4. 降低药费 对于慢性病患者来说,长年累月用药是一笔不小的费用,特别是人参、天麻、全蝎、水蛭之类名贵药材,会形成一定负担。丸剂由于服药量小,大多数1剂可服5~7日,充分发挥药物的治疗作用,减少了煎煮不当造成的药材浪费,深受病家欢迎。

少数患者不习惯吞服,如血糖不高,可加蜂蜜制为蜜丸嚼服;或研细末作散剂冲服,效果相当。

(王明杰 原载"川派中医药名家系列丛书"之《王明杰 黄淑芬》)

十、复法大方应用心得

王老临床善用大方治病,方中药味有时超过20味,乃至于30味,融表里、寒热、燥湿、开阖、攻补之药于一炉,体现多种治法的复合,谓之复法,或称杂合以治。王老认为,临证处方一般应以精炼简约为贵,要求医生辨证准确,施治主攻方向明确,用药不宜杂乱。但在不少情况下,需要采用杂合以治的复法大方,方能出奇制胜。主要有以下几种情况:

一是病变复杂。临床上一些疑难杂症,往往寒热虚实错杂,痰浊瘀毒胶结,病因多端,病机复杂,单一治法往往收效不佳。特别是一些老年患者,每每新病宿疾兼夹,即使是急则治标,也不能不兼顾其宿疾(如高血压、糖尿病等),遣方用药必须综合考虑,杂合组方,正如喻嘉言所云:"治杂合之病,必须用杂合之药。"

二是病情顽固。对于一些常法久治不愈的重症顽症,王老认为其玄府闭塞深重,仅用某一开玄手段难以奏效,必须四面合围,分进合击,调动多种开玄药物,大兵团作战。王老常以风药、虫药、活血药作为开玄基础药,酌情选用温通、泻下、化痰、利水及扶正之品灵活组方,多管齐下,多能收到较好效果。

三是慢病缓调。王老习用丸剂、散剂、膏方、药酒等作为各种慢性疾患的调理巩固治疗,便于病员长期服用。此类处方亦多为大方。因为用药周期较长,一般 1~2 个月以上,王老认为拟方应当全面一些,照顾到患者的体质属性、脾胃功能、兼夹病症等,因而药味往往较多。

值得注意的是,复法大方的构建不是简单的大包围,或是杂乱无章的大拼盘,必须坚持治则理论的指导,力求做到法虽杂而方不乱,药虽杂而法不乱,才能收到协同增效或相反相成的卓越作用。

（王明杰　原载"川派中医药名家系列丛书"之《王明杰　黄淑芬》)

参 考 书 目

1. 王明杰,黄淑芬. 王明杰黄淑芬学术经验传承集[M]. 北京:科学出版社,2015.

2. 王明杰,罗再琼. 风药新识与临床[M]. 北京:人民卫生出版社,2016.

3. 王明杰,罗再琼. 玄府学说[M]. 北京:人民卫生出版社,2018.

4. 江花,江玉. 川派中医药名家系列丛书·王明杰　黄淑芬[M]. 北京:中国中医药出版社,2021.

5. 彭清华. 全国中医眼科名家学术经验集[M]. 北京:中国中医药出版社,2014.

6. 杨殿兴,罗良娟,邓宜恩,等. 四川名家经方实验录[M]. 北京:化学工业出版社,2007.

7. 宋祖敬. 当代名医证治荟萃[M]. 石家庄:河北科学技术出版社,1991.

8. 詹文涛. 长江医话[M]. 北京:北京科学技术出版社,1989.